Komorbidität

Rhonda Brown · Einar Thorsteinsson
Hrsg.

Komorbidität

Symptome, Zustände, Verhalten und Behandlungen

Springer

Hrsg.
Rhonda Brown
Research School of Psychology
Australian National University
Canberra, ACT, Australien

Einar Thorsteinsson
School of Psychology
University of New England
Armidale, NSW, Australien

ISBN 978-3-031-55636-4 ISBN 978-3-031-55637-1 (eBook)
https://doi.org/10.1007/978-3-031-55637-1

Die Deutsche Nationalbibliothek verzeichnet diese Publikation in der Deutschen Nationalbibliografie; detaillierte bibliografische Daten sind im Internet über https://portal.dnb.de abrufbar.

Dieses Buch ist eine Übersetzung des Originals in Englisch „Comorbidity" von Rhonda Brown, publiziert durch Springer Nature Switzerland AG im Jahr 2020. Die Übersetzung erfolgte mit Hilfe von künstlicher Intelligenz (maschinelle Übersetzung). Eine anschließende Überarbeitung im Satzbetrieb erfolgte vor allem in inhaltlicher Hinsicht, so dass sich das Buch stilistisch anders lesen wird als eine herkömmliche Übersetzung. Springer Nature arbeitet kontinuierlich an der Weiterentwicklung von Werkzeugen für die Produktion von Büchern und an den damit verbundenen Technologien zur Unterstützung der Autoren.

Planung/Lektorat: Wiebke Wuerdemann
Springer ist ein Imprint der eingetragenen Gesellschaft Springer Nature Switzerland AG und ist ein Teil von Springer Nature.
Die Anschrift der Gesellschaft ist: Gewerbestrasse 11, 6330 Cham, Switzerland

Das Papier dieses Produkts ist recycelbar.

Vorwort

Gemeinsam, als Mitautoren, haben wir umfangreiche klinische und Forschungserfahrung in Bezug auf die verschiedenen klinischen Störungen, Symptome, Verhaltensweisen und Biologie, die in dem Buch behandelt werden. Darüber hinaus können wir als Forschungskollaborateure eine einzigartige Perspektive auf die wahrscheinliche Entwicklung und Natur der Krankheitskomorbidität bieten, die biologische, medizinische und psychologische Perspektiven integriert. Das Buch wurde für ein akademisches Publikum geschrieben, obwohl auch andere interessierte Personen die Erforschung möglicher Mechanismen, die der Krankheitskomorbidität zugrunde liegen, schätzen könnten. Um es gleich vorweg zu sagen, dies ist *kein* Selbsthilfebuch, das darüber reflektiert, wie Menschen ein besseres Leben führen sollten oder das darüber reflektiert, wie wir als Individuen unser eigenes Leben führen.

Der Anstoß für das Buch war die von Laird Birmingham, Rhonda Brown und anderen durchgeführte Forschung, die sich auf die niedrige Körpertemperatur und Infektion bei Patienten mit Anorexia nervosa bezog, was später zu Diskussionen über die mögliche Rolle der Körpertemperatur bei der Vermittlung einiger der negativen Gesundheitsauswirkungen im Zusammenhang mit Übergewicht/Fettleibigkeit führte.

Allgemeiner gesagt, haben die Co-Autoren jedoch kollektiv in mehreren verschiedenen Forschungsgruppen gearbeitet, um die folgenden Fragen im Zusammenhang mit Krankheitskomorbidität zu beantworten: Was verursacht die Komorbidität zwischen verschiedenen medizinischen und psychologischen Zuständen? Welche Rolle (falls vorhanden) spielen die gemeinsamen (oder überlappenden) medizinischen und psychologischen Symptome? Oder ist ein gemeinsamer Faktor eher dazu geeignet, die Koinzidenzen zu verursachen? Schließlich, warum wird ein ähnliches Profil von Risikofaktoren für eine Reihe von verschiedenen, aber häufig komorbiden Krankheiten und Zuständen festgestellt?

Wie in diesem Buch argumentiert wird, besteht ein entscheidender Bedarf, eine breitere Palette von Begleiterkrankungen und Zuständen sowie ihre oft überlappenden Risikofaktoren stärker in die gleichen Krankheitsmodelle zu integrieren, um zu einem komplexeren realweltlichen Verständnis der Ursachen von Begleiterkrankungen zu gelangen. Wenn ein solches klinisches Modell entwickelt werden könnte, könnte es verwendet werden, um komplexe Hypothesen zur Evolution und Natur von Krankheitskomorbidität zu testen sowie potenzielle neue Therapien zu bewerten.

Schließlich möchten wir als Co-Autoren den verschiedenen Forschern und Klinikern danken, mit denen wir über viele Jahre hinweg zusammengearbeitet haben und die jeweils zur Entwicklung der Gedanken beigetragen haben, die gemeinsam in diesem Buch vorangebracht werden.

Canberra, Australien — Rhonda Brown
Armidale, Australien — Einar Thorsteinsson

Inhaltsverzeichnis

Notizen zu den Beitragenden

C. Laird Birmingham, M.D. ist ein Spezialist für Innere Medizin, Epidemiologe und Biostatistiker und ein Professor für Psychiatrie an der Universität von British Columbia, wo er zuvor Professor für Medizin war. Er war Leiter des BC Eating Disorders Epidemiology Project im Centre for Health Evaluation and Outcome Sciences bis 2008 und dann medizinischer Direktor des Woodstone Residential Treatment Centre for Eating Disorders bis Dezember 2013. Er ist Mitglied des Brain Research Centre an der UBC und Senior Associate Clinician Scientist am Children and Family Research Institute. Er hat mehr als 40 Jahre Erfahrung in der Erforschung und Behandlung von Essstörungen und hat 280 Veröffentlichungen, darunter 131 begutachtete Artikel, 23 eingeladene Kapitel und 9 Bücher. Dr. Birminghams Forschung hat sich auf Ernährung und das Gehirn, den Einfluss der Umgebungstemperatur auf Anorexia nervosa und das medizinische Management von Essstörungen konzentriert. Er konzentriert sich jetzt auf LORETA-Bildgebung und Neurofeedback bei Patienten mit Störung.

Rhonda Brown begann ihre Karriere als Laborforscherin und entwickelte während ihrer Promotion ein Tiermodell für immunvermittelte Polyneuropathien und erforschte die Überschneidungen zwischen neurochemischen, neuroendokrinen und immunen Reaktionen auf Stress und infektiöse Krankheiten, einschließlich bakterieller Translokation (d.h. Leaky-Gut-Syndrom), während ihres Postdoktorandenstipendiums. Sie arbeitet als Associate Professorin an der Research School of Psychology, Australian National University. Sie unterrichtet Gesundheitspsychologie und ihre Forschung untersucht prädiktive Beziehungen zwischen Stress, affektiver Belastung (z.B. Angst, Depression), Schlaf, Müdigkeit, anderen Symptomen und Krankheitsverläufen bei Patienten (z.B. Krebs, Übergewicht/Adipositas, Schlafapnoe, Multiple Sklerose) und gesunden Menschen. Sie arbeitet auch mit anderen Forschern zusammen, um Arbeitsstress, Burnout, Kommunikationsleistung und Empathie bei medizinischem Personal und Medizin- und Psychologiestudenten sowie Immunfunktion, Fieberreaktion und Infektion bei Patienten mit Anorexia nervosa zu untersuchen. In den letzten 20 Jahren hat sie intensiv mit jedem der Mitautoren dieses Buches zusammengearbeitet.

Christopher J. Nolan ist ein klinischer Wissenschaftler und politischer Berater im Bereich Diabetes und Stoffwechselerkrankungen. Er trat kürzlich als Direktor für Diabetesdienste (2011–2018) und Direktor für Endokrinologie (2016–2018) für ACT Health zurück, um eine neue Position als Associate Dean of Research für die Medizinische Fakultät an der Australian National University anzutreten. Er ist derzeit Vorstandsmitglied der Australian Diabetes Society (2018–) und Associate Editor für *Diabetologia* (2016–). Er leitet ein aktives Diabetesforschungslabor, das sich auf das Versagen der Betazellen der Inseln bei Typ 1 und 2 Diabetes und die Rolle der Hypersekretion von Insulin im metabolischen Syndrom und verwandten Zuständen konzentriert. Er ist leitender Ermittler für das ANU Grand Challenges Project, Our Health in Our Hands, das Forschungen zur Verbesserung der Versorgung von Menschen mit Typ-1-Diabetes durch einen personalisierten Medizinansatz beinhaltet.

Einar Thorsteinsson arbeitet als Associate Professor an der Universität von New England, Australien. Er arbeitete an seiner Promotion, den Auswirkungen von sozialer Unterstützung auf Veränderungen in der Cortisol- und Herz-Kreislauf-Reaktivität in Reaktion auf stressige Situationen, an der La Trobe Universität in Melbourne. Er wurde 1999 mit einem Ph.D. ausgezeichnet und arbeitete dann zwei Jahre lang in einem Labor für Entscheidungsfindung im Brandbekämpfungsbereich an der La Trobe Universität, bevor er zurückkehrte, um sich an der Universität von New England auf Gesundheitspsychologie zu konzentrieren, wo er nationale und internationale Forschungskooperationen in Bereichen wie Stress, soziale Unterstützung, Depression, Angst, Bewältigungsstrategien bei Jugendlichen und Gesundheit sowie psychisches Wohlbefinden aufgebaut hat.

Yasmine Umar ist Doktorandin an der Australian National University und forscht intensiv über die Prädiktoren von gestörtem Schlaf, Fettleibigkeit und affektiver Belastung in der allgemeinen australischen Bevölkerung. Sie hat auch die Beziehungen zwischen Stress, Infektionssymptomen und chronischer Erschöpfung untersucht. Derzeit praktiziert sie als klinische Psychologin mit Spezialisierung auf Jugendonkologie.

Abbildungsverzeichnis

1

Komorbidität: Was bedeutet sie und warum ist sie wichtig?

Rhonda Brown und Einar Thorsteinsson

1.1 Was ist Komorbidität?

Komorbidität bezieht sich auf jede eigenständige klinische Entität, die gleichzeitig mit oder während des klinischen Verlaufs einer anderen Krankheit oder eines anderen Zustands auftritt [1]. Mit anderen Worten, es bezieht sich auf das *ko*-Auftreten von zwei oder mehreren unterschiedlichen Krankheiten, Störungen oder Zuständen bei einer einzelnen Person. Als Ergebnis der Komorbidität neigen einige Störungen dazu, häufiger zusammen aufzutreten als alleine. Zum Beispiel treten Angst, depressive Stimmung und gestörter Schlaf oft zusammen auf, und in diesem Fall scheint das gleichzeitige Auftreten eher die Regel als die Ausnahme zu sein [2].

R. Brown (✉)
Australian National University, Canberra, ACT, Australien
E-Mail: rhonda.brown@anu.edu.au

E. Thorsteinsson
University of New England, Armidale, NSW, Australien
E-Mail: ethorste@une.edu.au

R. Brown und E. Thorsteinsson (Hrsg.), *Komorbidität*,
https://doi.org/10.1007/978-3-031-55637-1_1

In diesem Buch wird der Begriff *ko-Auftreten* verwendet, um auf das gleichzeitige Vorhandensein mehrerer Symptome (oder klinischer Anzeichen) hinzuweisen, während Komorbidität speziell auf das gleichzeitige Vorhandensein mehrerer Krankheiten, Störungen oder Zustände hinweist. Zur Vereinfachung werden die Begriffe Krankheit, Störung und Zustand je nach den in jedem Kapitel zitierten medizinischen oder psychologischen Literaturquellen austauschbar verwendet.

Es ist nicht möglich, in diesem Buch eine umfassende Analyse aller komorbiden Störungen und gleichzeitig auftretenden Symptome zu liefern. Dennoch stellt das Buch einen bedeutenden Schritt nach vorne dar in seiner Abdeckung einer breiten Palette von gleichzeitig auftretenden Störungen einschließlich Übergewicht/Adipositas, Diabetes mellitus Typ II, Herz-Kreislauf-Erkrankungen, schlafbezogener Atmungsstörungen, gestörter Schlaf/Insomnie, Essstörungen (z. B. Binge-Eating-Störung), Angst, Depression, Erschöpfung, Anorexia nervosa und Bulimia nervosa.

Im Gegensatz dazu haben bisher veröffentlichte Bücher zu diesem Thema dazu tendiert, eine begrenzte Anzahl von Komorbiditäten zu untersuchen, einschließlich jener zwischen Angst und Depression [3–10], Depression und anderen Störungen [3], Komorbidität mit rheumatischer Krankheit [11], Epilepsie [12], Bluthochdruck [9] und lebenslanger (oder nicht gleichzeitiger) Komorbidität [4]. Sartorius et al. [13] haben jedoch umfassend die klinischen Herausforderungen bei der Behandlung von medizinischen Krankheiten (z. B. Herz-Kreislauf-Erkrankungen, Krebs, Infektionskrankheiten) detailliert beschrieben, die dazu neigen, gleichzeitig mit psychischen und Verhaltensstörungen aufzutreten, einschließlich Substanzmissbrauch, Essstörungen und Angst. Sie haben das klinische Management der Komorbiditäten abgedeckt.

In diesem Buch liegt ein Schwerpunkt auf der Komorbidität zwischen Übergewicht/Adipositas (oder Proxy-Maßen dafür, z. B. hohem Body-Mass-Index [BMI] oder Gewichtszunahme) und gestörtem Schlaf/Insomnie, die in der klinischen Praxis zunehmend beobachtet wird, aber bisher noch nicht vollständig geklärt ist. Insbesondere neigen übergewichtige/adipöse Personen dazu, länger zum Einschlafen zu brauchen (d. h. längere Schlafanfangslatenz) [14], kürzer zu schlafen [15, 16], und haben eine schlechtere Schlafqualität [17] im Vergleich zu nicht adipösen Kontrollpersonen (oder niedrigerem BMI). Über diese häufige Komorbidität ist jedoch wenig bekannt, obwohl die Schlafprobleme in der Regel nachlassen, sobald die Person Gewicht verliert [18]. In Kap. 3 wird diese Komorbidität ausführlicher diskutiert, ebenso wie die Verbindungen zwischen den Phänomenen und bestimmtem Verhalten, das eine kausale Rolle bei der Entstehung der Störungen spielen könnte. In Kap. 2 werden bestehende Theorien diskutiert, die versuchen, das Vorhandensein und/oder die Entwicklung von komorbiden Symptomen und Störungen zu erklären.

Darüber hinaus wird in Kap. 4 die Komorbidität zwischen Übergewicht/Adipositas und Diabetes mellitus Typ II, schlafbezogenen Atmungsstörungen (z. B. obstruktive Schlafapnoe [OSA]) und affektiver Belastung (z. B. Angst, Depression) diskutiert. In Kap. 6 wird das gleichzeitige Auftreten von Angst, Depression, Insomnie/gestörtem Schlaf, Erschöpfung, Darmkrankheiten und Darmsymptomen diskutiert. In Kap. 5 wird die Komorbidität zwischen Essstörungen (z. B. Anorexia nervosa, Bulimia nervosa) und Schlafproblemen, Angst, Depression, Darmproblemen und Hyperaktivität untersucht. In Kap. 7 werden Symptome/Zustände (z. B. chronische Schmerzen, Erschöpfung), die häufig zusammen mit gestörtem Schlaf, Psychopathologie und anderen gleichzeitig auftretenden Zuständen auftreten, kurz diskutiert, ebenso wie die mögliche Rolle, die ungesundes Verhalten, einschließlich schlafstörenden Verhaltens, spielt.

Statistisch wird die Krankheitskomorbidität typischerweise durch hohe Co-Prävalenzschätzungen zwischen den verschiedenen Diagnosen belegt, das gleichzeitige Auftreten von Symptomen wird durch moderate bis hohe Korrelationen zwischen zwei oder mehr zusammengesetzten Maßen (z. B. Gesamtkonstrukt-Scores) belegt, die mit validierten Fragebögen ermittelt werden [19]. Im Einklang mit diesem Ansatz werden die Buchkapitel detaillierte Forschungsergebnisse liefern, die das Ausmaß des gleichzeitigen Auftretens der genannten Störungen und Symptome illustrieren, je nachdem, was für das spezifische Kapitel relevant ist. Darüber hinaus wird dort, wo es möglich ist, der Schwerpunkt auf der Präsentation von Metaanalyse- und prospektiven Längsschnittstudienergebnissen liegen, anstatt auf Querschnittskorrelationsergebnissen. Das heißt, unsere gegenwärtige Vorstellung von Kausalität erfordert typischerweise, dass die Ursache eines Ereignisses dessen *Beginn* in der Zeit vorausgeht. Nur Längsschnitt- (und experimentelle) Studienergebnisse können dieses Kriterium in größerem oder geringerem Maße erfüllen.

Allerdings sagt uns das Verständnis der zeitlichen Beziehung zwischen zwei getrennten Phänomenen wenig über die Mechanismen, die der Beziehung zugrunde liegen. Wie in Kap. 2 ausführlich beschrieben, gibt es nur wenige verfügbare Theorien, die die Forschung zur Krankheitskomorbidität leiten könnten, und als Ergebnis wissen wir derzeit wenig über die wahre Natur des Phänomens. Darüber hinaus kompliziert eine Reihe von statistischen und methodischen (z. B. Mess-) Problemen unser Verständnis von Komorbidität, zum Beispiel, indem sie das Ausmaß der beobachteten Beziehung zwischen den verschiedenen Phänomenen möglicherweise aufblähen. Diese methodischen und statistischen Probleme werden in Kap. 8 ausführlicher diskutiert.

Schließlich werden wir in Kap. 9 die Fäden aus den verschiedenen Kapiteln zusammenführen und über die wahrscheinlichsten Mechanismen nachdenken, die die Entwicklung von Komorbidität zwischen den genannten Störungen untermauern. Insbesondere werden wir die wahrscheinliche Rolle diskutieren, die die zirkadiane Rhythmusstörung bei der Entwicklung der Störungen spielt, sowie die Relevanz von schlafstörendem Verhalten und biologischen Prozessen (z. B. erhöhte nächtliche Körpertemperatur). Schließlich werden wir eine breite Palette von neuen, bestehenden und umfunktionierten Therapieansätzen erforschen, die bei der Behandlung der komorbiden Zustände nützlich sein könnten.

1.2 Warum ist Komorbidität wichtig?

Im 21. Jahrhundert ist die Tendenz von Patienten, mehrere Störungen oder Zustände zu entwickeln, anstatt ein einziges medizinisches oder psychologisches Problem, relativ hoch. Zum Beispiel hatten in einer großen Studie mit 198.670 spanischen Patienten über 14 Jahre [20] 42 % mindestens eine chronische Erkrankung, und die Prävalenzschätzung für Komorbidität lag bei einem Viertel (24,5 %), obwohl die Prävalenz bei Frauen (28,1 %) höher war als bei Männern (19,4 %), und sie stieg mit zunehmendem Alter bis 69 Jahre, als sie sich stabilisierte. Von den 26 untersuchten chronischen Gesundheitszuständen wurden drei unterschiedliche Muster der Komorbiditätsbelastung festgestellt, darunter hohe Komorbidität (Muster B), mittlere Komorbidität (Muster A und D) und geringe Komorbidität (Muster C). Zu den Bedingungen des Musters B gehörten ischämische Herzkrankheit, kongestive Herzinsuffizienz, zerebrovaskuläre Erkrankungen und chronisches Nierenversagen, meist bei älteren Patienten (>70 Jahre). Zu den Bedingungen des Musters A gehörten Herzrhythmusstörungen, Bluthochdruck (mit/ohne Komplikationen), Diabetes (mit/ohne Komplikationen) und Hyperlipidämie, meist bei älteren Patienten. Muster D umfasste 14 Zustände, zum Beispiel Fettleibigkeit, Osteoporose, Demenz und Krebs, während Muster C Asthma, Schilddrüsenerkrankungen, Angstzustände, Depressionen und Schizophrenie umfasste, meist bei jüngeren (<30 Jahre) Patienten. Es waren also mehrere unterschiedliche Muster der Komorbidität erkennbar, die widerspiegelten, dass verschiedene medizinische und psychologische Störungen dazu neigten, sich bei verschiedenen Patienten in der Allgemeinpraxis zu bündeln.

Ähnlich hohe Prävalenzschätzungen für Komorbidität wurden in auf GP-Datensätzen basierenden Studien in anderen Ländern ermittelt. Zum Beispiel wurde in einer australischen Studie eine Prävalenzschätzung von 20 % ermittelt [21]. 29,7 % hatten akute und/oder chronische Zustände in einer Stichprobe aus den Niederlanden [22] und 30 % hatten komorbide Krankheiten in einer spanischen bevölkerungsbasierten Stichprobe [23]. In den USA wird berichtet, dass etwa 25 % der Bevölkerung an mehreren chronischen Erkrankungen leiden und dieser Prozentsatz mit zunehmendem Alter steigt [24]. Es ist also offensichtlich, dass Krankheitskomorbidität in der klinischen Praxis und allgemeiner in der globalen Gemeinschaft häufig ist.

Komorbidität erhöht die Krankheitslast bei Patienten mit chronischen Krankheiten erheblich. Zum Beispiel hat die Global Burden of Disease Study [25] die Belastung durch chronische und akute Krankheiten und Verletzungen bei Patienten in 188 Ländern (1990–2013) anhand der Jahre mit Behinderung (YLD) bewertet. Weltweit stiegen die Behinderungsraten von 1990 bis 2013, da die Menschen dazu neigten, länger zu leben und mehr Krankheiten zu erleben. Darüber hinaus stiegen die Prävalenzschätzungen für Komorbidität sowohl absolut als auch mit zunehmendem Alter erheblich an. Zum Beispiel stieg die Anzahl der Menschen mit 10 oder mehr Störungen in dieser Zeit um 52 %. Insgesamt hatte ein Drittel der Teilnehmer >5 chronische oder akute Krankheiten, von denen 81 % <65 Jahre alt waren [25]. Es ist also offensichtlich, dass Komorbidität sowohl bei jüngeren als auch bei älteren Menschen auftritt.

Allerdings haben nur wenige Studien explizit verglichen, in welchem Maße verschiedene Störungen miteinander komorbid sind, obwohl höhere Komorbiditätsraten bei Patienten mit Herz- (z. B. Herzinsuffizienz) und zerebrovaskulären Erkrankungen und niedrigere Raten bei Patienten mit Asthma und psychischen Gesundheitsproblemen berichtet werden [21, 26, 27]. Dennoch ist bekannt, dass Depression eine der Hauptursachen für die globale Krankheitslast (GBD) auf der Grundlage von Jahren mit Behinderung (YLD) und behinderungsadjustierten Lebensjahren (DALYs) ist; sie kann zu Suizid und Herz-Kreislauf-Erkrankungen beitragen [28]. Allerdings ist eine Erweiterung dieser Untersuchung auf andere psychische Gesundheitsprobleme, einschließlich Substanzgebrauch/-missbrauch und der kombinierten Auswirkungen der Störungen, erforderlich, da die Zustände weltweit führende Ursachen für DALY und YLD sind [29]. Darüber hinaus hatte in einer britischen Studie fast die Hälfte (46 %) der Menschen mit einem psychischen Gesundheitsproblem auch ein chronisches körperliches Gesundheitsproblem, während weniger (30 %) Menschen mit einer chronischen körperlichen Erkrankung auch ein psychisches Gesundheitsproblem hatten [30], was darauf hindeutet, dass psychische Erkrankungen ein häufiges komorbides Gesundheitsproblem sind, das Auswirkungen auf die körperliche Gesundheit haben kann.

Zusammenfassend lässt sich sagen, dass Komorbidität bei mindestens einem Viertel bis einem Drittel der Bevölkerung, einschließlich der Patienten in der Allgemeinpraxis, vorhanden ist. Darüber hinaus haben die Prävalenzschätzungen für Komorbidität im Laufe der Zeit signifikant zugenommen und sie tendieren dazu, mit zunehmendem Alter zuzunehmen, ebenso wie die Prävalenzschätzungen für Behinderungen [31]. Daher wird erwartet, dass die Auswirkungen der komorbiden

Krankheitslast mit der Alterung der Weltbevölkerung erheblich zunehmen werden, obwohl auch ein erheblicher Anteil der jüngeren Menschen von Komorbiditäten betroffen ist. Daher besteht ein dringender Bedarf, die Natur der Krankheitskomorbidität und ihre wahrscheinliche Ursache besser zu verstehen, damit effektive multimodale Therapien entwickelt (oder umfunktioniert) werden können, um die einzelnen Patienten zu behandeln, die mehrere komorbide Krankheiten haben.

Komorbidität neigt dazu, mit beeinträchtigter täglicher Funktion und geringer gesundheitsbezogener Lebensqualität (QOL) verbunden zu sein, einschließlich der physischen und psychischen Komponenten der QOL [23]. Allgemeiner gesagt, erleben Patienten mit chronischen Krankheiten oft schwere und/oder lähmende Symptome, werden wahrscheinlich angstauslösende, schmerzhafte oder sonst wie anspruchsvolle Untersuchungen und Behandlungen durchführen, erleben einen hohen Grad an Unsicherheit in Bezug auf die Zustände und ihre Behandlung, und etwa ein Viertel von ihnen wird klinisch signifikanten psychischen Stress entwickeln. Die Adhärenz kann auch aufgrund solcher schweren Symptome und schmerzhaften und anspruchsvollen Behandlungen reduziert sein, was die Effizienz der Behandlung verringert und die Kosten erhöht. Selbst ohne eine psychische Störung müssen die Patienten sich psychisch an ihre Krankheit anpassen, was von ihnen verlangt, ihre Gedanken, Gefühle und ihr Verhalten zu regulieren, neue Fähigkeiten zu erwerben, um ihre psychischen Symptome zu bewältigen, einen neuen Lebensstil der Selbstpflege anzunehmen, kooperative Beziehungen zu ihren Gesundheitsteams aufzubauen, und selbst dann kann subklinischer affektiver Stress (z. B. Angst, Depression) auftreten [32]. Dennoch ist der *Einfluss* von mehreren verschiedenen komorbiden Störungen (z. B. Behinderung) tendenziell größer als bei einer einzelnen Störung, ebenso wie die damit verbundenen Kosten (z. B. finanziell, persönlich), wie im Folgenden ausführlich erörtert wird.

Jedoch haben trotz der hohen Prävalenz von Komorbidität und ihrer erheblichen Auswirkungen auf einzelne Patienten die meisten medizinischen und psychologischen Forscher dazu tendiert, sich auf *einzelne* Störungen oder Zustände zu konzentrieren, anstatt (oder zusätzlich zu) Störungen, die mit ihnen koexistieren, unabhängig davon, ob die Probanden medizinische Patienten, psychologische Klienten oder aus der Gemeinschaft abgeleitete nicht klinische Stichproben sind. Zum Beispiel können Forscher die Beziehung zwischen bestimmten Risikofaktoren (z. B. körperliche Inaktivität) und depressiver Stimmung untersuchen, ohne ihre Beziehung zu anderen gleichzeitig auftretenden Symptomen (z. B. Schlafstörungen, Müdigkeit) zu untersuchen, trotz der häufigen Neigung der Depression mit Angstzuständen [33], Schlafstörungen [34] und Müdigkeit [33, 35] zu koexistieren. Viele Forscher kontrollieren jedoch zumindest statistisch die potenziellen Auswirkungen der gleichzeitig auftretenden Symptome. Zum Beispiel können sie die vorhersagende Beziehung zwischen Risikofaktoren und depressiver Stimmung bewerten und die Auswirkungen von Angst auf die Ergebnismessung herausrechnen, um eine reinere Schätzung der Beziehung zwischen Risikofaktor und Depression zu erhalten. Ein solcher Ansatz kann den Forschern helfen, besser zu verstehen, inwieweit bestimmte Risikofaktoren und depressive Stimmung miteinander verbunden sind, aber dieser Ansatz ignoriert eventuell die Möglichkeit, dass Angst funktional mit Depression über eine Reihe möglicher Mechanismen verbunden ist, wie in Kap. 6 diskutiert.

Darüber hinaus existieren *wenige Theorien zur Krankheitskomorbidität,* die die Komorbiditätsforschung leiten könnten. Insbesondere gibt es, wie im Detail in Kap. 2 diskutiert, wenige verfügbare *klinische* Theorien, die irgendeinen Nutzen bei der Erklärung der Art und Weise haben, wie verschiedene, aber verwandte Störungen und Symptome wahrscheinlich koexistieren und die Mechanismen, durch die sie sich entwickeln werden. Ein solches theoretisches Modell würde Forschern und Klinikern sehr helfen, die wahrscheinlich komplexen kausalen Beziehungen, die zwischen verschiedenen Risikofaktoren, medizinischen Krankheiten und psychischen Störungen bestehen, besser zu verstehen. Es könnte auch die evidenzbasierte Co-Behandlung verschiedener komorbider Störungen und Zustände erleichtern.

Die meisten bestehenden *Therapien* wurden jedoch nicht entwickelt, um verschiedene, aber verwandte Störungen zu behandeln. Noch wurden sie auf ihre Nützlichkeit bei der Behandlung von koexistierenden Zuständen untersucht. Ebenso konzentrieren sich klinische Praxisleitlinien und Krankheitsmanagementprogramme in der Regel auf einzelne Krankheiten, berücksichtigen jedoch keine Komorbiditäten. Stattdessen neigen sie dazu, die Störungen zu behandeln, als wären sie isolierte klinische Einheiten [36]. Daher besteht ein klarer Bedarf, die klinischen Praxisleitlinien und Patientenmanagementansätze zu aktualisieren, um Krankheitskomorbidität zu berücksichtigen, insbesondere im Falle von hochkomorbiden Störungen und Zuständen. Darüber hinaus besteht ein Bedarf, neue (oder umfunktionierte) evidenzbasierte Therapien zu entwickeln und zu bewerten, um die genannten komorbiden Zustände effektiver zu behandeln.

Wie jedoch in Kap. 9 diskutiert, scheinen wenige neue Therapien in Sicht zu sein, die die Komorbiditäten beheben könnten. Es ist nicht klar, ob bestehende Therapien zur gleichzeitigen Behandlung von komorbiden Krankheiten eingesetzt werden könnten, oder ob ein sequenzieller Therapieansatz am besten funktionieren könnte. Dennoch gibt es einige bemerkenswerte Ausnahmen: Zum Beispiel kann die kognitive Verhaltenstherapie (CBT) effektiv depressive Stimmung, Müdigkeit, Schlafstörungen und Essstörungen behandeln, und es gibt störungsspezifische Varianten von CBT zur Behandlung von Depression [37], Müdigkeit [38], Schlaflosigkeit (CBT-I) [39] und Essstörungen (CBT-E) [40]. Die CBT-Protokolle geben jedoch in der Regel keine Details darüber, wie die komorbiden Störungen gemeinsam, entweder gleichzeitig oder sequenziell, bei einem einzelnen Individuum behandelt werden sollten. Darüber hinaus wurden Antidepressiva zur Behandlung von Schlafproblemen bei Patienten mit depressiver Stimmung eingesetzt, aber die Ergebnisse sind in der Regel gemischt, wobei einige Studien zeigen, dass die Medikamente die Schlaflosigkeit verbessern können [41], während andere zeigen, dass die Medikamente die Schlaflosigkeit verschlimmern können [42]. Daher besteht ein klarer Bedarf, die Wirksamkeit des Einsatzes von Antidepressiva zur Behandlung von Schlaflosigkeit systematisch zu überprüfen. Eine Cochrane-Überprüfung, die 2013 begann, ergab, dass es wenig Beweise für die Wirksamkeit von SSRIs bei der Behandlung von Schlafstörungen gab, und dass etwaige scheinbare Verbesserungen der Schlafqualität nur von kurzer Dauer waren, obwohl die Ergebnisse nur vorläufig waren, da nicht genügend Studien gefunden werden konnten, um diese Frage zu untersuchen [43].

1.3 Was sind die Kosten der Komorbidität?

Krankheitskomorbidität ist mit einer Reihe von wirtschaftlichen, gesellschaftlichen und persönlichen Kosten verbunden. Wirtschaftliche Kosten können die direkten Kosten für das Gesundheitssystem für die Bewältigung mehrerer Gesundheitsprobleme (z. B. verlängerte Genesungszeit) umfassen: direkte Kosten für andere Sektoren (z. B. Bereitstellung von Sozialleistungen) und indirekte Kosten, wie die verlorene Möglichkeit, zur wirtschaftlichen Produktivität beizutragen (z. B. reduzierte Teilnahme am Arbeitsmarkt oder an der Schule usw.). Die vollen *wirtschaftlichen Kosten* der Komorbidität sind weitgehend unbekannt, insbesondere die Schätzungen der Auswirkungen über das Gesundheitssystem hinaus. In diesem Fall handelt es sich bei den Schätzungen meist um indirekte Kosten, einschließlich Produktivitätsverlusten aufgrund von Unterbeschäftigung infolge von Fehlzeiten [44].

Dennoch wird allgemein anerkannt, dass die finanziellen Kosten für die Behandlung von zwei verschiedenen chronischen Krankheitspatienten, einem mit Diabetes und dem anderen mit Herzkrankheit, *höher* sein werden als die Kosten für die Behandlung eines einzelnen Patienten mit komorbider Herzkrankheit und Diabetes [45]. Diese Diskrepanz ist auf die Notwendigkeit zurückzuführen, bestimmte Aspekte der Dienstleistungserbringung für jeden einzelnen Patienten zu duplizieren (z. B. Verwaltungskosten, Klinikbesuche), was darauf hindeutet, dass es wahrscheinlich potenzielle Einsparungen pro Kopf bei der Behandlung von Patienten mit Komorbidität gibt. Ein einzelner Patient mit komorbider Krankheit kann jedoch zusätzliche Gesundheitsressourcen benötigen (z. B. mehr Zeit mit dem Arzt, längeren Krankenhausaufenthalt) und längere und intensivere Behandlungen im Vergleich zu zwei verschiedenen Patienten mit einer einzelnen chronischen Erkrankung. Wie unten detailliert beschrieben, haben relativ wenige Studien die wirtschaftlichen Kosten für die Bewältigung mehrerer komorbider Störungen mit der unkomplizierten Präsentation und Behandlung einzelner Störungen verglichen.

Die mit der Bewältigung von komorbiden psychischen Störungen (z. B. Angststörungen, depressive Erkrankungen) und damit einhergehenden Zuständen (z. B. Schlafprobleme) verbundenen Kosten sind jedoch bekanntermaßen hoch. Zum Beispiel wird berichtet, dass zu einem beliebigen Zeitpunkt etwa 2 % der australischen Bevölkerung von einer schweren psychischen Gesundheitsstörung betroffen sind. In finanzieller Hinsicht entspricht dies jährlich AU$15 Milliarden in Australien und NZ$3,1 Milliarden in Neuseeland [46]. Allerdings werden die Gesamtkostender Behandlung der einzelnen Erkrankungen tendenziell unterschätzt, da die Kosten im Zusamenhang mit anderen Komorbiditäten der Patienten unterschätzt werden [47]. Außerdem hat eine aktuelle US-Studie gezeigt, dass bei einem Patient, der wegen einer nicht psychischen Erkrankung ins Krankenhaus eingeliefert wurde (z.B.Herzinsuffizienz), die Kosten deutlich höher waren, wenn er eine komorbide psychische Erkrankung (z. B. Depression) hatte. D. h., die zusätzlichen Kosten fürDepressionen lagen zwischen US$ 1844 und 7763 pro Patient und psychiatrischer Diagnose, was wahrscheinlich zu einem längeren Krankenhausaufenthaltführte [48]. Trotz des Mangels an spezifischer Forschung ist offensichtlich, dass die finanziellen Kosten für die Bewältigung von komorbiden psychischen und physischen Gesundheitsproblemen hoch sind.

Ebenso stellen Schlafprobleme eine erhebliche Belastung für den Einzelnen und die Gesellschaft dar, einschließlich der Kosten für Therapie und die mit arbeitsbedingten Verletzungen, Verkehrsunfällen und Produktivitätsverlusten aufgrund von Schlafstörungen verbundenen Kosten [49]. Zum Beispiel hatten in vier US-Unternehmen Mitarbeiter, die unter Schlaflosigkeit und/oder unzureichendem Schlafsyndrom litten, signifikant geringere Produktivität, Arbeitsleistung und Arbeitssicherheit als diejenigen ohne Schlafstörung; der Produktivitätsverlust aufgrund von Schlafproblemen wurde auf 1967 Dollar pro Mitarbeiter und Jahr geschätzt [50]. Ebenso werden die mit Schlafproblemen verbundenen Kosten in Australien auf etwa 5,1 Milliarden Dollar pro Jahr geschätzt, wobei wiederum die Kosten für die Behandlung anderer Begleiterkrankungen der Menschen nicht berücksichtigt sind [49]. Deloitte Access Economics und die Australian Sleep Health Foundation haben jedoch die direkten und indirekten Kosten mehrerer Schlafstörungen, einschließlich Schlaflosigkeit, OSA und Restless-Legs-Syndrom (RLS), anhand von Daten aus dem Jahr 2010 berechnet [51]. Die indirekten Kosten für die Behandlung von OSA beinhalteten die Behandlung von

Begleiterkrankungen wie Bluthochdruck, Gefäßerkrankungen, Depressionen und damit verbundenen Verkehrsunfällen und Arbeitsunfällen. Insgesamt verursachten die Schlafstörungen Kosten in Höhe von AU 274 Millionen), die Behandlung anderer durch das Schlafproblem verursachter Störungen,einschließlich Produktivitätsverlusts ($ 3.1 Milliarden/Jahr) [51] beinhalteten, obwohl einige Forscher die Ansicht vertreten, dass die Gesamtkosten aufgrund der Verwendung zu konservativer Prävalenzschätzungen für OSA , RLS und Schlaflosigkeit unterschätzt wurden [49].

Es ist also offensichtlich, dass die finanziellen Kosten für die Behandlung von Begleiterkrankungen hoch sind. Sie sind sicherlich höher als die Kosten für die Behandlung der unkomplizierten Präsentation einer einzelnen Störung. Allerdings haben relativ wenige Studien die direkten und indirekten Kosten von Krankheitskomorbidität untersucht. Dennoch werden die Kosten der Komorbidität wahrscheinlich je nach Art und Ausmaß der Begleiterkrankungen variieren. Zum Beispiel werden häufige Störungen (z. B. Schlaflosigkeit, Fettleibigkeit) tendenziell die höchsten Kosten in Bezug auf die gesamten Gesundheitssektorkosten verursachen. Ebenso werden Bedingungen, die am häufigsten zusammen auftreten, tendenziell mehr zu den Kosten der Behandlung anderer Störungen beitragen. Zum Beispiel sind Schlafprobleme stärker mit depressiver Stimmung als mit Angststörungen verbunden, [35, 52] daher werden die Kosten der schlafbezogenen Komorbidität tendenziell bei Patienten mit depressiver Stimmung höher sein als bei jenen mit einer komorbiden Angststörung.

Es ist also offensichtlich, dass die finanziellen Kosten für die Behandlung von Begleiterkrankungen hoch sind. Sie sind sicherlich höher als die Kosten für die Behandlung der unkomplizierten Präsentation einer einzelnen Störung. Allerdings haben relativ wenige Studien die direkten und indirekten Kosten von Krankheitskomorbidität untersucht. Dennoch werden die Kosten der Komorbidität wahrscheinlich je nach Art und Ausmaß der Begleiterkrankungen variieren. Zum Beispiel werden häufige Störungen (z. B. Schlaflosigkeit, Fettleibigkeit) tendenziell die höchsten Kosten in Bezug auf die gesamten Gesundheitssektorkosten verursachen. Ebenso werden Bedingungen, die am häufigsten zusammen auftreten, tendenziell mehr zu den Kosten der Behandlung anderer Störungen beitragen; zum Beispiel sind Schlafprobleme stärker mit depressiver Stimmung als mit Angststörungen verbunden; und [35, 52] daher werden die Kosten der schlafbezogenen Komorbidität tendenziell bei Patienten mit depressiver Stimmung höher sein als bei denen mit einer komorbiden Angststörung.

Im Gegensatz dazu ist chronischer Schmerz stärker mit Angst als mit Depression verbunden, und so können die wirtschaftlichen Kosten für die Behandlung von Angst höher sein als die Kosten für die Behandlung von Depression bei Patienten mit chronischen Schmerzen. Zum Beispiel berichtete fast die Hälfte (43,9 %) einer Stichprobe spanischer Patienten mit chronischen weit verbreiteten Schmerzen von Angst, während nur ein Viertel (27 %) von Depressionen berichtete [53]. Insgesamt legen die Ergebnisse nahe, dass die Kosten (und Behinderungen) im Zusammenhang mit chronischen weit verbreiteten Schmerzen, die oft gleichzeitig mit Angst, Depression und Schlafproblemen auftreten, höher sind als die Kosten für die Behandlung von Kontrollpatienten, die keine chronischen weit verbreiteten Schmerzen haben [53]. Die spezifischen Kosten, die mit der Behandlung anderer Begleiterkrankungen (z. B. Diabetes mellitus Typ II) verbunden sind, werden in den relevanten Buchkapiteln ausführlicher beschrieben.

Es wurde gezeigt, dass Krankheitskomorbidität mit einer *kürzeren Lebenserwartung* verbunden ist. Zum Beispiel ist das Risiko eines Myokardinfarkts um das Vier- bis Fünffache bei Bestehen von depressiven Symptomen, selbst nach Kontrolle von medizinischen Faktoren [54]. Ebenso sind Patienten mit komorbider depressiver Stimmung und Übergewicht/Fettleibigkeit [55], Diabetes [56, 57] und Schlaflosigkeit (d. h. Schlafdauer) [58] eher einem Risiko ausgesetzt, früher als erwartet zu sterben. Die Komorbidität von Depressionen erhöht auch das Mortalitätsrisiko bei Patienten mit hoher Mortalitätserkrankungen wie OSA [59, 60] und Anorexia nervosa [61], obwohl es an Forschung zu OSA mangelt [62]. Ebenso wurde gezeigt, dass die hohe Sterblichkeitsrate bei Schizophreniepatienten zumindest teilweise auf komorbide Herz-Kreislauf-Erkrankungen und Krebs zurückzuführen ist [63]. Eine kürzlich durchgeführte Metaanalyse, die Studien aus 25 Ländern auswertete, bestätigte dieses Muster und zeigte, dass die hohen Sterblichkeitsraten, die mit Schizophrenie verbunden sind, weitgehend auf das Vorhandensein von Begleiterkrankungen zurückzuführen sind [64].

Ebenso berichtete das Royal Australian and New Zealand College of Psychiatrists [46], dass die Komorbidität einer psychischen und körperlichen Gesundheitsstörung die Lebenserwartung bei Männern und Frauen verringerte. Patienten mit Angst und/oder Depression hatten ein größeres Risiko für die Gesamtmortalität und das Risiko des Todes durch spezifische Krankheiten, wahrscheinlich aufgrund der schädlichen Auswirkungen der komorbiden körperlichen Gesundheitszustände (z. B. Herz-Kreislauf-Erkrankungen, Diabetes) [65]. Darüber hinaus sind Krankenhauspatienten mit depressiven Symptomen eher einer Wiederaufnahme oder einem erhöhten Mortalitätsrisiko ausgesetzt, im Vergleich zu Patienten ohne depressive Symptome [66]. Ebenso zeigten Pederson et al. [66] anhand von Daten aus der *US National Health Interview Survey* (1999–2011), dass Menschen mit Angst/Depression wahrscheinlich durchschnittlich 7,9 Jahre früher sterben und ein doppelt so hohes Mortalitätsrisiko und Risiko einer Krankenhauswiederaufnahme hatten, im Vergleich zu nicht ängstlichen und depressiven Kontrollen [66]. Schließlich wurde in einer Studie mit mehr als 5 Millionen US-Militärveteranen, von denen 850.000 depressiv waren, eine hohe Ausgangsdepression mit einem um 17 % erhöhten Risiko für die Gesamtmortalität und spezifischen Erhöhungen der Mortalität aufgrund von Herzkrankheiten, Atemwegserkrankungen, zerebrovaskulären Erkrankungen, Unfällen, Diabetes, Nephritis, Influenza, Alzheimer-Krankheit, Sepsis, Suizid, Parkinson-Krankheit und Bluthochdruck in Verbindung gebracht [65]. Es ist also offensichtlich, dass die Komorbidität zwischen einer psychischen und körperlichen Gesundheitsstörung mit einer kürzeren Lebenserwartung verbunden ist. Spezifische Details der Mechanismen, die das erhöhte Mortalitätsrisiko bei Patienten mit Begleiterkrankungen möglicherweise untermauern, werden in den relevanten Buchkapiteln ausführlicher diskutiert.

Komorbidität ist auch typischerweise mit erheblicher *Behinderung* verbunden. Eine Behinderung kann die Fähigkeit einer Person, in ihrer aktuellen Umgebung angemessen zu funktionieren, entweder geistig oder körperlich einschränken [67]. Dies kann sich nachteilig auf verschiedene Aspekte ihres täglichen Lebens auswirken. Zum Beispiel kann eine Person mit diabetischer Retinopathie eine dauerhafte Sehbehinderung entwickeln, die ihre Fähigkeit, tägliche häusliche Pflichten (z. B. Kochen) zu erfüllen, sich um Kinder zu kümmern und/oder bezahlte Arbeit zu leisten, beeinträchtigen kann, es sei denn, es können Vorkehrungen am Arbeitsplatz getroffen werden. Insbesondere führen Behinderungen wie Mobilitäts- und kognitive Beeinträchtigungen oft zu einer Veränderung des Arbeitsstatus der Patienten, einschließlich des Rückzugs aus der Arbeit, der Reduzierung der Arbeitszeit und/oder der Veränderung der Art der ausgeführten Arbeit, zum Beispiel, wie bei Patienten mit Multipler Sklerose gesehen [68]. Darüber hinaus kann Krankheitskomorbidität die Fähigkeit einer Person zur Selbstpflege einschränken [32], was darauf hindeutet, dass Patienten mit mehreren Begleiterkrankungen möglicherweise Schwierigkeiten haben, die verschiedenen Krankheiten zu bewältigen und mit dem Ausmaß ihrer Behinderungen umzugehen. Nach Zahlen aus dem Jahr 2012 waren etwa 4,2 Millionen Australier von einer Behinderung betroffen, und um dieses Problem zu verschärfen, lag die Arbeitslosenquote bei behinderten Menschen bei 9,4 %, verglichen mit 4,9 % bei nicht behinderten Menschen [69]. Behinderung ist also in der Gemeinschaft verbreitet, obwohl unklar ist, wie viel davon auf die Krankheitskomorbidität zurückzuführen ist.

Insbesondere wurde gezeigt, dass die Komorbidität zwischen psychischen und physischen Gesundheitszuständen die Wahrscheinlichkeit, dass eine Person unter schwerer Behinderung leidet, mehr als verdoppelt [70]. Mehrere große psychische Gesundheitsumfragen haben gezeigt, dass psychische Gesundheitszustände im Vergleich zu physischen Gesundheitszuständen eher eine schwere Behinderung vorhersagen. Speziell waren die Chancen, eine schwere Behinderung zu erleben, bei Patienten mit einer/m psychischen und physischen Gesundheitszustand/s größer (mehr als additiv) [70]. Darüber hinaus wurde konsequent gezeigt, dass die Komorbidität zwischen psychischen Störungen mit einer schlechteren Prognose und größeren therapeutischen Anforderungen von Patienten verbunden ist [71]. Insgesamt legen die Ergebnisse nahe, dass Patienten mit komorbiden Gesundheitsproblemen eher eine Behinderung, schlechtere Prognose und komplexere Gesundheitsbedürfnisse haben als Patienten mit einer einzigen Störung, insbesondere wenn sie ein gleichzeitiges medizinisches und psychologisches Problem haben.

Wichtig ist, dass Behinderung als gesellschaftliches Phänomen beschrieben wird, insofern als sie typischerweise in Bezug auf das Ausmaß definiert wird, in dem sie die *Beteiligung* einer Person an Aktivitäten, einschließlich Arbeit, und das Ausmaß und die Art ihrer sozialen Interaktionen beeinträchtigt [72]. Daher werden die Auswirkungen von Behinderungen tendenziell über das Individuum hinaus auf ihre Familieneinheit, Freunde und soziales Netzwerk ausgedehnt, und ihre Auswirkungen können sich im Laufe der Zeit ändern. Zum Beispiel kann ein Patient sich von seinem sozialen Netzwerk zurückziehen, während er krank ist, aber wenn seine Gesundheit sich verbessert, muss er möglicherweise das Netzwerk wieder aufbauen und/oder neue Freunde oder Kontakte knüpfen. Alternativ muss ein Ehepartner möglicherweise die Rolle des Hauptverdieners übernehmen oder die Arbeit aufgeben, um sich um den Patienten zu kümmern, was zu einem Verlust des Familieneinkommens, finanziellen Stress und Spannungen im Zusammenhang mit Veränderungen in den Familienrollen und -verantwortlichkeiten und der breiteren Neudefinition sozialer Rollen führt. Es ist daher offensichtlich, dass die komorbide Krankheitslast entscheidende Auswirkungen auf die breitere Gemeinschaft hat, einschließlich der Möglichkeit, dass die betroffene Person vorzeitig aus wichtigen Aspekten ihrer Welt ausscheidet oder ihre Beteiligung daran reduziert. Zum Beispiel muss eine Person möglicherweise aufgrund von Behinderungen aus der Arbeit und/oder ihrem sozialen Netzwerk ausscheiden, und zusätzlich kann sie aufgrund der Krankheit oder der Behinderung stigmatisiert werden.

Stigmatisierung beinhaltet die Kennzeichnung einer Person oder Gruppe und setzt sie daher von anderen ab. In Ländern wie Australien gehören zu den stigmatisierten Gruppen typischerweise Menschen, die behindert, indigen, LGBTQI, arbeitslos, obdachlos, arm, Asylsuchende und solche mit psychischen Gesundheitszuständen sind. Es ist bekannt, dass Stigmatisierung potenziell zu gesundheitlicher Ungleichheit führen kann [73]. Je mehr eine Person (oder Bevölkerungsgruppe) stigmatisiert wird, desto wahrscheinlicher ist es, dass sie Nachteile erleidet, obwohl dies in Bezug auf Komorbidität nicht untersucht wurde. Dennoch hat eine Überprüfung der psychischen Gesundheit australischer obdachloser Jugendlicher vorgeschlagen, dass Obdachlosigkeit mit erhöhtem suizidalem Verhalten, dem Vorhandensein psychiatrischer Störungen und psychischem Leid verbunden ist [74].

Es ist daher offensichtlich, dass Komorbidität mit erheblichen *persönlichen Kosten* für einzelne Patienten verbunden ist, einschließlich der physischen und psychischen Auswirkungen der Zustände. Zum Beispiel werden sie wahrscheinlich mehrere physische und/oder psychische Symptome erleben, müssen mehrere verschiedene Therapien durchführen, die jeweils zu einer anderen Tageszeit oder unter verschiedenen Bedingungen (z. B. vor den Mahlzeiten) durchgeführt werden müssen, sie haben mehrere verschiedene Therapietermine an verschiedenen Orten wahrzunehmen, was erhebliche persönliche Kosten verursacht, und sie müssen mit mehreren verschiedenen Gesundheitsfachleuten zusammenarbeiten, um ihre Zustände zu behandeln. Infolgedessen wird die Belastung durch Komorbidität und ihre Behandlung wahrscheinlich die Fähigkeit eines Patienten beeinträchtigen, ein normales Leben zu führen, ein Gefühl persönlicher Kontrolle und psychisches Wohlbefinden zu erlangen und wichtige soziale Beziehungen und soziale Rollen (z. B. Elternteil, Arbeiter) aufrechtzuerhalten. Darüber hinaus können bestimmte Aspekte der Krankheiten (z. B. Schweregrad, Behinderung, Prognose, Behandlung) die Wahrscheinlichkeit erhöhen, dass sie Stress, affektive Belastung (z. B. Angst, Depression), Trauer und möglicherweise andere komorbide Zustände (z. B. Schlafstörung) erleben.

Insbesondere können Patienten mit mehreren verschiedenen, aber verwandten Zuständen viele Stunden damit verbringen, verschiedene Gesundheitsfachleute zu sehen, die jeweils die medizinischen und psychologischen Probleme separat und unkoordiniert bewerten und behandeln. Zum Beispiel kann ein Patient mit komorbider/m Übergewicht/Adipositas, Binge-Eating-Störung, Diabetes mellitus Typ II, OSA und depressiver Stimmung von einer Adipositas-Klinik, einem Endokrinologen, einer Schlafapnoe-Klinik und einem klinischen Psychologen behandelt werden. Sie können separat an Gewichtsverlust- und Bewegungsprogrammen teilnehmen und Diabetesmedikamente, kontinuierliche positive Atemwegsdruck (CPAP)-Therapie und kognitive Verhaltenstherapie verschrieben bekommen. Wie oben erwähnt, kann dieser unkoordinierte Ansatz zur Patientenversorgung eine erhebliche Belastung für einzelne Patienten und ihre Familien darstellen. Zum Beispiel kann er ihre Fähigkeit, ihren Lebensunterhalt zu verdienen oder wichtige soziale Rollen zu erfüllen, beeinträchtigen und zu den finanziellen Kosten der Pflege des Patienten beitragen.

Schließlich sind, wie in Abschn. 1.2 erwähnt, die meisten Gesundheitsdienste derzeit schlecht ausgestattet, um Patienten mit mehreren komorbiden Zuständen zu behandeln [75]. In den meisten klinischen Einstellungen neigen Patienten dazu, für jeden einzelnen Zustand einen einzelnen Behandlungsplan zu erhalten, anstatt einen einzelnen koordinierten Therapieplan für einzelne Patienten. Jeder Behandlungsplan wird in der Regel von einem anderen medizinischen Team oder einem anderen Gesundheitsfachmann verabreicht. Es gibt oft wenig Kommunikation zwischen dem Personal und zwischen den Gesundheitsfachleuten und den Patienten [76]. Ebenso gibt es in einigen armen Ländern einen Mangel an Gesundheitsdienstleistern, die Expertise in der Behandlung von häufigen komorbiden Krankheiten (z. B. HIV/AIDS und Tuberkulose) mit einem integrierten Behandlungsplan haben, der die Wechselwirkungen zwischen den verschiedenen Krankheiten berücksichtigt [77]. Darüber hinaus wurden klinische Praxisleitlinien für die Behandlung von Komorbiditäten, sofern sie existieren, in der Regel als weniger als ausreichend befunden und könnten potenziell die Belastung für die Patienten erhöhen [78].

Es ist daher klar, dass Patienten mit erheblicher komorbider Krankheitslast einen *integrierten* Therapieansatz benötigen, der jede medizinische und psychologische Erkrankung separat (und gemeinsam) behandelt. Zum Beispiel könnte ein Patient mehrere Co-Therapien gleichzeitig oder sequenzielle Therapien erhalten, die bei einzelnen Patienten gemeinsam verwaltet werden, obwohl derzeit nur wenige Therapieprotokolle für Komorbidität existieren. Dennoch werden multidisziplinäre Behandlungsansätze wahrscheinlich nützlich sein, um die komorbiden Krankheiten einer Person optimal zu behandeln, da sie in der Regel die Bereitstellung von koordinierter evidenzbasierter Therapie ermöglichen, unter Verwendung von Co-Therapie- oder sequenziellen Therapieprotokollen.

Multidisziplinäre Versorgung beinhaltet in der Regel, dass Patienten einen zentralen Ort aufsuchen, um eine Reihe von medizinischen und/oder verbundenen Gesundheitsfachleuten zu sehen, die an ihrer Versorgung beteiligt sind. Die Kliniker können miteinander über die genaue Sequenzierung der verschriebenen evidenzbasierten Versorgung und das Management der damit verbundenen Probleme (z. B. Therapienebenwirkungen, affektive Belastung) kommunizieren. Zum Beispiel kann eine Brustkrebspatientin eine Operation, Chemotherapie und/oder Strahlentherapie durchlaufen, wie vom Behandlungsteam sequenziert, unter Verwendung von etablierten sequenziellen Therapieprotokollen, die Nebenwirkungen minimieren und die klinische Reaktion auf die Therapie maximieren. Ihr psychischer Zustand kann auch in derselben Klinik von verbundenen Gesundheitsfachleuten in Koordination mit dem medizinischen Team behandelt werden. Leider wurden multidisziplinäre Versorgungsansätze größtenteils nicht in der Behandlung von komorbiden Krankheiten eingesetzt, außer bei Diabetespatienten, die manchmal in der multidisziplinären Versorgungsumgebung behandelt werden. In diesem Fall können Diabetes und komorbide Zustände (z. B. depressive Stimmung) gleichzeitig behandelt werden, wie in Kap. 4 diskutiert.

Literatur

1. Feinstein AR. The pre-therapeutic classification of co-morbidity in chronic disease. *Journal of Chronic Diseases.* 1970;23(7):455–468. https://doi.org/10.1016/0021-9681(70)90054-8.
2. Kessler RC, Chiu WT, Demler O, Walters EE. Prevalence, severity, and comorbidity of 12-month DSM-IV disorders in the National Comorbidity Survey Replication. *Archives of General Psychiatry.* 2005;62(6):617–627. https://doi.org/10.1001/archpsyc.62.6.617.
3. Richards CS, O'Hara MW, eds. *The Oxford handbook of depression and comorbidity.* New York, NY: Oxford University Press; 2014.
4. Eaton WW, ed. *Medical and psychiatric comorbidity over the course of life.* London, UK: American Psychiatric Publishing; 2007.

5. Ross CA. *The trauma model: A solution to the problem of comorbidity in psychiatry.* Richardson, TX: Manitou Communications; 2007.
6. Maser JD, Cloninger CR. *Comorbidity of mood and anxiety disorders.* Washington, DC: American Psychiatric Press; 1990.
7. Choi-Kain LW, Gunderson JG, eds. *Borderline personality and mood disorders: Comorbidity and controversy.* New York, NY: Springer; 2016.
8. Whisman MA, ed. *Adapting cognitive therapy for depression: Managing complexity and comorbidity.* London, UK: Guilford Press; 2008.
9. Virdis A. *Hypertension and comorbidities.* Cham, Switzerland: Springer; 2016.
10. Tohen M. *Comorbidity in affective disorders.* New York, NY: Dekker; 1999.
11. El Miedany Y. *Comorbidity in rheumatic diseases.* Cham, Switzerland: Springer; 2017.
12. Mula M. Chapter 16—Epilepsy and mood disorders. In: Mula M, ed. *The comorbidities of epilepsy*: Academic Press; 2019:299–314.
13. Sartorius N, Holt RIG, Maj M, eds. *Comorbidity of mental and physical disorders.* Basel, Switzerland: Karger; 2015.
14. Pearson NJ, Johnson LL, Nahin RL. Insomnia, trouble sleeping, and complementary and alternative medicine: Analysis of the 2002 National Health Interview Survey data. *Archives of Internal Medicine.* 2006;166(16):1775–1782. https://doi.org/10.1001/archinte.166.16.1775.
15. Cappuccio FP, Taggart FM, Kandala N-B, et al. Meta-analysis of short sleep duration and obesity in children and adults. *Sleep.* 2008;31(5):619–626. https://doi.org/10.1093/sleep/31.5.619.
16. Vorona RD, Winn MP, Babineau TW, Eng BP, Feldman HR, Ware JC. Overweight and obese patients in a primary care population report less sleep than patients with a normal body mass index. *Archives of Internal Medicine & Health.* 2005;165(1):25–30. https://doi.org/10.1001/archinte.165.1.25.
17. Yeh S-SS, Brown RF. Disordered eating partly mediates the relationship between poor sleep quality and high body mass index. *Eating Behaviors.* 2014;15(2):291–297. https://doi.org/10.1016/j.eatbeh.2014.03.014.
18. Dixon JB, Schachter LM, O'Brien PE. Sleep disturbance and obesity: Changes following surgically induced weight loss. *Archives of Internal Medicine.* 2001;161(1):102–106. https://doi.org/10.1001/archinte.161.1.102.
19. Borsboom D, Cramer AOJ, Schmittmann VD, Epskamp S, Waldorp LJ. The small world of psychopathology. *PLOS One.* 2011;6(11):e27407. https://doi.org/10.1371/journal.pone.0027407.

20. García-Olmos L, Salvador CH, Alberquilla Á, et al. Comorbidity patterns in patients with chronic diseases in general practice. *PLOS One.* 2012;7(2):e32141. https://doi.org/10.1371/journal.pone.0032141.
21. Britt HC, Harrison CM, Miller GC, Knox SA. Prevalence and patterns of multimorbidity in Australia. *Medical Journal of Australia.* 2008;189(2):72–77. https://doi.org/10.5694/j.1326-5377.2008.tb01919.x.
22. van den Akker M, Buntinx F, Roos S, Knottnerus JA. Problems in determining occurrence rates of multimorbidity. *Journal of Clinical Epidemiology.* 2001;54(7):675–679. https://doi.org/10.1016/s0895-4356(00)00358-9.
23. Loza E, Jover JA, Rodriguez L, Carmona L, Group ES. Multimorbidity: Prevalence, effect on quality of life and daily functioning, and variation of this effect when one condition is a rheumatic disease. *Seminars in Arthritis and Rheumatism.* 2009;38(4):312–319. https://doi.org/10.1016/j.semarthrit.2008.01.004.
24. U. S. Department of Health & Human Services. *Multiple chronic conditions—A strategic framework: Optimum health and quality of life for individuals with multiple chronic conditions.* Washington, D.C., December 2010.
25. Global Burden of Disease Study 2013 Collaborators. Global, regional, and national incidence, prevalence, and years lived with disability for 301 acute and chronic diseases and injuries in 188 countries, 1990–2013: A systematic analysis for the Global Burden of Disease Study 2013. *The Lancet.* 2015;386(9995):743–800. https://doi.org/10.1016/s0140-6736(15)60692-4.
26. Carmona M, García-Olmos LM, Alberquilla A, et al. Heart failure in the family practice: A study of the prevalence and co-morbidity. *Family Practice.* 2010;28(2):128–133. https://doi.org/10.1093/fampra/cmq084.
27. Starfield B, Lemke KW, Bernhardt T, Foldes SS, Forrest CB, Weiner JP. Comorbidity: Implications for the importance of primary care in 'case' management. *The Annals of Family Medicine.* 2003;1(1):8–14. https://doi.org/10.1370/afm.1.
28. Ferrari AJ, Charlson FJ, Norman RE, et al. Burden of depressive disorders by country, sex, age, and y: Findings from the Global Burden of Disease Study 2010. *PLOS Medicine.* 2013;10(11):e1001547. https://doi.org/10.1371/journal.pmed.1001547.
29. Whiteford HA, Degenhardt L, Rehm J, et al. Global burden of disease attributable to mental and substance use disorders: Findings from the Global Burden of Disease Study 2010. *The Lancet.* 2013;382(9904):1575–1586. https://doi.org/10.1016/s0140-6736(13)61611-6.

30. Naylor C, Parsonage M, McDaid D, Knapp M, Fossey M, Galea A. *Long-term conditions and mental health: The cost of co-morbidities.* London, UK: The King's Fund; 2012.
31. Australian Bureau of Statistics. *Disability, ageing and carers, Australia: Summary of findings, 2012.* Canberra, Australia: Author; 2013. 4430.0.
32. White CA. Cognitive behavioral principles in managing chronic disease. *Western Journal of Medicine.* 2001;175(5):338–342.
33. Brown RF, Valpiani EM, Tennant CC, et al. Longitudinal assessment of anxiety, depression and fatigue in people with multiple sclerosis. *Psychology & Psychotherapy: Theory, Research & Practice.* 2009;82:41–56. https://doi.org/10.1348/147608308x345614.
34. Jansson-Fröjmark M, Lindblom K. A bidirectional relationship between anxiety and depression, and insomnia? A prospective study in the general population. *Journal of Psychosomatic Research.* 2008;64(4):443–449. https://doi.org/10.1016/j.jpsychores.2007.10.016.
35. Valpiani EM, Brown RF, Thorsteinsson EB, Hine DW. Poor sleep quality mediates between depression to fatigue in a university student sample. *Psychology and Education.* 2011;48(1&2):59–71.
36. Sartorious N. Comorbidity of mental and physical diseases: A main challenge for medicine of the 21st century. *Shanghai Archives of Psychiatry.* 2013;25(2):68–69. https://doi.org/10.3969/j.issn.1002-0829.2013.02.002.
37. Cuijpers P, Berking M, Andersson G, Quigley L, Kleiboer A, Dobson KS. A meta-analysis of cognitive-behavioural therapy for adult depression, alone and in comparison with other treatments. *The Canadian Journal of Psychiatry.* 2013;58(7):376–385. https://doi.org/10.1177/070674371305800702.
38. Malouff JM, Thorsteinsson EB, Rooke SE, Bhullar N, Schutte NS. Efficacy of cognitive behavioral therapy for chronic fatigue syndrome: A meta-analysis. *Clinical Psychology Review.* 2008;28(5):736–745. https://doi.org/10.1016/j.cpr.2007.10.004.
39. Okajima I, Komada Y, Inoue Y. A meta-analysis on the treatment effectiveness of cognitive behavioral therapy for primary insomnia. *Sleep and Biological Rhythms.* 2011;9(1):24–34. https://doi.org/10.1111/j.1479-8425.2010.00481.x.
40. Linardon J, Wade TD, de la Piedad Garcia X, Brennan L. The efficacy of cognitive-behavioral therapy for eating disorders: A systematic re-

view and meta-analysis. *Journal of Consulting and Clinical Psychology.* 2017;85(11):1080–1094. https://doi.org/10.1037/ccp0000245.
41. Buscemi N, Vandermeer B, Friesen C, et al. The efficacy and safety of drug treatments for chronic insomnia in adults: A meta-analysis of RCTs. *Journal of General Internal Medicine.* 2007;22(9):1335. https://doi.org/10.1007/s11606-007-0251-z.
42. Zammit GK. Antidepressants and insomnia. *Primary Psychiatry.* 2008;15(5):61–69.
43. Everitt H, Baldwin DS, Stuart B, et al. Antidepressants for insomnia in adults. *Cochrane Database of Systematic Reviews.* 2018(5). https://doi.org/10.1002/14651858.cd010753.pub2.
44. McDaid D, Park A-L. Counting all the costs: The economic impact of comorbidity. In: Sartorius N, Holt RIG, Maj M, eds. *Comorbidity of mental and physical disorders. Key issues mental health.* Vol. 179. Basel, Switzerland: Karger; 2015:23–32.
45. Cortaredona S, Ventelou B. The extra cost of comorbidity: Multiple illnesses and the economic burden of non-communicable diseases. *BMC Medicine.* 2017;15(1):216. https://doi.org/10.1186/s12916-017-0978-2.
46. The Royal Australian & New Zealand College of Psychiatrists. *The economic cost of serious mental illness and comorbidities in Australia and New Zealand.* Melbourne, Australia: Royal Australian and New Zealand College of Psychiatrists (RANZCP); 2016.
47. Vigo D, Thornicroft G, Atun R. Estimating the true global burden of mental illness. *The Lancet Psychiatry.* 2016;3(2):171–178. https://doi.org/10.1016/s2215-0366(15)00505-2.
48. Sayers SL, Hanrahan N, Kutney A, Clarke SP, Reis BF, Riegel B. Psychiatric comorbidity and greater hospitalization risk, longer length of stay, and higher hospitalization costs in older adults with heart failure. *Journal of the American Geriatrics Society.* 2007;55(10):1585–1591. https://doi.org/10.1111/j.1532-5415.2007.01368.x.
49. Hillman DR, Lack LC. Public health implications of sleep loss: The community burden. *MJA.* 2013;199(8):S7–S10. https://doi.org/10.5694/mja13.10620.
50. Rosekind MR, Gregory KB, Mallis MM, Brandt SL, Seal B, Lerner D. The cost of poor sleep: Workplace productivity loss and associated costs. *Journal of Occupational and Environmental Medicine.* 2010;52(1):91–98. https://doi.org/10.1097/jom.0b013e3181c78c30.

51. Deloitte Access Economics. *Re-awakening Australia. The economic cost of sleep disorders in Australia, 2010.* Sleep Health Foundation; October 2011.
52. Zochil ML, Thorsteinsson EB. Exploring poor sleep, mental health, and help-seeking intention in university students. *Australian Journal of Psychology.* 2018;70(1):41–47. https://doi.org/10.1111/ajpy.12160.
53. Morales-Espinoza EM, Kostov B, Salami DC, et al. Complexity, comorbidity, and health care costs associated with chronic widespread pain in primary care. *Pain.* 2016;157(4):818–826. https://doi.org/10.1097/j.pain.0000000000000440.
54. Hippisley-Cox J, Fielding K, Pringle M. Depression as a risk factor for ischaemic heart disease in men: Population based case-control study. *BMJ.* 1998;316(7146):1714–1719. https://doi.org/10.1136/bmj.316.7146.1714.
55. Pi-Sunyer X. The medical risks of obesity. *Postgraduate Medicine.* 2009;121(6):21–33. https://doi.org/10.3810/pgm.2009.11.2074.
56. Katon WJ, Rutter C, Simon G, et al. The association of comorbid depression with mortality in patients with type 2 diabetes. *Diabetes Care.* 2005;28(11):2668–2672. https://doi.org/10.2337/diacare.28.11.2668.
57. Lin EH, Heckbert SR, Rutter CM, et al. Depression and increased mortality in diabetes: Unexpected causes of death. *The Annals of Family Medicine.* 2009;7(5):414–421. https://doi.org/10.1370/afm.998.
58. Gallicchio L, Kalesan B. Sleep duration and mortality: A systematic review and meta-analysis. *Journal of Sleep Research.* 2009;18(2):148–158. https://doi.org/10.1111/j.1365-2869.2008.00732.x.
59. Wang X, Ouyang Y, Wang Z, Zhao G, Liu L, Bi Y. Obstructive sleep apnea and risk of cardiovascular disease and all-cause mortality: A meta-analysis of prospective cohort studies. *International Journal of Cardiology.* 2013;169(3):207–214. https://doi.org/10.1016/j.ijcard.2013.08.088.
60. Fonseca MI, Pereira T, Caseiro P. Death and disability in patients with sleep apnea—A meta-analysis. *Brazilian Archives of Cardiology.* 2015;104(1):58–66. https://doi.org/10.5935/abc.20140172.
61. Arcelus J, Mitchell AJ, Wales J, Nielsen S. Mortality rates in patients with anorexia nervosa and other eating disorders: A meta-analysis of 36 studies. *Archives of General Psychiatry.* 2011;68(7):724–731. https://doi.org/10.1001/archgenpsychiatry.2011.74.
62. Ejaz SM, Khawaja IS, Bhatia S, Hurwitz TD. Obstructive sleep apnea and depression: A review. *Innovations in Clinical Neuroscience.* 2011;8(8):17–25.

63. Crump C, Winkleby MA, Sundquist K, Sundquist J. Comorbidities and mortality in persons with schizophrenia: A Swedish national cohort study. *American Journal of Psychiatry.* 2013;170(3):324–333. https://doi.org/10.1176/appi.ajp.2012.12050599.
64. Saha S, Chant D, McGrath J. A systematic review of mortality in schizophrenia: Is the differential mortality gap worsening over time? *Archives of General Psychiatry.* 2007;64(10):1123–1131. https://doi.org/10.1001/archpsyc.64.10.1123.
65. Zivin K, Yosef M, Miller EM, et al. Associations between depression and all-cause and cause-specific risk of death: A retrospective cohort study in the Veterans Health Administration. *Journal of Psychosomatic Research.* 2015;78(4):324–331. https://doi.org/10.1016/j.jpsychores.2015.01.014.
66. Pederson JL, Warkentin LM, Majumdar SR, McAlister FA. Depressive symptoms are associated with higher rates of readmission or mortality after medical hospitalization: A systematic review and meta-analysis. *Journal of Hospital Medicine.* 2016;11(5):373–380. https://doi.org/10.1002/jhm.2547.
67. World Health Organization. *International classification of functioning, disability and health: ICF.* Geneva, Switzerland: World Health Organization; 2001.
68. Honan CA, Brown RF, Hine DW, et al. The multiple sclerosis work difficulties questionnaire. *Multiple Sclerosis Journal.* 2012;18(6):871–880. https://doi.org/10.1177/1352458511431724.
69. Australian Human Rights Commission. *Willing to work: National inquiry into employment discrimination against older Australians and Australians with disability*; 2015. https://www.humanrights.gov.au/sites/default/files/document/publication/discussion-paper-disability.pdf. Accessed 3 November 2015.
70. Scott K, Von Korff M, Alonso J, et al. Mental–physical co-morbidity and its relationship with disability: Results from the World Mental Health Surveys. *Psychological Medicine.* 2009;39(1):33–43. https://doi.org/10.1017/s0033291708003188.
71. Schoevers RA, Deeg D, Van Tilburg W, Beekman A. Depression and generalized anxiety disorder: Co-occurrence and longitudinal patterns in elderly patients. *The American Journal of Geriatric Psychiatry.* 2005;13(1):31–39. https://doi.org/10.1097/00019442-200501000-00006.

72. Kurawa SS. The impact of disability on self and society: An agenda for research on rehabilitation of disabled in Nigeria. *Procedia-Social and Behavioral Sciences.* 2010;5:1804–1810. https://doi.org/10.1016/j.sbspro.2010.07.368.
73. Hatzenbuehler ML, Phelan JC, Link BG. Stigma as a fundamental cause of population health inequalities. *American Journal of Public Health.* 2013;103(5):813–821. https://doi.org/10.2105/ajph.2012.301069.
74. Kamieniecki GW. Prevalence of psychological distress and psychiatric disorders among homeless youth in Australia: A comparative review. *Australian and New Zealand Journal of Psychiatry.* 2001;35(3):352–358.
75. Williams A. Patients with comorbidities: Perceptions of acute care services. *Journal of Advanced Nursing.* 2004;46(1):13–22. https://doi.org/10.1111/j.1365-2648.2003.02961.x.
76. van der Aa MJ, van den Broeke JR, Stronks K, Plochg T. Patients with multimorbidity and their experiences with the healthcare process: A scoping review. *Journal of Comorbidity.* 2017;7(1):11–21.
77. Marais BJ, Lönnroth K, Lawn SD, et al. Tuberculosis comorbidity with communicable and non-communicable diseases: Integrating health services and control efforts. *The Lancet Infectious Diseases.* 2013;13(5):436–448. https://doi.org/10.1016/s1473-3099(13)70015-x.
78. Boyd CM, Darer J, Boult C, Fried LP, Boult L, Wu AW. Clinical practice guidelines and quality of care for older patients with multiple comorbid diseases: Implications for pay for performance. *JAMA.* 2005;294(6):716–724. https://doi.org/10.1001/jama.294.6.716.

2

Modelle der Komorbidität

Rhonda Brown und Einar Thorsteinsson

2.1 Rechnerische und klinische Modelle der gleichzeitigen Symptomentwicklung

Mehrere Autoren haben vorgeschlagen, dass die Entschlüsselung der Ursachen von Komorbidität zu den obersten klinischen Prioritäten gehört [1, 2]. Allerdings bieten die meisten bestehenden Theorien zur Krankheitskomorbidität nur einen *groben* Überblick darüber, wie Komorbidität wahrscheinlich entsteht. Logischerweise gibt es mehrere breite Hypothesen, die zur Erklärung der Existenz von Komorbiditäten vorgebracht werden können: (i) eine kausale Beziehung besteht zwischen den gleichzeitig auftretenden Störungen, (b) ein gemeinsamer Faktor erhöht die Wahrscheinlichkeit, dass beide Störungen auftreten, und/oder (c)

R. Brown (✉)
Australian National University, Canberra, ACT, Australien
E-Mail: rhonda.brown@anu.edu.au

E. Thorsteinsson
University of New England, Armidale, NSW, Australien
E-Mail: ethorste@une.edu.au

R. Brown und E. Thorsteinsson (Hrsg.), *Komorbidität*,
https://doi.org/10.1007/978-3-031-55637-1_2

die Beziehung ist zufällig [3]. Allerdings wurden die breiten übergreifenden Theorien größtenteils nicht empirisch getestet. Darüber hinaus sind nur wenige Theorien zur Komorbidität umfassend und doch spezifisch genug, um die Erforschung der Beziehungen zwischen spezifischen komorbiden Störungen und der wahrscheinlichen Rolle von intervenierenden Faktoren zu leiten. Daher wissen wir wenig über das Ausmaß, in dem Komorbidität für unser Verständnis einzelner Störungen und Zustände relevant ist, über die Mechanismen, die wahrscheinlich der Entwicklung von Komorbiditäten zugrunde liegen, und über die Art der Wechselwirkungen zwischen spezifischen Risikofaktoren und komorbiden Störungen.

Dennoch gibt es in einigen Fällen Klarheit über die wahrscheinliche zeitliche Entwicklung der klinischen Koinzidenzen (z. B. Stimmungsstörungen und Schlaflosigkeit) [4]. Allerdings sind *bidirektionale* Beziehungen in der wissenschaftlichen Literatur allgegenwärtig, und sie wurden in Bezug auf die meisten der in diesem Buch behandelten Störungen und Symptome dokumentiert. Zum Beispiel können Angst und Depression den späteren Beginn und/oder die Verschlechterung von Schlafstörungen vorhersagen, aber zusätzlich können Schlafprobleme den späteren Beginn oder die Verschlechterung von Angst und depressiver Stimmung vorhersagen [4]. Entscheidend ist, dass wir die Natur dieser sogenannten bidirektionalen Beziehungen noch nicht vollständig verstehen. Insbesondere sagt uns die Feststellung einer bidirektionalen Beziehung zwischen Angst und Depression im Laufe der Zeit nichts darüber aus, *wie* die Störungen funktional miteinander verbunden sind, einschließlich der Frage, ob sie kausal miteinander verbunden sind oder nicht. Eine Möglichkeit, die in Kap. 6 diskutiert wird, ist, dass Schlafstörungen und niedrige Stimmung kausal miteinander verbunden sind. So kann eine Schlafstörung die Stimmung einer Person beeinträchtigen und eine schlechte Stimmung kann den Schlaf verschlechtern, aber es ist unklar, wie genau dies geschieht und ob der Mechanismus in jedem Fall der gleiche ist.

Im Gegensatz dazu könnte es sein, dass die Beziehung *zufällig* ist. Zum Beispiel neigen Angst- und Depressionssymptome dazu, sich zu überlappen (z. B. ist gestörter Schlaf charakteristisch für beide Zustände) [5] und die Kriterien des Diagnostic and Statistical Manual of

Mental Disorders-5 (DSM-5) für die Störungen beinhalten eine ähnliche Bandbreite von Symptomen (z. B. gestörter Schlaf, Darmprobleme) [5]. Darüber hinaus fragen die Skalen und klinischen Interviews, die diese Zustände untersuchen, nach einer ähnlichen Bandbreite von somatischen und affektiven Symptomen. Daher könnte die beobachtete Beziehung zwischen Angst und Depression zumindest teilweise ein Nebenprodukt dieser überlappenden Symptome und/oder der doppelten Zählung der Symptome sein, obwohl dies die beobachteten Beziehungen wahrscheinlich nicht vollständig erklären kann [6, 7]. Schließlich ist es möglich, dass ein *gemeinsamer Faktor* (z. B. belastende Lebensereignisse) die Tendenz von Menschen erklären kann, komorbide Angst und Depression zu erleben; zum Beispiel kann Stress zu nächtlichem Grübeln führen, das den Schlaf stört und dies kann wiederum zu Angst und/oder depressiver Stimmung beitragen [8]. Allerdings ist nicht genau klar, wie die Komorbidität von Angst und Depression entsteht, trotz der Fülle von Forschungen zu diesem Thema, teilweise ist dies auf den Mangel an komplexen realen Modellen der Koinzidenz von Angst und Depression zurückzuführen.

Außerhalb des Kontexts der Komorbidität von Angst und Depression ist noch weniger über die Wurzeln der Komorbidität bekannt, selbst im Falle von Störungen, die stark miteinander komorbid sind (z. B. Fettleibigkeit, Schlaflosigkeit). Relativ wenige Studien in der wissenschaftlichen Literatur haben speziell versucht, diese Komorbidität zu adressieren, und es wurden nur wenige klinische Theorien entwickelt, um das Phänomen zu erklären. Daher besteht ein dringender Bedarf, ein theoretisches Modell zu entwickeln, das die Präsenz und Entwicklung der Komorbiditäten parsimonisch erklären kann.

Dennoch existieren einige spezifische (aber begrenzte) Theorien zur Komorbidität, die versuchen zu erklären, durch welche Mechanismen spezifische Störungen gleichzeitig auftreten können. Zum Beispiel wird angenommen, dass ängstliches und/oder depressives Grübeln [9] und kognitive und somatische Erregung (d. h. *Stress-Diathese-Modell von Schlaflosigkeit*) [10] bei einigen Menschen (z. B. bei Schlaflosen) den Schlafbeginn stören und im Laufe der Zeit zu kürzerer Schlafdauer und kumulierter Müdigkeit führen können, wenn die Hypererregung oder das Grübeln über die Zeit anhält. Zusätzlich wurde vorgeschlagen, dass spätes Essen in der Nacht den Schlafbeginn stört und die Schlafdauer verkürzt, und als Ergebnis sind Menschen mit nächtlichem Esssyndrom wahrscheinlich eher schlafgestört und übergewichtig/fettleibig im Vergleich zu nicht betroffenen Personen [11, 12]. Allerdings ist, wie in Kap. 3 diskutiert, nicht genau klar, wie übergewichtige/fettleibige Menschen komorbide Schlafprobleme entwickeln werden, zum Beispiel, ob das Gewichts- oder Schlafproblem zuerst auftritt, und der genaue Mechanismus, durch welchen das späte Essen in der Nacht den Schlaf und das Gewicht beeinflusst.

Wie in den Kap. 3, 4, und 7 detailliert beschrieben, haben übergewichtige/fettleibige Menschen ein erhöhtes Risiko, eine Reihe anderer komorbider Störungen und gleichzeitiger Symptome zu entwickeln, einschließlich Stress, Angst, Depression, Binge-Eating-Störung, Diabetes mellitus Typ II und schlafbezogener Atmungsstörungen im Vergleich zu nicht betroffenen Personen, was auch zur Morbidität und Mortalität bei betroffenen Personen beitragen könnte. Es ist also offensichtlich, dass Übergewicht/Fettleibigkeit stark komorbid mit vielen verschiedenen Störungen ist, obwohl wir wenig über die spezifischen Mechanismen wissen, die einige der Komorbiditäten untermauern. Wenn also ein übermäßig spezifischer Mechanismus (z. B. Diagnose des nächtlichen Esssyndroms) auf seine Nützlichkeit bei der Erklärung der Schlaf- und Gewichtsprobleme bei übergewichtigen/fettleibigen Personen untersucht wird, könnten wir wenig darüber erfahren, inwieweit andere Konkurrenzen (z. B. Depression) oder verwandte Risikofaktoren (z. B. körperliche Inaktivität) zusammenwirken, um zu den Problemen beizutragen. Offensichtlich besteht ein dringender Bedarf, einen eher *ganzheitlichen* theoretischen Ansatz zum Problem der Krankheitskomorbidität zu verwenden, der die wahrscheinlichen Rollen von mehreren verschiedenen intervenierenden Variablen spezifiziert.

Derzeit gibt es nur *zwei* Theorien, die versucht haben, das Vorhandensein und die Entwicklung von Komorbidität in Bezug auf mehrere Störungen und Symptome zu erklären. Die erste ist ein *computergestütztes* Modell, das versucht, das gleichzeitige Auftreten mehrerer psychiatrischer Symptome zu erklären. Schmittmann et al. [13] haben einen Netzwerkansatz verwendet, um psychologische Attribute (z. B. Angst) als „Netzwerke von direkt verwandten Beobachtbaren" zu konzeptualisieren, das heißt, ein einzelnes Konstrukt (z. B. Angst) könnte als ein Netzwerk von verwandten Variablen (z. B. somatische Erregung, kognitive Erregung, Angstgedanken) konzeptualisiert werden, das sich mit anderen Konstrukten (z. B. somatische Erregung, Depression) überlappt. In einer anderen Arbeit versuchten die Autoren [1] die Struktur und Dynamik des Netzwerks zu untersuchen, um die empirischen Belege für psychiatrische Symptomkomorbidität zu replizieren, indem sie Simulationsmethoden zur Bewertung der Plausibilität der Netzwerkeigenschaften verwendeten. Diese Arbeit hat zum *Netzwerkmodell psychiatrischer Symptome* geführt, das aus der Analyse überlappender Symptome im DSM-4 abgeleitet wurde.

In ihrem computergestützten Modell wurden einzelne DSM-gelistete Symptome als einzelne Knoten dargestellt. In der Analyse wurde fast die Hälfte des gesamten DSM-4-Netzwerks psychiatrischer Symptome ($N = 208$ Symptome, über 69 Störungen) als sogenannte *gigantische Komponente* verbunden gezeigt. In den computergestützten Modellen wurde berichtet, dass die Abstände zwischen den Knoten für eine schwere depressive Episode (MD) und eine generalisierte Angststörung (GAD) mit den veröffentlichten Komorbiditätsraten für die Störungen übereinstimmen, und Modellsimulationen von MD und GAD reproduzierten die veröffentlichten Bevölkerungsstatistiken (z. B. Prävalenzstatistiken) für die beiden Störungen [1].

In Bezug auf *potenzielle Mechanismen* fanden Borsboom et al. [1] heraus, dass viele der stark überlappenden psychiatrischen Symptome in ihrer DSM-4-Analyse mit grundlegenden homöostatischen Gehirnfunktionen, einschließlich Essen, Schlafen, Sex und Stimmungsregulation, verbunden waren. Insbesondere waren die vier am stärksten vernetzten psychiatrischen Symptome in der Analyse Schlaflosigkeit, psychomotorische Unruhe, psychomotorische Verlangsamung und Depression, die zusammen mit 60–71 anderen DSM-4-Symptomen und 29–35 % der Symptome in der großen Komponente für GAD und MD verbunden waren. Somit waren gestörter Schlaf/Schlaflosigkeit, Veränderungen im Aktivitätsniveau und Depression die am stärksten vernetzten Symptomgruppen, die stark miteinander, mit anderen Symptomgruppen (z. B. Angst) und mit Verhaltensänderungen (z. B. Essen, Sex) korrelierten. Diese computergestützten Ergebnisse stimmen im Allgemeinen mit der Beobachtung überein, dass homöostatische Prozesse an der Vermittlung zumindest einiger der komorbiden Beziehungen beteiligt sind, zum Beispiel zwischen gestörtem Schlaf und Müdigkeit, die beide Symptome einer Depression sind [14].

Auf der Grundlage der Ergebnisse stellten Borsboom et al. [1, 15] die Hypothese auf, dass die am stärksten vernetzten Symptome „kausal gekoppelte Variablen" sein könnten, die eine entscheidende Rolle bei der Aufrechterhaltung der Struktur des psychiatrischen Symptomnetzwerks spielen. Das heißt, die Aktivierung eines einzelnen Knotens (z. B. Angst) im Netzwerk kann indirekt zur Aktivierung anderer Knoten (z. B. Depression) beitragen, um andere Symptomgruppe(n) zu verursachen. Zum Beispiel könnte Angst über die Netzwerkstruktur dazu beitragen, Schlaflosigkeit zu verursachen, die wiederum zu depressiver Stimmung beisteuern könnte, durch ängstliches und/oder depressives Grübeln, das den Schlafbeginn verzögert und den Schlaf verkürzt, und dies könnte im Laufe der Zeit zu Müdigkeit und depressiver Stimmung beitragen [9]. Somit könnten die *gemeinsamen* Symptome von Angst und Depression (z. B. gestörter Schlaf, Müdigkeit) als Brückensymptome fungieren, die die Symptomaktivierung von einem Netzwerk zum anderen übertragen, so wie ein Virus sich von einer Gemeinschaft zur anderen ausbreiten kann, über Personen, die mit beiden in Kontakt sind' (S. 9) [13].

Zusammengefasst legen die Ergebnisse nahe, dass das computergestützte Modell eine erhebliche Nützlichkeit bei der Erklärung der Tendenz von Menschen hat, gleichzeitig oder nacheinander eine Komorbidität von Angst und Depression zu entwickeln, möglicherweise über eine Reihe verschiedener Mechanismen. Mehrere andere Aspekte des Modells sind ebenfalls ansprechend: 1) Es könnten mehrere oder mehr potenzielle kausale Pfade zu einer bestimmten Störung beitragen, 2) die Symptomnetzwerke könnten bei verschiedenen Individuen unterschiedlich sein und sie könnten sich im Laufe der Zeit ändern, 3) dies könnte zu unterschiedlichen Komorbiditätspfaden bei verschiedenen Individuen oder bei der gleichen Person zu unterschiedlichen Zeiten führen und/oder 4) mehrere verschiedene Kausalereignisse könnten zu komorbiden Krankheiten bei einigen Individuen beitragen [1, 13, 15]. Das heißt, es könnte verschiedene mögliche Pfade zur Komorbidität geben, und die bei bestimmten Individuen auftretenden Pfade könnten von den Eigenschaften der Person (z. B. Lebenserfahrungen, Bewältigungsstrategien) und ihrer spezifischen Lebenssituation abhängen.

Wie oben detailliert ausgeführt, wurden sogenannte kausal gekoppelte Variablen oder kausale Ketten bereits postuliert, um das häufige gleichzeitige Auftreten von Angst und Depression [16] und Müdigkeit und depressiver Stimmung [17] über gestörten Schlaf und Grübeln [8] zu erklären. Für eine ausführlichere Diskussion siehe Kap. 6. Borsboom et al. [1] stellten auch die Hypothese auf, dass die Komorbidität zwischen depressiven und Angststörungen wahrscheinlich aus kausalen Ketten von direkt verwandten Symptomen (z. B. gestörter Schlaf) entstehen wird. Konsistent mit dieser Behauptung haben Kim und Ahn [18] gezeigt, dass klinische Psychologen dazu neigen, die Symptommuster ihrer Klienten im Rahmen der spezifischen kausalen Netzwerke in ihrer klinischen Praxis zu interpretieren.

Die meisten „kausalen Ketten", die in der Literatur beschrieben wurden, sind jedoch in ihrem Fokus singulär. Zum Beispiel untersuchen sie typischerweise einen einzigen spezifischen Mechanismus (z. B. gestörter Schlaf führt über Grübeln zu Depression), schließen aber andere klinisch relevante Faktoren oder Komorbiditäten (z. B. emotionales Essen, Übergewicht/Adipositas) aus, die ebenfalls bekanntermaßen mit gestörtem Schlaf [19] und affektiver Belastung (z. B. Depression) verbunden sind [20, 21]. Daher besteht erneut dringender Bedarf, einen ganzheitlicheren theoretischen Ansatz zum Problem der Krankheitskomorbidität zu verwenden, der mehrere stark gleichzeitig auftretende Symptome, Störungen und Verhaltensweisen zusammenfasst, sodass eine Reihe von gleichzeitig auftretenden Phänomenen und potenziellen intervenierenden Faktoren gemeinsam berücksichtigt werden können.

Um die genannten Probleme zu lösen, haben die Autoren dieses Buches kürzlich eine neue *klinische Theorie der gleichzeitigen Symptomentwicklung* entwickelt [22], die versucht, die Mechanismen zu erklären, durch die Komorbidität wahrscheinlich bei Menschen mit gleichzeitigem Übergewicht/Adipositas, gestörtem Schlaf, Essstörungen, affektiver Belastung (z. B. Angst, Depression) und anderen Störungen (z. B. Diabetes mellitus Typ II) entsteht. Ein spezifischer biologischer Mechanismus – *Dysregulation der nächtlichen Körpertemperatur (BT) und des zir-*

kadianen Rhythmus der BT – wird vorgeschlagen, um Komorbiditäten zwischen den genannten Störungen zu erklären, und im gesamten Buch untersuchen wir das Modell auf seine Nützlichkeit bei der Erklärung des gleichzeitigen Auftretens von stark vernetzten Zuständen. Eine detaillierte Analyse der relevanten Literatur in Bezug auf die Beziehungen zwischen den Störungen, Symptomen und Verhaltensweisen und Störungen in BT wird, soweit angebracht, in den folgenden Kapiteln bereitgestellt.

Kurz gefasst, besagt die klinische Theorie, dass bestimmte Symptome (z. B. Angst) oder schlafstörendes Verhalten (z. B. stressbedingtes Essen) *nachts* zu einer erhöhten nächtlichen Körpertemperatur führen können, die ausreicht, um den Schlaf zu unterbrechen. Dies geschieht durch eine Phasenverschiebung im zirkadianen Rhythmus der Körpertemperatur. Darüber hinaus neigen Menschen, deren Schlaf gestört ist, dazu, ähnliches (oder anderes) schlafstörendes Verhalten (z. B. nächtliches Essen, Nutzung elektronischer Geräte) auszuüben, während sie auf den Schlaf warten. Dies kann im Laufe der Zeit ihren Schlaf verschlechtern und zu neuen Störungen (z. B. Übergewicht/Adipositas) beitragen [23]. Auf diese Weise kann das nächtliche Essen einer Person zu einer neuen Störung (z. B. Schlaflosigkeit, Adipositas) und/oder zur Verschlechterung oder Aufrechterhaltung bestehenden Verhaltens (z. B. nächtliches Essen) beitragen, indem der Schlafbeginn in der Nacht verzögert wird. Wie in Kap. 3 detailliert beschrieben, scheint die Beziehung indirekt, komplex und bidirektional zu sein.

Das heißt, wir schlagen vor, dass ein B*iopsychoverhaltensmechanismus* – eine *erhöhte nächtliche Körpertemperatur, die den Schlafbeginn stört* – die Präsenz und Entwicklung von stark gleichzeitig auftretenden Störungen wie Schlaflosigkeit/gestörtem Schlaf und Übergewicht/Adipositas durch das Ausüben von schlafstörendem Verhalten (z. B. spätes Nachtessen) in der Nacht schlüssig erklären kann. Das heißt, schlafstörendes Verhalten könnte ein Verhaltensmechanismus sein, durch den Krankheitskomorbidität auftritt, weil es dazu neigt, die Körpertemperatur einer Person zu erhöhen [22], und diese Prämisse wird in Abschn. 2.2 genauer untersucht. Einfach ausgedrückt, schlagen wir vor, dass gestörter Schlaf eine zentrale und bidirektionale Rolle bei der Verursachung, Verschlechterung und/oder Aufrechterhaltung anderer Störungen, Symptome und Verhaltensweisen spielen kann, sowie die Folge anderer Störungen, Symptome und Verhaltensweisen sein kann. Eine bildliche Darstellung unseres Modells wird in Abb. 2.1 präsentiert.

Detaillierte empirische Belege werden im Laufe des Buches zur Unterstützung dieser Behauptung geliefert, entsprechend den spezifischen Störungen, Symptomen und Verhaltensweisen, die in jedem Kapitel besprochen werden. Es ist jedoch lohnenswert, kurz zu wiederholen, dass die Studienergebnisse von Borsboom et al. [1] Netzwerksimulationen zeigten, dass die am stärksten vernetzten aller psychiatrischen Symptome Schlaflosigkeit, psychomotorische Unruhe, psychomotorische Verlangsamung und Depression waren. Es wird anerkannt, dass alle vier dieser Symptomgruppen stark mit erhöhter Körpertemperatur korrelieren, insbesondere mit *hoher nächtlicher Körpertemperatur,* wie auch die meisten der gleichzeitig auftretenden Symptome, Störungen und Verhaltensweisen, die in diesem Buch besprochen werden, einschließlich Übergewicht/Adipositas, nächtlichen Essens und anderen schlafstörenden Verhaltens.

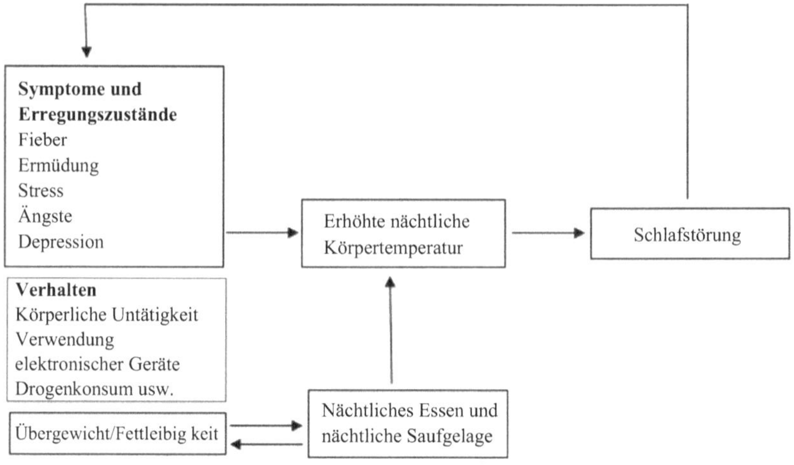

Abb. 2.1 Symptome, Zustände und Verhaltensweisen, die die *nächtliche* Körpertemperatur erhöhen können, und wenn sie nachts ausgeübt werden, potenziell den Schlafbeginn stören können

2.2 Schlaf, Körpertemperatur und Funktion des zirkadianen Rhythmus

Wir nehmen an, dass ein komplexer Biopsychoverhaltensmechanismus, der zu einer erhöhten nächtlichen Körpertemperatur führt, die den Schlafbeginn stört, den hohen Grad an Komorbidität erklären kann, der zwischen den genannten Störungen, Symptomen und Verhaltensweisen besteht, wie in Abb. 2.1 detailliert dargestellt. Um diese Prämisse vollständig zu erklären, wird im Folgenden eine detaillierte Erläuterung der genauen Beziehungen, die zwischen Schlafbeginn, Schlafende und Körpertemperatur in klinischen und nicht klinischen menschlichen Proben bestehen, gegeben.

Zunächst wird angenommen, dass Veränderungen der Kerntemperatur den Beginn und das Ende des Schlafs signalisieren [24, 25], wie in Abb. 2.2 gezeigt [25]. Insbesondere muss eine Person, bevor sie ein-

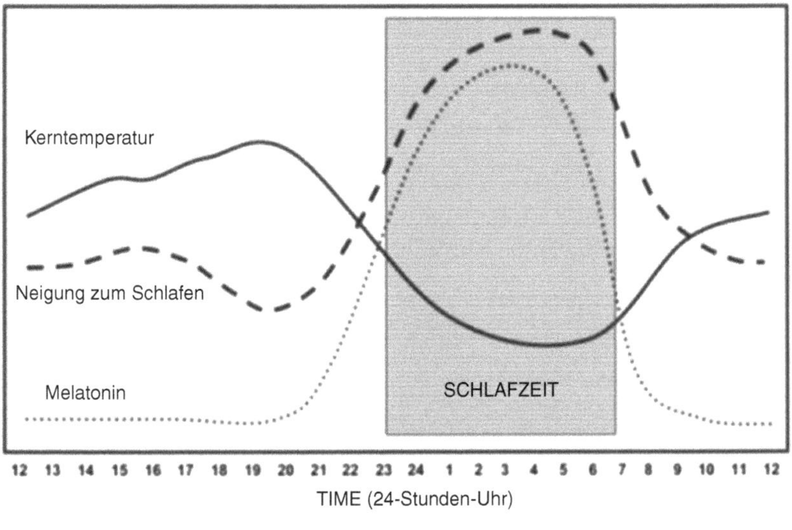

Abb. 2.2 Originalunterschrift lautet: „Diagrammatische Darstellung der normal eingestellten endogenen Rhythmen der Kerntemperatur (feste Kurve), des Plasmamelatonins (gepunktete Kurve) und der objektiven Schlafneigung (gestrichelte Kurve) im Kontext der 24-Stunden-Uhrzeit und der normalen Schlafperiode (schattierter Bereich)." Die Abbildung stammt von Lack et al. [25]

schlafen kann, sich in der Regel *abkühlen.* Speziell wird der Schlafbeginn vermutlich durch einen steilen Abfall der Kerntemperatur ausgelöst, der am frühen Abend auftritt. Bei Menschen, die einen konventionellen Lebensstil führen, stabilisiert sich die Kerntemperatur in der Regel zwischen 14:00 und 20:00 Uhr, um dann steil abzufallen (im Durchschnitt 41 Minuten, bevor ältere Menschen angeben, ins Bett gehen zu wollen) [26]. Sie erreicht ein Minimum um etwa 4:00 bis 5:00 Uhr nach der Mitte des Schlafs, dann beginnt sie vor dem Ende des Schlafs zu steigen, um ihren Höhepunkt am späten Nachmittag zu erreichen [25–29]. Als Ergebnis findet der meiste Schlaf in einem eher engen zeitlichen Fenster von 6 Stunden vor dem Temperaturtiefpunkt und 2 Stunden danach (≈22:00–7:00 Uhr) statt [25].

Somit beginnt der Schlaf in der Regel, wenn die Abkühlrate und der Wärmeverlust des Körpers maximal sind, d. h. wenn die Körpertemperatur am stärksten fällt, ein Prozess, der in einer natürlichen Umgebung etwa 60 Minuten dauert. Auf der Grundlage dieser Forschung wird behauptet, dass die Körpertemperatur und der zirkadiane Rhythmus der Kerntemperatur eine Schlüsselrolle bei der Regulierung des Schlaf-Wach-Zyklus spielen, sodass *ein starker Rückgang der nächtlichen Körpertemperatur* vermutlich ein bevorstehendes Schlafereignis signalisiert und ein Anstieg der Körpertemperatur das Ende des Schlafs einer Person ankündigt [28, 29].

Dennoch ist die Einleitung des Schlafes auch mit einer Zunahme der Melatoninsekretion und einer Zunahme der Schlafneigung (z. B. Schläfrigkeit) verbunden [24, 25]. Abb. 2.2 veranschaulicht die typischen täglichen Veränderungen in der Melatoninsekretion, BT und Schlafneigung über 24 Stunden, die optimale Zeit für eine Person zum Schlafen (d. h. 23 Uhr–7 Uhr) und die Wachperioden, in denen es typischerweise schwierig ist einzuschlafen (d. h. Wachhaltezone) [25]. Das Modell zeigt, dass gute Schläfer dazu neigen, einige Stunden nach dem Ende der Wachhaltezone ins Bett zu gehen, was wahrscheinlich eine kürzere Einschlafzeit begünstigt [30]. Im Gegensatz dazu neigt der Schlaf dazu, gestört zu sein, wenn der erwartete nächtliche Rückgang der BT nicht mit der Zeit koordiniert ist, zu der die Person versucht einzuschlafen. Zum Beispiel ist bekannt, dass hohe Umgebungstemperaturen (z. B. heiße Sommernacht) den Schlafbeginn stören, indem sie die BT einer Person erhöhen [31]. Daher wurden Veränderungen im zirkadianen Rhythmus der Kern-BT mit einer *Dysregulation* des Schlaf-Wach-Zyklus in Verbindung gebracht, insbesondere mit Schwierigkeiten beim Einschlafen [32]. Schlüsselveränderungen im zirkadianen Rhythmus, einschließlich der Kern-BT, sind bekanntlich reguliert durch die menschliche zirkadiane Uhr oder „Schrittmacher", der sich im suprachiasmatischen Kern des vorderen Hypothalamus (SCN) befindet. Es wird angenommen, dass das Umgebungslicht als primärer Zeitgeber für die menschliche zirkadiane Uhr fungiert, sodass die Netzhaut Impulse an den SCN sendet, wenn Licht auf sie fällt [33, 34].

Klinisch gesehen wird berichtet, dass Menschen mit Schlafproblemen eine höhere Kern-BT über den Schlafzeitraum hinweg aufweisen im Vergleich zu guten Schläfern [35]. Ebenso wird berichtet, dass Patienten mit Einschlafinsomnie einen verzögerten zirkadianen Rhythmus der Kern-BT erleben, der etwa 2,5 Stunden später auftritt als bei guten Schläfern, wie durch Polysomnographie und rektale Temperaturen über 26 Stunden beurteilt [30]. Als Ergebnis, wenn eine Person mit Insomnie versucht, früh am Abend einzuschlafen, kann sie dies möglicherweise nicht tun, wenn sie sich noch in der Wachhaltezone des Schlaf-Wach-Zyklus befindet. Wenn sie jedoch 2–3 Stunden später ins Bett ginge, könnte sie weniger Schlafprobleme haben, aber dies könnte unpraktisch sein, wenn sie früh aufstehen muss, um zu arbeiten oder zu studieren. So zeigen, wie in Abb. 2.3 dargestellt [30], Menschen mit Insomnie (oder gestörtem Schlaf) tendenziell einen kleineren und späteren Rückgang ihrer BT, was darauf hindeutet, dass eine *Phasenverschiebung* (d. h. nach rechts) im zirkadianen Rhythmus der Kern-BT wahrscheinlich aufgetreten ist [30]. Als Ergebnis neigen sie dazu, eine relativ erhöhte nächtliche (d. h. nächtliche) BT zu erleben oder es fehlt der normale BT-Abfall, der nachts auftritt, und dies kann den Schlafbeginn stören [24–26, 28].

Wie in Kap. 7 detailliert beschrieben, wurde gezeigt, dass zahlreiche Faktoren die Schlafqualität potenziell beeinflussen können, einschließlich Umweltfaktoren wie hohe oder niedrige Umgebungstemperaturen [36, 37] und nächtliche Exposition gegenüber hellem Licht, das die Wachsamkeit erhöhen und den Schlaf stören kann [38]. Umgebungs*heizquellen* (z. B. elektrische Decken) können auch den Schlaf durch

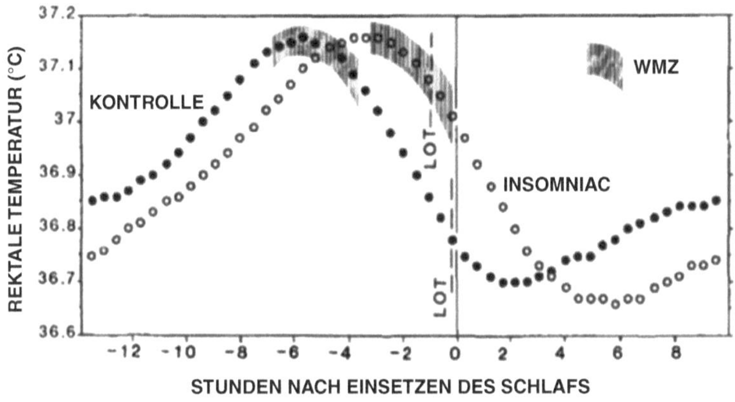

Abb. 2.3 Originalunterschrift lautet: „Angepasste Fourier-Kurven zu den durchschnittlichen 24-Stunden-Temperaturdaten der Kontrollgruppe und der Insomniegruppe im konstanten Routineverhältnis zu den üblichen Schlafbeginnzeiten der Probanden (vertikale durchgezogene Linie). Die üblichen durchschnittlichen Lichtausschaltzeiten (LOT) für jede Gruppe sind als vertikale gestrichelte Linien angegeben. Die geschätzte durchschnittliche Wachhaltezone (WMZ) für jede Gruppe ist als schattierter Bereich angegeben." Die Abbildung stammt von Morris et al. [30]

eine Erhöhung der nächtlichen BT stören [39]. Zum Beispiel hat eine hohe Deckentemperatur in einer Studie zu weniger Gesamtschlafzeit (d. h. mehr Wachheit), mehr Schlafstadium 1, mehr Schlafstadienwechsel und weniger Schlafeffizienz geführt [39]. Andere Studien haben eine reduzierte Menge an Schlafstadium 1 und REM-Schlaf berichtet [40] und häufigere und längere Aufwachphasen, mehr Wechsel zwischen den Schlafstadien, weniger REM und Stadien-3- und 4-Non-REM-Schlaf (NREM), und die verzögerte Einleitung von Stadien 3 und 4 Schlaf, sogar bei gesunden Individuen [41]. Normalerweise sinkt die BT einer Person nachts auf etwa 34,5–36 °C, während elektrische Decken dazu neigen, die BT auf einem relativ konstanten 37 °C zu halten, und ein erhöhter Herzschlag ist mit der erhöhten BT verbunden. Daher kann eine elektrische Decke den Schlaf bei niedrigen Umgebungstemperaturen fördern und kann bescheidene Auswirkungen auf die Schlafarchitektur haben, aber sie kann zu erheblicher Überhitzung führen, wodurch Wachheit gefördert und möglicherweise die Schlafeffizienz reduziert wird [39, 40].

Ebenso wurde berichtet, dass höhere Umgebungstemperaturen (z. B. heiße Sommernacht) die BT erhöhen [42] und den Schlaf stören. Zum Beispiel ist eine Erhöhung der Umgebungstemperatur von 13 auf 25 °C mit einer kürzeren REM-Zykluslänge verbunden, aber nicht mit einer Veränderung der REM-Dauer, REM-Periode und REM-Schlaflatenz [43], was darauf hindeutet, dass eine wärmere nächtliche Umgebungstemperatur den Schlaf stören kann. Die größten Störungen im Slow-Wave- und REM-Schlaf werden jedoch mit *kalter* Umgebungstemperatur in Verbindung gebracht [36]. Zum Beispiel fanden Haskell et al. [37], dass kältere Temperaturen den Schlaf bei Männern negativ beeinflussten, wie durch Polysomnographie beurteilt. Die Männer trugen jedoch nur Shorts zum Schlafen und benutzten keine Decke, während die meisten Menschen mit mindestens irgendeiner Art von Bettzeug schlafen. Es ist also offensichtlich, dass Extreme in Kälte und Hitze den Schlaf stören können, während moderate Umgebungstemperaturen den Schlaf fördern können, obwohl Schläfer typischerweise ihre nächtliche BT durch die Verwendung von mehr oder weniger Decken oder anderem Bettzeug regulieren, wie es angemessen ist.

Mehrere physiologische Prozesse, die an den zirkadianen Rhythmus gekoppelt sind, fördern auch den Schlaf bei Menschen, einschließlich einer Veränderung der Melatoninsekretion [33]. Melatonin ist ein körpereigenes schlafförderndes Hormon, das von der Zirbeldrüse ausgeschüttet wird; zusammen mit BT wird angenommen, dass es beim Einleiten und Aufrechterhalten des Schlafes während der Nacht hilft, wie durch seine Bedeutung bei der Behandlung von Schlafstörungen vorgeschlagen [44]. Wie Abb. 2.2 zeigt, beginnt die Melatoninsekretion am Abend zu steigen, wenn eine Person sich vielleicht ein wenig schläfrig fühlt, und erreicht ein Maximum während der Nacht, bevor sie vor dem Aufwachen der Person abnimmt. Ihre Ausschüttung wird jedoch durch Lichtexposition gehemmt [45], zu welchem Zeitpunkt eine Nachricht an das SCN gesendet wird, um seine Ausschüttung einzuschränken [45, 46], was wiederum die Schläfrigkeit reduziert. Klinisch wurden Melatoninpräparate zur Behandlung von Schlafproblemen eingesetzt, und eine Metaanalyse [47] zeigte, dass es zumindest einige klinische Hinweise darauf gibt, dass die Präparate die Einschlafzeit verkürzen und die Schlafeffizienz verbessern können, was darauf hindeutet, dass sie möglicherweise eine klinische Anwendung bei der Behandlung von Schlafproblemen haben.

Darüber hinaus wird angenommen, dass der Schlafbeginn durch externe Hinweise, sogenannte *Zeitgeber* (d. h. soziale „Zeitgeber"), ausgelöst wird, die Tieren und Menschen helfen, einen 24-Stunden-Verhaltensplan einzuhalten, der mit den physiologischen Prozessen des Körpers übereinstimmt. Zeitgeber umfassen gewohnheitsmäßiges Verhalten wie Zähneputzen, das Stellen des Weckers und das Anziehen von Pyjamas. Daher wird angenommen, dass die Anwesenheit von *salienten konditionierten Hinweisen* (d. h. *soziale Zeitgeber-Theorie*) [48], wie Sonne/Morgendämmerung, schwaches Licht in der Nacht, fallende Umgebungstemperatur in der Nacht und soziale Zeitgeber, kollektiv einen guten Nachtschlaf fördern und potenziell den zirkadianen Rhythmus von Schlaf und Kern-BT normalisieren [46, 48, 49]. Als Ergebnis zeigen Menschen, die einen konventionellen Lebensstil führen und einen regelmäßigen Zeitplan einhalten, tendenziell eine bessere Funktion des zirkadianen Rhythmus als diejenigen, die dies nicht tun [50, 51]. Es ist also klar, dass der Schlaf, insbesondere der Schlafbeginn, eine komplizierte Reihe von zirkadianen neuro-regulatorischen Dynamiken beinhaltet, die Veränderungen in BT, Melatoninsekretion und ein komplexes Spektrum von assoziierten Verhaltensweisen umfassen [52].

Zusammenfassend wird angenommen, dass ein plötzlicher *Abfall* der BT, eine erhöhte Melatoninsekretion und das Vorhandensein von Zeitgebern kollektiv das subjektive Gefühl auslösen, dass es Zeit zum Schlafen ist. Ein promptes Reagieren auf diese internen und externen Signale wird Menschen wahrscheinlich dabei helfen, schneller einzuschlafen und einen erholsameren Schlaf zu erleben. Das heißt, wenn eine Person einen konventionellen Lebensstil führt, einen regelmäßigen Zeitplan einhält und gute Schlafhygienepraktiken respektvoll beobachtet, einschließlich gewohnheitsmäßigen Schlafvorbereitungsverhaltens, wird sie wahrscheinlich einen guten Schlaf und eine optimale Funktion des zirkadianen Rhythmus erleben. Wenn sie jedoch keinen regelmäßigen Zeitplan einhalten und/oder sie sich nachts in *schlafstörendem Verhalten* engagieren, kann es sein, dass sie es schwierig finden, nachts einzuschlafen, und diese letztere Annahme wird in den Kap. 3 und 7 genauer untersucht.

Insbesondere wird in Kap. 3 das Verhalten, das mit Übergewicht/Fettleibigkeit in Verbindung steht, einschließlich eines sitzenden Lebensstils, körperlicher Inaktivität, nächtlichen Essens und Essattacken, in Bezug auf gestörten Schlaf bei übergewichtigen/fettleibigen Personen untersucht. Das heißt, übergewichtige/fettleibige Menschen neigen dazu, nachts eine Reihe von ungesunden Verhaltensweisen zu praktizieren, die potenziell den Schlaf stören können, und wenn ihr Schlaf einmal gestört ist, kann ihr Schlafproblem ihre körperliche und/oder geistige Gesundheit negativ beeinflussen, einschließlich einer Gewichtszunahme. Wie in den Kap. 3 und 7 detailliert beschrieben, können alle oben genannten Verhaltensweisen potenziell die BT einer Person erhöhen; wenn sie also nachts praktiziert werden, neigen sie dazu, die nächtliche BT zu erhöhen und damit möglicherweise die Fähigkeit zum Einschlafen zu beeinträchtigen.

Schließlich wird in Kap. 9 das in diesem Kapitel vorgestellte klinische Modell diskutiert, das vorschlägt, dass ein komplexer *biopsychoverhaltensmäßiger Mechanismus* wahrscheinlich die Entwicklung von Krankheitskomorbiditäten untermauert. Einfach ausgedrückt, schlägt das Modell vor, dass eine Reihe von Zuständen, Symptomen und schlafstörendem Verhalten miteinander interagieren können, um eine Dysfunktion des zirkadianen Rhythmus zu verursachen, wie sie durch eine relative Erhöhung der BT in der Nacht indiziert ist, was das Risiko für die Entwicklung von Komorbiditätsstörungen erhöhen kann. Wie in Kap. 9 detailliert beschrieben, haben wir uns hauptsächlich auf Störungen in BT (anstatt auf Melatoninsekretion oder andere biologische Mechanismen) konzentriert, da sie einen leicht messbaren Index der Funktion des zirkadianen Rhythmus und eine einfache Erklärung der im Buch detaillierten Komorbiditäten bietet.

Literatur

1. Borsboom D, Cramer AOJ, Schmittmann VD, Epskamp S, Waldorp LJ. The small world of psychopathology. *PLOS ONE.* 2011;6(11):e27407. https://doi.org/10.1371/journal.pone.0027407.
2. Schoevers RA, Deeg D, Van Tilburg W, Beekman A. Depression and generalized anxiety disorder: Co-occurrence and longitudinal patterns in elderly

patients. *The American Journal of Geriatric Psychiatry.* 2005;13(1):31–39. https://doi.org/10.1097/00019442-200501000-00006.
3. Degenhardt L, Hall W, Lynskey M. What is comorbidity and why does it occur? In: Teesson M, Proudfoot H, eds. *Comorbid mental disorders and substance use disorders: Epidemiology, prevention and treatment.* Sydney, Australia: National Drug and Alcohol Research Centre; 2003:10–25.
4. Jansson-Fröjmark M, Lindblom K. A bidirectional relationship between anxiety and depression, and insomnia? A prospective study in the general population. *Journal of Psychosomatic Research.* 2008;64(4):443–449. https://doi.org/10.1016/j.jpsychores.2007.10.016.
5. American Psychiatric Association. *Diagnostic and statistical manual of mental disorders (DSM-5).* 5th ed. Washington, DC: American Psychiatric Association; 2013.
6. Brady EU, Kendall PC. Comorbidity of anxiety and depression in children and adolescents. *Psychological Bulletin.* 1992;111(2):244–255. https://doi.org/10.1037/0033-2909.111.2.244.
7. Sartorius N, Üstün TB, Lecrubier Y, Wittchen H-U. Depression comorbid with anxiety: Results from the WHO study on psychological disorders in primary health care. *The British Journal of Psychiatry.* 1996;168(S30):38–43. https://doi.org/10.1192/s0007125000298395.
8. Thorsteinsson EB, Brown RF, Owens MT. Modelling the effects of stress, anxiety, and depression on rumination, sleep, and fatigue in a nonclinical sample. *The Journal of Nervous and Mental Disease.* 2019;207(5):355–359. https://doi.org/10.1097/nmd.0000000000000973.
9. Thomsen DK, Mehlsen MY, Christensen S, Zachariae R. Rumination—Relationship with negative mood and sleep quality. *Personality and Individual Differences.* 2003;34(7):1293–1301. https://doi.org/10.1016/s0191-8869(02)00120-4.
10. Drake CL, Pillai V, Roth T. Stress and sleep reactivity: A prospective investigation of the stress-diathesis model of insomnia. *Sleep.* 2014;37(8):1295–1304. https://doi.org/10.5665/sleep.3916.
11. Allison KC, Lundgren JD, O'Reardon JP, et al. Proposed diagnostic criteria for night eating syndrome. *International Journal of Eating Disorders.* 2010;43(3):241–247. https://doi.org/10.1002/eat.20693.
12. Colles SL, Dixon JB, O'brien PE. Night eating syndrome and nocturnal snacking: Association with obesity, binge eating and psychological distress. *International Journal of Obesity.* 2007;31(11):1722. https://doi.org/10.1038/sj.ijo.0803664.

13. Schmittmann VD, Cramer AOJ, Waldorp LJ, Epskamp S, Kievit RA, Borsboom D. Deconstructing the construct: A network perspective on psychological phenomena. *New Ideas in Psychology.* 2013;31(1):43–53. https://doi.org/10.1016/j.newideapsych.2011.02.007.
14. Finelli LA, Baumann H, Borbély AA, Achermann P. Dual electroencephalogram markers of human sleep homeostasis: Correlation between theta activity in waking and slow-wave activity in sleep. *Neuroscience.* 2000;101(3):523–529. https://doi.org/10.1016/s0306-4522(00)00409-7.
15. Cramer AOJ, Waldorp LJ, van der Maas HLJ, Borsboom D. Comorbidity: A network perspective. *Behavioral and Brain Sciences.* 2010;33(2–3):137–150. https://doi.org/10.1017/s0140525x09991567.
16. Maser JD, Cloninger CR. *Comorbidity of mood and anxiety disorders.* Washington, DC: American Psychiatric Press; 1990.
17. Thorsteinsson EB, Brown RF. Mediators and moderators of the stressor—Fatigue relationship in non-clinical samples. *Journal of Psychosomatic Research.* 2009;66:21–29. https://doi.org/10.1016/j.jpsychores.2008.06.010.
18. Kim NS, Ahn WK. Clinical psychologists' theory-based representations of mental disorders predict their diagnostic reasoning and memory. *Journal of Experimental Psychology: General.* 2002;131(4):451. https://doi.org/10.1037/0096-3445.131.4.451.
19. Yeh SSS, Brown RF. Disordered eating partly mediates the relationship between poor sleep quality and high body mass index. *Eating Behaviors.* 2014;15(2):291–297. https://doi.org/10.1016/j.eatbeh.2014.03.014.
20. Rooke SE, Thorsteinsson EB. Examining the temporal relationship between depression and obesity: Meta-analyses of prospective research. *Health Psychology Review.* 2008;2(1):94–109. https://doi.org/10.1080/17437190802295689.
21. van Strien T, Konttinen H, Homberg JR, Engels RCME, Winkens LHH. Emotional eating as a mediator between depression and weight gain. *Appetite.* 2016;100:216–224. https://doi.org/10.1016/j.appet.2016.02.034.
22. Brown RF, Thorsteinsson EB, Smithson M, Birmingham CL, Aljarallah H, Nolan C. Can body temperature dysregulation explain the co-occurrence between overweight/obesity, sleep impairment, late-night eating, and a sedentary lifestyle? *Eating and Weight Disorders – Studies on Anorexia, Bulimia and Obesity.* 2017;22(4):599–608. https://doi.org/10.1007/s40519-017-0439-0.
23. Banks S, Dinges DF. Behavioral and physiological consequences of sleep restriction. *Journal of Clinical Sleep Medicine.* 2007;3(5):519–528.

24. Lack LC, Lovato N, Micic G. Circadian rhythms and insomnia. *Sleep and Biological Rhythms.* 2017;15(1):3–10. https://doi.org/10.1007/s41105-016-0072-8.
25. Lack LC, Gradisar M, Van Someren EJW, Wright HR, Lushington K. The relationship between insomnia and body temperatures. *Sleep Medicine Reviews.* 2008;12(4):307–317. https://doi.org/10.1016/j.smrv.2008.02.003.
26. Campbell SS, Broughton RJ. Rapid decline in body temperature before sleep: Fluffing the physiological pillow? *Chronobiology International.* 1994;11(2):126–131. https://doi.org/10.3109/07420529409055899.
27. Gillberg M, Åkerstedt T. Body temperature and sleep at different times of day. *Sleep: Journal of Sleep Research & Sleep Medicine.* 1982;5(4):378–388. https://doi.org/10.1093/sleep/5.4.378.
28. Murphy PJ, Campbell SS. Nighttime drop in body temperature: A physiological trigger for sleep onset? *Sleep.* 1997;20(7):505–511. https://doi.org/10.1093/sleep/20.7.505.
29. Weinert D, Waterhouse J. The circadian rhythm of core temperature: Effects of physical activity and aging. *Physiology & Behavior.* 2007;90(2):246–256. https://doi.org/10.1016/j.physbeh.2006.09.003.
30. Morris M, Lack L, Dawson D. Sleep-onset insomniacs have delayed temperature rhythms. *Sleep.* 1990;13(1):1–14. https://doi.org/10.1093/sleep/13.1.1.
31. Buguet A. Sleep under extreme environments: Effects of heat and cold exposure, altitude, hyperbaric pressure and microgravity in space. *Journal of the Neurological Sciences.* 2007;262(1):145–152. https://doi.org/10.1016/j.jns.2007.06.040.
32. Dijk D-J, Czeisler CA. Contribution of the circadian pacemaker and the sleep homeostat to sleep propensity, sleep structure, electroencephalographic slow waves, and sleep spindle activity in humans. *The Journal of Neuroscience.* 1995;15(5):3526–3538. https://doi.org/10.1523/jneurosci.15-05-03526.1995.
33. Mistlberger RE. Circadian regulation of sleep in mammals: Role of the suprachiasmatic nucleus. *Brain Research Reviews.* 2005;49(3):429–454. https://doi.org/10.1016/j.brainresrev.2005.01.005.
34. Kräuchi K. How is the circadian rhythm of core body temperature regulated? *Clinical Autonomic Research.* 2002;12(3):147–149. https://doi.org/10.1007/s10286-002-0043-9.
35. Lushington K, Dawson D, Lack L. Core body temperature is elevated during constant wakefulness in elderly poor sleepers. *Sleep.* 2000;23(4):504–510. https://doi.org/10.1093/sleep/23.4.1d.

36. Candas V, Libert JP, Muzet A. Heating and cooling stimulations during SWS and REM sleep in man. *Journal of Thermal Biology*. 1982;7(3):155–158. https://doi.org/10.1016/0306-4565(82)90005-5.
37. Haskell EH, Palca JW, Walker JM, Berger RJ, Heller HC. The effects of high and low ambient temperatures on human sleep stages. *Electroencephalography and Clinical Neurophysiology*. 1981;51(5):494–501. https://doi.org/10.1016/0013-4694(81)90226-1.
38. Daurat A, Aguirre A, Foret J, Gonnet P, Keromes A, Benoit O. Bright light affects alertness and performance rhythms during a 24-h constant routine. *Physiology & Behavior*. 1993;53(5):929–936. https://doi.org/10.1016/0031-9384(93)90271-g.
39. Fletcher A, van den Heuvel C, Dawson D. Sleeping with an electric blanket: Effects on core temperature, sleep, and melatonin in young adults. *Sleep*. 1999;22(3):313–318. https://doi.org/10.1093/sleep/22.3.313.
40. Okamoto-Mizuno K, Tsuzuki K, Ohshiro Y, Mizuno K. Effects of an electric blanket on sleep stages and body temperature in young men. *Ergonomics*. 2005;48(7):749–757. https://doi.org/10.1080/00140130500120874.
41. Karacan I, Thornby JI, Anch AM, Williams RL, Perkins HM. Effects of high ambient temperature on sleep in young men. *Aviation, Space, and Environmental Medicine*. 1978;49(7):855–860.
42. Obermeyer Z, Samra JK, Mullainathan S. Individual differences in normal body temperature: Longitudinal big data analysis of patient records. *British Medical Journal*. 2017;359:j5468. https://doi.org/10.1136/bmj.j5468.
43. Muzet A, Ehrhart J, Candas V, Libert JP, Vogt JJ. REM sleep and ambient temperature in man. *International Journal of Neuroscience*. 1983;18(1–2):117–125. https://doi.org/10.3109/00207458308985885.
44. Auld F, Maschauer EL, Morrison I, Skene DJ, Riha RL. Evidence for the efficacy of melatonin in the treatment of primary adult sleep disorders. *Sleep Medicine Reviews*. 2017;34:10–22. https://doi.org/10.1016/j.smrv.2016.06.005.
45. Brown GM. Light, melatonin and the sleep-wake cycle. *Journal of Psychiatry and Neuroscience*. 1994;19(5):345–353.
46. Malkani R, Zee PC. Basic circadian rhythms and circadian sleep disorders. In: Chokroverty S, Thomas RJ, eds. *Atlas of sleep medicine*. 2nd ed. Philadelphia, PA Saunders; 2014:119–126.
47. Brzezinski A, Vangel MG, Wurtman RJ, et al. Effects of exogenous melatonin on sleep: A meta-analysis. *Sleep Medicine Reviews*. 2005;9(1):41–50. https://doi.org/10.1016/j.smrv.2004.06.004.

48. Ehlers CL, Frank E, Kupfer DJ. Social zeitgebers and biological rhythms: A unified approach to understanding the etiology of depression. *Archives of General Psychiatry*. 1988;45(10):948–952. https://doi.org/10.1001/archpsyc.1988.01800340076012.
49. Grandin LD, Alloy LB, Abramson LY. The social zeitgeber theory, circadian rhythms, and mood disorders: Review and evaluation. *Clinical Psychology Review*. 2006;26(6):679–694. https://doi.org/10.1016/j.cpr.2006.07.001.
50. Monk TH, Reynolds CF, Kupfer DJ, Hoch CC, Carrier J, Houck PR. Differences over the life span in daily life-style regularity. *Chronobiology International*. 1997;14(3):295–306. https://doi.org/10.3109/07420529709001421.
51. Kräuchi K, Wirz-Justice A. Circadian rhythm of heat production, heart rate, and skin and core temperature under unmasking conditions in men. *American Journal of Physiology-Regulatory, Integrative and Comparative Physiology*. 1994;267(3):R819–R829. https://doi.org/10.1152/ajpregu.1994.267.3.r819.
52. Van Someren EJW. More than a marker: Interaction between the circadian regulation of temperature and sleep, age-related changes, and treatment possibilities. *Chronobiology International*. 2000;17(3):313–354. https://doi.org/10.1081/cbi-100101050.

3

Übergewicht/Fettleibigkeit und gleichzeitige Störungen, Symptome, Verhalten und Körpertemperatur

Rhonda Brown und Yasmine Umar

3.1 Übergewicht/Fettleibigkeit und Begleiterkrankungen

Laut der Weltgesundheitsorganisation (WHO) ist eine Person übergewichtig, wenn ihr Body-Mass-Index (BMI) gleich oder größer als 25 kg/m^2 ist, während Fettleibigkeit vorliegt, wenn der BMI gleich oder größer als 30 kg/m^2 ist. Übergewicht/Fettleibigkeit tritt auf, wenn die Energiezufuhr einer Person ständig ihren Energieverbrauch übersteigt, was zu einer positiven Energiebilanz führt [1]. Die Prävalenzschätzungen für Übergewicht/Fettleibigkeit scheinen in entwickelten und sich entwickelnden Ländern zuzunehmen. In Australien deuten Projektio-

R. Brown (✉)
Australian National University, Canberra, ACT, Australien
E-Mail: rhonda.brown@anu.edu.au

Y. Umar
Australian National University, Canberra, ACT, Australien
E-Mail: yasmine.umar@anu.edu.au

R. Brown und E. Thorsteinsson (Hrsg.), *Komorbidität*,
https://doi.org/10.1007/978-3-031-55637-1_3

nen darauf hin, dass bis 2025 nur ein Drittel der erwachsenen Bevölkerung normalgewichtig sein wird [2].

Es ist allgemein bekannt, dass Fettleibigkeit mit einem erhöhten Risiko für Begleiterkrankungen verbunden ist, einschließlich verschiedener chronischer Krankheiten, Zustände und Anzeichen wie hoher Serumcholesterinspiegel, Bluthochdruck, Diabetes mellitus Typ II, Asthma, Arthritis [3], Herzkrankheiten [4] und Binge-Eating-Störung (BED) [5]. Die Beweise für Begleiterkrankungen werden in Kap. 4 ausführlicher diskutiert. Darüber hinaus wird berichtet, dass Fettleibigkeit und Gewichtszunahme mit Schlafproblemen, einschließlich obstruktiver Schlafapnoe (OSA) und Schlaflosigkeit, einhergehen [6, 7], wie in Abschn. 3.2 diskutiert.

Darüber hinaus ist Fettleibigkeit mit einem erhöhten Risiko für depressive Störungen und schwerere Depressionssymptome verbunden. Zum Beispiel zeigten zwei Metaanalysen von Rooke und Thorsteinsson [8], dass eine kleine, aber signifikante Korrelation zwischen Gewichtszunahme und Depression besteht, die bei Frauen stärker war als bei Männern, und dass Übergewicht/Fettleibigkeit spätere Depressionsniveaus in prospektiven Längsschnittstudien vorhersagte. In der ersten Metaanalyse, basierend auf 31.189 Teilnehmerantworten, war die gewichtete durchschnittliche Korrelation zwischen Depression (Risikofaktor) und Gewichtszunahme (Ergebnis) klein, aber signifikant ($r = ,08$), der Effekt war jedoch bei Frauen größer ($r = ,12$) und in Studien, die Fettleibigkeit vorhersagten ($r = ,17$). In der zweiten Metaanalyse wurde Gewichtszunahme als Risikofaktor für Depression bewertet, basierend auf 24.120 Teilnehmerantworten. Die gewichtete durchschnittliche Korrelation zwischen Übergewicht/Fettleibigkeit zu Beginn und später hohen Depressionsniveaus war klein ($r = ,05$), aber signifikant, obwohl keine Moderatoren der Beziehung erkannt wurden. Insgesamt deuten die Ergebnisse darauf hin, dass eine *bi-direktionale* Beziehung zwischen Depression und Fettleibigkeit besteht, mit kleinen Effektgrößen in beide Richtungen. Allerdings ging einer Depression bei Frauen und fettleibigen Personen zuverlässiger eine Gewichtszunahme voraus, was darauf hindeutet, dass Depression ein stärkerer Treiber für Gewichtszunahme bei Frauen und fettleibigen Menschen war als Fettleibigkeit ein Treiber für spätere Depression. Interessanterweise zeigte die Studie [9] mit der stärksten Verbindung zwischen Depression und Gewichtszunahme ($r =$,39) weibliche Teenager und eine objektive Messung des Gewichts als Kriterium, während die Studie [10] mit der kleinsten Korrelation zwischen Depression und Gewichtszunahme ($r = -$,08) männliche Teenager und eine Selbsteinschätzung der Gewichtszunahme einschloss. Im Gegensatz dazu zeigte die Studie [11] mit der größten Korrelation ($r=$,20) zwischen Gewicht und Depression Männer und Frauen und eine Selbsteinschätzung des Gewichts, während die Studie [12] mit der niedrigsten ($r = -$,13) Korrelation Frauen und eine objektive Messung des Gewichts einschloss, was darauf hindeutet, dass Stichprobeneigenschaften und die Messungen des Gewichts die Studienergebnisse beeinflussen können.

Ähnlich wurde eine wechselseitige Beziehung zwischen Fettleibigkeit und Depression in einer Übersichtsarbeit von Längsschnittstudien berichtet [13], was darauf hindeutet, dass Fettleibigkeit zu Beginn ein Risikofaktor für den späteren Beginn von Depressionen war (OR = 1,55) und Übergewicht das Risiko für spätere Fettleibigkeit erhöhte (OR = 1,27), aber Depression zu Beginn kein Risikofaktor für Übergewicht war, obwohl dies ein Risikofaktor für die Entwicklung von Fettleibigkeit war (OR = 1,58). Schließlich wurde eine bidirektionale Beziehung zwischen Fettleibigkeit und Depression bei Jugendlichen anhand von Längsschnittdaten aus 13 Studien dokumentiert [14]. Insbesondere erhöhte ein erhöhtes Risiko für Depressionen die Vorhersage für Fettleibigkeit (RR = 1,70), und ein erhöhtes Risiko (RR = 1,40) für Fettleibigkeit sagte spätere Depressionen voraus. Unabhängig von den Unterschieden in der Korrelationsstärke deuten die Ergebnisse darauf hin, dass Depression eng mit Gewichtszunahme und Übergewicht/Fettleibigkeit verbunden ist, und emotionales Essen, das mit Übergewicht/Fettleibigkeit in Verbindung steht, wird als Grundlage für die Gewichtszunahme bei depressiven Menschen angenommen. Zum Beispiel wird berichtet, dass fettleibige Menschen emotionaler reagieren und eher dazu neigen, bei Belastung zu viel zu essen (d. h. emotionales Essen) im Vergleich zu Normalgewichtigen in Labor- und natürlichen Umgebungen. Allerdings scheint dies im letzteren Fall nur für Snacks und nicht für Mahlzeiten zu gelten [15], obwohl andere Mechanismen vorgeschlagen wurden, um die beobachtete Beziehung zu erklären. Zum Beispiel wird oft von Schlafstörungen bei übergewichtigen/fettleibigen Personen berichtet, und diese könnten möglicherweise zu gedrückter Stimmung beitragen, wie in Abschn. 3.2 diskutiert.

Fettleibigkeit ist auch mit einem erhöhten Risiko für Angststörungen und schwerere Angstsymptome verbunden. Zum Beispiel deutete in einer systematischen Übersichtsarbeit von 16 Studien (einschließlich zweier prospektiver Studien) die Querschnittsevidenz darauf hin, dass eine positive Beziehung zwischen Fettleibigkeit und Angststörungen besteht, aber die Ergebnisse der prospektiven Studien waren gemischt. Das gepoolte OR aus den Querschnittstudien betrug 1,4, was darauf hindeutet, dass es ein 40 % erhöhtes Risiko für eine Angststörung bei fettleibigen Personen gab, und eine positive Beziehung bei Frauen und Männern bestand [16]. Ähnlich fanden Amiri und Behnezhad in einer Metaanalyse von 25 Studien [17], dass die Häufigkeit von Angst bei fettleibigen Personen ein gepooltes OR von 1,30 hatte, während bei übergewichtigen Personen das OR 1,10 betrug, was darauf hindeutet, dass die Neigung von fettleibigen Menschen, Angst zu erleben, größer ist als bei übergewichtigen Menschen. Darüber hinaus zeigte eine große US-Studie *(2002 National Health Interview Survey),* dass Angst und Depression später Schlafprobleme (angepasstes RR = 5,64) und Fettleibigkeit (angepasstes RR = 1,15) vorhersagten [18, 19]. Insgesamt deuten die Ergebnisse darauf hin, dass Angst, Depression, Schlafstörungen und Übergewicht/Fettleibigkeit miteinander verbunden und bidirektional verwandte Phänomene sind. In einer anderen Studie wurde jedoch gezeigt, dass der Grad der Adipositas nicht mit Angstsymptomen in einer jungen erwachsenen nigerianischen Stichprobe mit durchschnittlichem Normalgewicht zusammenhing, und der Anteil derjenigen mit hoher Angst war ähnlich, unabhängig von ihrem BMI-Status [20], was darauf hindeutet, dass Angst bei Normalgewichtigen möglicherweise nicht mit hohem BMI zusammenhängt.

Schließlich wurde eine breite Palette von *Verhaltensrisikofaktoren* für Fettleibigkeit berichtet, einschließlich eines sitzenden Lebensstils, körperlicher Inaktivität, schlechter Ernährung (z. B. hoher Fett-, Zucker-, verarbeiteter Nahrungsaufnahme), diätetischer Zurückhaltung, Essattacken und maladaptiven Kompensationsverhaltens (z. B. Erbrechen) zusätzlich zu Depressionen [9, 21]. Gestörte Essgewohnheiten werden in Abschn. 3.3 und körperliche Inaktivität und Sedentarismus werden in Kap. 7 ausführlicher besprochen. Mehrere unveränderliche (oder schwer zu verändernde) Risikofaktoren sind ebenfalls mit dem erhöhten Risiko von Übergewicht/Fettleibigkeit verbunden, einschließlich Demografie (z. B. Alter, Geschlecht) und Umweltrisikofaktoren (z. B. niedriges mittleres Haushaltseinkommen) [22]. Diese Faktoren liegen jedoch außerhalb des Geltungsbereichs dieses Buches, da der Schwerpunkt hier auf Risikofaktoren liegt, die veränderbar sind, einschließlich Verhalten, Symptome und Zustände, die in der klinischen Praxis zur Verbesserung der Gesundheit angegangen werden könnten.

In Bezug auf Ernährungspraktiken besteht laut dem Australian Bureau of Statistics die durchschnittliche australische Ernährung derzeit aus einem großen Anteil an „diskretionären" Lebensmitteln, das heißt, Lebensmitteln, die wir gerne essen, aber nicht wirklich brauchen, die typischerweise reich an Zucker, Salz, Alkohol und Fett sind [23] und arm an Ballaststoffen und anderen lebenswichtigen Stoffen. Angesichts dieses Ernährungsprofils sollte es nicht überraschen, dass Australien derzeit eine Fettleibigkeitsepidemie erlebt, wobei eine Minderheit der australischen Erwachsenen nun in den ‚normalen' Gewichtsbereich eingestuft wird [24]. Bei morbider Fettleibigkeit ist die Situation so ernst, dass eine chirurgische Intervention als einzige Option zur effektiven Behandlung der Störung und zur Verbesserung des langfristigen Gewichts und der Lebensqualität der Patienten vorgeschlagen wird [25]. Neben einer schlechten Ernährung wurde jedoch vorgeschlagen, dass eine schlechte Darmgesundheit, insbesondere eine Veränderung der Darmmikrobiotika, zu Übergewicht/Fettleibigkeit beitragen kann, indem sie eine Veränderung der von der Darmmikrobiotika produzierten Hormone bewirkt, die den Appetit regulieren können [26, 27]. Die potenzielle Rolle, die eine schlechte Darmgesundheit für die Entstehung zur Krankheit, einschließlich Krankheitskomorbidität, spielt, wird in Kap. 6 ausführlicher besprochen.

3.2 Übergewicht/Fettleibigkeit, Schlafstörungen und beeinträchtigter Schlaf

Etwa 20–35 % der australischen Bevölkerung wird berichtet, dass sie zu einem beliebigen Zeitpunkt einen beeinträchtigten Schlaf hat [28], was ähnlich ist wie die Ergebnisse, die in US-Proben (30–35 %) [29] und bei japanischen Erwachsenen (26,4 % der Männer, 31,1 % der Frauen) [30] erzielt wurden. Ähnlich werden Schlafprobleme (z. B. unzureichender Schlaf an Schultagen, Schwierigkeiten beim Einschlafen, Tagesdysfunktion, Müdigkeit, tagsüber müde) häufig von Kindern und Jugendlichen berichtet [31], wobei etwa 27 % der Studenten angeblich Gefahr laufen, mindestens eine Schlafstörung zu entwickeln, in einer Stichprobe von Universitätsstudenten [32]. Beeinträchtigter Schlaf ist auch bei älteren Erwachsenen häufig (z. B. 30 % der Frauen und 14 % der Männer im Alter von ≥65 Jahren) [33], und medizinische Krankheiten und psychosoziale Faktoren (z. B. depressive Stimmung) werden vorgeschlagen, das Risiko von beeinträchtigtem Schlaf in dieser Bevölkerungsgruppe zu erhöhen [34, 35]. Insgesamt legen die Ergebnisse jüngster bevölkerungsbasierter Studien nahe, dass ein Viertel bis ein Drittel der Bevölkerung zu einem beliebigen Zeitpunkt eine Schlafbeeinträchtigung erleben wird, die sich negativ auf die Tagesfunktion auswirken und signifikante Symptome hervorrufen kann. Allerdings wird nur ein kleiner Teil der Menschen jemals mit einer spezifischen Schlafstörung diagnostiziert [28], was darauf hindeutet, dass ein großer Teil der Schlafprobleme der Gemeinschaft nie diagnostiziert wird.

Die häufigsten *Schlafstörungen* sind Insomnie (4,2 % der Erwachsenen) [36], obstruktive Schlafapnoe (OSA; 4 % der erwachsenen Männer und 2 % der Frauen) [37], und Restless-Legs-Syndrom (RLS; 2,7–7 %) [38] in australischen Stichproben mit ähnlichen Insomniezahlen, die bei deutschen Erwachsenen berichtet wurden (4 % erfüllten die Kriterien für Insomnie) [39], aber höher bei französischen Erwachsenen (9 % mit schwerer Insomnie) [7]. Im Gegensatz dazu wird Schnarchen viel häufiger berichtet, es tritt bei bis zu 42 % der Männer und 31 % der Frauen in den USA auf [40]. Daher wird nur ein kleiner Teil, vielleicht nur ein Drittel der Menschen, die Schlafschwierigkeiten haben, mit einer Schlafstörung diagnostiziert.

Insomnie ist gekennzeichnet durch die Unfähigkeit, trotz ausreichender Versuche einzuschlafen oder durchzuschlafen. Patienten mit Insomnie haben in der Regel Schwierigkeiten, den Schlaf zu initiieren, wachen während der Nacht oder am frühen Morgen auf, und sie können möglicherweise nicht wieder einschlafen, nachdem sie aufgewacht sind. Betroffene berichten oft von Tagesdysfunktion, einschließlich Auswirkungen auf das soziale Leben und die akademische oder berufliche Leistung. Darüber hinaus können sie Reizbarkeit, reduzierte Konzentration und reduzierte Produktivität bei der Arbeit erleben. Für eine Diagnose von akuter Insomnie (Insomnie-Störung) müssen die Symptome mindestens dreimal pro Woche für mindestens 3 Monate auftreten, während chronische Insomnie diagnostiziert wird, wenn die Person zwei oder mehr Episoden von Insomnie in einem einzigen Jahr erlebt [41, 42].

Die Ätiologie der Insomnie wird als multifaktoriell berichtet [43]. Sie tritt oft im Kontext von Krankheit und Begleiterkrankungen auf, einschließlich medizinischer Zustände (z. B. chronischer Schmerz) [44] und psychologischer Störungen (z. B. depressive Stimmung) [41], sie kann durch stressige Lebenssituationen (z. B. Arbeitsstress) oder die Reaktion der Person darauf ausgelöst werden [45, 46]. Zum Beispiel berichten Menschen mit Insomnie tendenziell höheren wahrgenommenen Stress als gute Schläfer und sie fühlen sich weniger kontrolliert über die stressigen Situationen in ihrem Leben, was die Insomnie verschlimmern kann [43, 47]. Mehrere theoretische Modelle wurden vorgeschlagen, um zu erklären, wie Insomnie wahrscheinlich entsteht und aufrechterhalten wird [43], einschließlich der Rolle, die kognitive und somatische Hypererregung spielt [48].

OSA ist durch Phasen flacher oder schwieriger Atmung gekennzeichnet, die die Schlafqualität beeinträchtigen können [49], das heißt, es handelt sich um eine Form der schlafbezogenen Atmungsstörung (SDB) [50]. Klinisch gesehen fällt SDB auf ein Spektrum von Schnarchen bis hin zu Schlafstörungen, einschließlich OSA [50]. OSA kann zu medizinischen Komplikationen führen, am häufigsten zu Herz-Kreislauf-Erkrankungen, einschließlich Bluthochdruck [50], und es ist mit einem erhöhten Mortalitätsrisiko und einer reduzierten Lebensqualität verbunden. Es besteht auch eine hohe Komorbidität zwischen OSA und mehreren medizinischen Störungen (z. B. Diabetes mellitus Typ II, Übergewicht/Adipositas), was es zu einer kostspieligen Erkrankung in der klinischen Praxis macht [49, 50]. Ein höheres Alter, Adipositas, ein großer Halsumfang und Verhaltensfaktoren (z. B. Alkoholkonsum) sind bekannte Risikofaktoren für die Entwicklung von OSA, ebenso wie eine familiäre Vorgeschichte der Störung [50]. Es handelt sich um eine häufige Störung bei Patienten, die sich einer bariatrischen Operation unterziehen, wobei die Mehrheit (71 %) von ihnen die Kriterien für eine OSA-Diagnose erfüllt [51].

RLS ist durch unangenehme Empfindungen in den Oberschenkeln und Waden gekennzeichnet, die das Einleiten und/oder Aufrechterhalten des Schlafes verhindern können. Die Empfindungen sind typischerweise mit dem wahrgenommenen Bedürfnis verbunden, das/die betroffene/n Glied/er häufig zu bewegen. Die Symptome treten in der Regel auf, wenn der Patient versucht, sich zu entspannen oder auszuruhen [52], und sie werden nicht reduziert, bis die Person ihre Beine bewegt (z. B. durch Gehen). Obwohl der Drang, die Gliedmaßen zu bewegen, tagsüber anhalten kann, scheint er nachts zuzunehmen [53]. RLS-Symptome können denen anderer Zustände ähneln, einschließlich Stress, Angst und Diabetes, daher muss große Sorgfalt darauf verwendet werden, diese korrekt von anderen Störungen zu unterscheiden [52]. Über die Ätiologie von RLS ist wenig bekannt [52], obwohl die Erkrankung vermutlich eine genetische Grundlage hat [54], und das Risiko, die Erkrankung zu entwickeln, mit fortschreitendem Alter zunimmt und häufiger bei Frauen [38] und Menschen mit Herzkrankheiten auftritt [35].

Andere seltenere Schlafstörungen wurden in der wissenschaftlichen Literatur beschrieben, einschließlich Schlafwandeln (d. h. Somnambulismus), das zusammen mit anderem motorischem Verhalten (z. B. Aufsitzen, Herumfummeln) typischerweise während der Stadien 3–4 des NREM-Schlafs auftritt und die Schlafqualität negativ beeinflussen kann [55]. Hier ist jedoch nicht genügend Platz, um sie im Detail zu besprechen, obwohl, wie in Abschn. 3.3 besprochen, das nächtliche Esssyndrom bekanntermaßen durch gestörten Schlaf gekennzeichnet ist [56], und seine Inzidenz bei übergewichtigen/adipösen Menschen höher ist als bei normalgewichtigen Menschen [57].

Zusammenfassend lässt sich sagen, dass die drei häufigsten Schlafstörungen dazu neigen, mit anderen medizinischen Zuständen zu koexistieren, einschließlich Übergewicht/Adipositas, Diabetes mellitus Typ II, Herzkrankheiten und affektiver Störungen. Beispielsweise haben große Datensätze gezeigt, dass Adipositas stark mit OSA [6] und Schlaflosigkeit [40] komorbid ist, und mehr Gewicht (und viszerales Fett) Risikofaktoren für die Entwicklung von OSA [58, 59] und Schlaflosigkeit sind. So wurde beispielsweise in einer 10-jährigen prospektiven Studie gezeigt, dass die Prävalenzschätzungen für Schlaflosigkeit durch Adipositas und eine Reihe von Lebensstilfaktoren, einschließlich körperlicher Inaktivität und Alkoholabhängigkeit, vorhergesagt werden können. All diese Faktoren können das Risiko für die Entwicklung von Schlaflosigkeit bei Männern erhöhen [60].

Übergewicht/Adipositas (oder Proxy-Maße dafür; z. B. hoher BMI) ist mit spezifischen Veränderungen im Schlaf verbunden, zum Beispiel neigen adipöse Menschen dazu, eine signifikant kürzere Schlafdauer und eine größere subjektive Schlafstörung zu berichten als nicht adipöse Menschen. Darüber hinaus wird berichtet, dass der Taillenumfang umgekehrt mit der Schlafdauer korreliert ist. Das heißt, je größer der Taillenumfang, desto kürzer die Schlafdauer [61, 62]. Darüber hinaus ist bekannt, dass eine kürzere Schlafdauer ein Risikofaktor für spätere Adipositas ist [63, 64]. Patel et al. [63] fanden heraus, dass Menschen, die weniger als 5 Stunden/Nacht schliefen, 3,7-mal häufiger adipös waren als diejenigen, die 7–8 Stunden/Nacht schliefen. Eine Übersichtsarbeit von Patel und Hu [65] zeigt jedoch, dass Forscher berichtet haben, dass eine U-förmige Beziehung zwischen Schlafdauer und BMI besteht. Dennoch ist offensichtlich, dass eine bidirektionale Beziehung zwischen gestörtem Schlaf und Übergewicht/Adipositas besteht. Das heißt, gestörter Schlaf erhöht das Risiko für Übergewicht/Adipositas, und Gewichtsstörungen erhöhen auch das Risiko für gestörten Schlaf.

Eine ähnliche Beziehung wurde zwischen Schlaf und Gewicht bei Kindern und Jugendlichen beobachtet. In der *Australian Health and Fitness Survey* wurde festgestellt, dass die Schlafdauer negativ mit dem BMI und dem Taillenumfang bei Jungen (aber nicht bei Mädchen) in einer großen Stichprobe von 7–15-Jährigen zusammenhängt. Insbesondere waren Jungen, die 5–8 Stunden/Nacht schliefen, 3,1-mal häufiger übergewichtig als diejenigen, die ≥10 Stunden/Nacht schliefen [66]. In einer anderen australischen Studie war jedoch eine kürzere Schlafdauer mit einem größeren Adipositasrisiko bei weiblichen und männlichen Kindern im Alter von 5–15 Jahren verbunden, und eine stärkere Korrelation wurde bei jüngeren Kindern festgestellt [67]. Ähnlich waren chinesische 3–4-Jährige, die 9–9,4 Stunden/Nacht schliefen, 4,8-mal häufiger adipös als diejenigen, die >11 Stunden/Nacht schliefen [68].

Es besteht also eine signifikante Beziehung zwischen kürzerer Schlafdauer und größerem Adipositasrisiko bei Kindern und Erwachsenen, wie in Metaanalysen gezeigt [65, 69]. Viele dieser Ergebnisse stammen jedoch aus Querschnittstudien, obwohl mehrere große Längsschnittstudien eine signifikante Beziehung zwischen Adipositas und gestörtem Schlaf festgestellt haben. In einer 3-jährigen retrospektiven Längsschnittstudie mit 21.469 Erwachsenen waren Personen, die ≤5 Stunden/Nacht schliefen, eher geneigt, an Gewicht zuzunehmen und adipös zu werden als diejenigen, die ≥7 Stunden/Nacht schliefen, nach Kontrolle für Alter, Geschlecht und klinisch relevante Faktoren (z. B. Alkoholkonsum, Häufigkeit von Bewegung, Bluthochdruck, Dyslipidämie, Diabetes, zerebraler Infarkt, Myokardinfarkt) [70]. In einer anderen Studie mit 35.247 Erwachsenen waren jedoch kürzere (<5 Stunden) *und* längere Schlafdauern (≥9 Stunden) bei Männern (aber nicht bei Frauen) nach einem Jahr Nachbeobachtung mit Adipositas und Gewichtszunahme verbunden [71].

Insgesamt legen die Ergebnisse nahe, dass eine robuste bidirektionale Beziehung zwischen kürzerer Schlafdauer und Gewichtszunahme/Fettleibigkeit sowie Gewichtszunahme/Fettleibigkeit und gestörtem Schlaf bei Erwachsenen, Kindern und Jugendlichen besteht, obwohl in einigen Fällen Fettleibigkeit auch mit längerem Schlaf in Verbindung gebracht werden kann. Die zuvor genannten Längsschnitt- und Querschnittstudien sagen uns jedoch nichts darüber, *wie* gestörter Schlaf mit Übergewicht/Fettleibigkeit verbunden ist, zum Beispiel die *Mechanismen,* die der Komorbidität zugrunde liegen, und *warum* die Beziehung bidirektional ist.

Dennoch haben einige empirische Studien die Art und Weise untersucht, wie Gewichtsstörungen und gestörter Schlaf miteinander in Verbindung stehen. Zum Beispiel haben mehrere Studien untersucht, ob *emotionaler Stress* eine Rolle bei der Verkürzung des Schlafes von fettleibigen Menschen spielen könnte [62]. Es sind jedoch andere Erklärungen wahrscheinlich, einschließlich der Auswirkungen von gleichzeitigem Stress (oder affektiver Belastung), gestörtem Essverhalten (z. B. Essanfällen) und Dysregulation von essensbezogenen Hormonen. Das heißt, wie im nächsten Abschnitt und in Kap. 7 detailliert beschrieben, die Mechanismen, die der beobachteten Beziehung zwischen gestörtem Schlaf und Übergewicht/Fettleibigkeit zugrunde liegen, sind wahrscheinlich *multifaktoriell.* Daher können die Mechanismen bei verschiedenen Individuen unterschiedlich sein und/oder es können mehrere verschiedene Risikofaktoren und Schutzfaktoren im selben Individuum existieren.

3.3 Übergewicht/Fettleibigkeit, gestörtes Essverhalten und Schlaf

Übergewicht/Fettleibigkeit, Gewichtszunahme und gestörter Schlaf sind mit verschiedenen Arten von Essverhalten verbunden, einschließlich späten Essens in der Nacht und Essanfällen. Zum Beispiel ist das *Night-Eating-Syndrom* (NES) gekennzeichnet durch abendliche Hyperphagie (d. h. mindestens 25 % der täglichen Nahrungsaufnahme am Abend), morgendliche Anorexie (d. h. deutlich reduzierter Appetit am Morgen) [72–75] und veränderte Schlafmuster [72]. Als Ergebnis neigen Patienten mit NES dazu, mehr Gewicht zuzunehmen ($M = 6{,}2$ kg über 6 Monate) als Menschen ohne NES, und einige entwickeln Fettleibigkeit, was darauf hindeutet, dass nächtliches Essverhalten im Laufe der Zeit zur Gewichtszunahme beitragen kann [74]. NES ist in der Allgemeinbevölkerung relativ selten, aber seine Inzidenz ist höher bei übergewichtigen/fettleibigen Individuen [76, 77]. Zum Beispiel erfüllten nur 1,5 % der gesunden Erwachsenen die Kriterien für NES, während 27 % der fettleibigen Erwachsenen, die eine Magenrestriktionsoperation zur

Behandlung von Fettleibigkeit durchführten, die Kriterien für die Störung erfüllten, in einer großen Stichprobe von fettleibigen und nicht fettleibigen Erwachsenen [57]. Der Screening-Fragebogen für NES (d. h. Night-Eating-Questionnaire) [78] neigt jedoch dazu, die Inzidenz von NES zu überschätzen. Zum Beispiel erfüllten in einer Studie nur 1,5 % der Patienten, die eine bariatrische Operation durchführten, die Kriterien für NES in einem klinischen Interview, während 8,9 % von ihnen mit dem NEQ als NES diagnostiziert wurden [79]. Darüber hinaus ist unklar, wie genau NES und Übergewicht/Fettleibigkeit miteinander in Verbindung stehen. Das heißt, einige übergewichtige Menschen, die nachts beim Aufwachen kalorienreiche Lebensmittel zu sich nehmen, nehmen im Laufe der Zeit an Gewicht zu [80, 81]. NES kann jedoch auch bei normalgewichtigen oder untergewichtigen Individuen diagnostiziert werden, insbesondere in jüngeren Stichproben [82, 83], was darauf hinweist, dass NES nicht immer mit Gewichtszunahme und Übergewicht/Fettleibigkeit assoziiert ist.

Darüber hinaus ist NES durch spezifische Veränderungen im Schlaf gekennzeichnet, einschließlich geringerer Schlafeffizienz, längerer Einschlafzeit, kürzerer Gesamtschlafzeit und längeren Wachseins nach dem Einschlafen (WASO) im Vergleich zu gesunden Kontrollpersonen [84]. Es wird auch berichtet, dass Patienten mit NES Schlafarchitekturveränderungen durchlaufen (z. B. weniger Schlafstadien 2 und 3), kürzere Gesamtschlafzeit, mehr Schlafstörungen, mehr Aufwachen und schlechtere Schlafqualität, obwohl der Schlafbeginn und das Schlafende nicht zwischen den Frauen mit/ohne NES unterschieden, wie durch Polysomnographie über 3 Tage beurteilt. In dieser Studie aßen 93 % der Patienten mit NES, wenn sie nachts aufwachten, während die Kontrollpersonen nachts aufwachten, aber ein ähnlicher Anteil (93 %) aß in keiner der drei Nächte [85]. Ähnliche Ergebnisse werden in anderen Studien berichtet, die zeigen, dass Patienten mit NES mehr nächtliche Aufwachphasen erleben als gesunde Kontrollpersonen [73, 86]. Daher ist es wahrscheinlich, dass spätes Essen in der Nacht zumindest in klinischen Stichproben die Schlafqualität, den Schlafbeginn, die Schlafdauer, die Aufrechterhaltung des Schlafes und die Entwicklung von Schlaflosigkeit negativ beeinflusst [56, 75], und verzögerter Schlafbeginn und Schlaflosigkeit Teil der diagnostischen Kriterien für NES sind [72].

Es wurde auch gezeigt, dass nächtliches Essen bei Menschen ohne NES-Diagnose auftritt, aber die Prävalenzschätzungen für das Verhalten variieren teilweise aufgrund der Verwendung unterschiedlicher Definitionen von nächtlichem Essen. Zum Beispiel untersuchten Striegel-Moore et al. [83] die Prävalenz und Korrelate des nächtlichen Essens bei Jugendlichen und Erwachsenen in zwei national repräsentativen Stichproben von Personen im Alter von 13 Jahren und älter, die Ernährungstagebuchinformationen für die *National Health and Nutrition Examination Survey III* oder die *Continuing Survey of Food Intakes by Individuals* bereitstellten. Prävalenzschätzungen wurden mit drei verschiedenen Definitionen von nächtlichem Essen ermittelt, die von 9,3–31,3 % der Stichproben reichten. Mehrere Faktoren korrelierten mit nächtlichem Essen, einschließlich jüngeren Alters (d. h. am häufigsten bei 18–30-Jährigen und am wenigsten bei >65-Jährigen) und Wochenendessen, aber es hatte keinen Zusammenhang mit hohem BMI/Fettleibigkeit, Geschlecht, Ethnizität oder Jahreszeit. Ebenso zeigten Sevincer et al. [87], dass 9,5 % von 200 Hochschulstudenten positiv auf NES gescreent wurden, und ein hoher NEQ-Score mit Impulsivität und Angst/Depressionssymptomen korrelierte, aber nicht mit Geschlecht, Ernährungsfaktoren oder akademischen Faktoren. Zusätzlich fanden Borges et al. [88], dass 15,0 % einer Universitätsstudentenstichprobe NEQ-Werte ≥25 hatten, was auf eine mögliche NES-Diagnose hindeutet, und ein hoher NEQ-Score mit Stress, Angst und Depression korrelierte, aber nicht mit Geschlecht, Ernährungsstatus, Arbeit und akademischen Faktoren.

Die Ergebnisse deuten darauf hin, dass das nächtliche Essen in nicht klinischen Populationen häufig praktiziert wird, wobei etwa ein Drittel der Menschen nächtliches Essverhalten berichtet und 10–15 % die Kriterien für NES erfüllt, obwohl dies eine Überschätzung sein könnte, da die meisten der oben genannten Studien sich auf jüngere Erwachsene konzentrierten. Darüber hinaus ist das nächtliche Essen mit schlechter Schlafqualität in Gemeinschaftsstichproben verbunden [84, 89], insbesondere das Auftreten von nächtlicher Nahrungsaufnahme (d. h. nächtliches Aufwachen zum Essen), aber nicht Abendhyperphagie oder morgendliche Anorexie [90]. Wie oben detailliert beschrieben, scheint dieses nächtliche Essverhalten konsequent mit dem Erleben von hohem

Stress und affektiver Belastung verbunden zu sein, aber vielleicht nicht mit Übergewicht/Fettleibigkeit oder Proxy-Maßen dafür. Im Gegensatz dazu wurde in einer großen dänischen Studie *(MONICA-Kohortenstudie)* [91] festgestellt, dass nächtliches Essen bei übergewichtigen Frauen mittleren Alters ($n = 12$) mit einer Gewichtszunahme über 6 Jahre (durchschnittlich 5,2 kg) verbunden war, während übergewichtige Frauen mittleren Alters, die nicht nachts aßen ($n = 84$), im gleichen Zeitraum nur 0,9 kg zulegten. Diese Beziehung wurde jedoch nicht bei Frauen in anderen Gewichtskategorien ($n = 1050$) oder Männern beobachtet, obwohl es einen Trend in dieselbe Richtung gab (d. h. nächtliches Essen ging einer Gewichtszunahme voraus). Es ist daher wahrscheinlich, dass nächtliches Essen zu einer signifikanten Gewichtszunahme bei übergewichtigen Personen beitragen kann, zumindest bei Frauen, und mehr noch bei Personen mittleren Alters als bei jüngeren Erwachsenen, aber nicht unbedingt bei normal- oder untergewichtigen Personen.

Allerdings haben nur wenige prospektive Längsschnittstudien die Beziehung zwischen nächtlichem Essen und gestörtem Schlaf bewertet. Aronoff et al. [56] untersuchten die Risikofaktoren für NES bei 110 übergewichtigen Patienten einer Stoffwechselklinik über 4 Jahre und zeigten, dass 51 % von ihnen die Kriterien für NES erfüllten, einschließlich Schwierigkeiten beim Ein- und Durchschlafen. Die NES-Diagnose korrelierte mit männlichem Geschlecht, hohem BMI und schwerer Fettleibigkeit, was darauf hindeutet, dass sie tendenziell mit Übergewicht/Fettleibigkeit und Schlafproblemen einhergeht. Betroffene Personen neigten dazu, ihr Essverhalten als problematisch zu betrachten, wenn sie jung waren, eine Vorgeschichte einer psychiatrischen Störung (z. B. schwere depressive Störung oder Essstörung) hatten, oder wenn sie einen hohen BMI hatten, aber nicht auf der Grundlage der Schwere der NES-Symptome, einschließlich gestörten Schlafs [81]. Insgesamt deuten die Ergebnisse darauf hin, dass das Vorhandensein von medizinischen (z. B. Fettleibigkeit) und/oder psychologischen (z. B. Depression, Diagnose einer Essstörung) Komorbiditäten am ehesten dazu führt, dass das nächtliche Essen von NES-Patienten als problematisch wahrgenommen wird.

Zusammenfassend illustrieren die oben genannten Forschungsergebnisse die potenziellen negativen Auswirkungen des nächtlichen Essens auf Schlaf und Gewicht in klinischen (z. B. NES) und nicht klinischen Stichproben (z. B. Universitätsstudenten). Es ist jedoch weniger klar, ob das nächtliche Essen dem Auftreten von Schlafstörungen und Übergewicht/Fettleibigkeit vorausgeht, oder ob das Gegenteil (auch) zutrifft, obwohl vermutet wird, dass die nächtlichen Essgewohnheiten eher zuerst entwickelt werden [85].

Allerdings haben nur wenige Studien untersucht, ob eine *funktionale* Beziehung zwischen Schlaf- und Gewichtsproblemen bei NES-Patienten besteht. Mehrere Studien untersuchten die Funktion des zirkadianen Rhythmus bei NES-Patienten, um zu bestimmen, ob seine Dysfunktion die NES-Schlaf-Beziehung erklären kann [92]. Zum Beispiel zeigten Goel et al. [93], dass NES-Patienten einen verzögerten zirkadianen Rhythmus für die Gesamtkalorien-, Fett- und Kohlenhydrataufnahme, eine Phasenverzögerung in der Leptin- und Insulinsekretion und eine Phasenverzögerung in der Melatoninsekretion bei Frauen mit NES im Vergleich zu denen ohne NES aufwiesen, bewertet über drei Nächte. Auf der Grundlage der Ergebnisse wurde NES auf die Dysregulation der peripheren (z. B. Magen) und/oder zentralen (z. B. suprachiasmatischen Kern) zirkadianen Zeitsysteme der Patienten zurückgeführt. Dieser Mechanismus, die Dysregulation des zirkadianen Rhythmus, einschließlich einer Phasenverschiebung im nächtlichen Rhythmus der Körperkerntemperatur (BT), wird in Abschn. 3.4 auf seine Nützlichkeit bei der Erklärung der Beziehung zwischen nächtlichem Essen, gestörtem Schlaf und Übergewicht/Fettleibigkeit untersucht.

Ähnlich wie NES ist die *schlafbezogene Essstörung* (SRED) durch wiederholte Episoden des Essens nach dem nächtlichen Aufwachen gekennzeichnet [80, 81]. Im Gegensatz zu NES wird jedoch angenommen, dass der Verzehr von Nahrung bei betroffenen Personen unfreiwillig ist, d. h. die Patienten können nur teilweise wach sein und sich ihrer Handlungen nicht bewusst sein [80]. Insbesondere neigen Menschen mit SRED dazu, kalorienreiche, leicht zuzubereitende Lebensmittel zu konsumieren (z. B. Eis, Erdnussbutter) und potenziell kann die Nahrungszubereitung, die während des Aufwachens stattfindet, sie einem Verletzungsrisiko aussetzen (z. B. Verschütten von heißem Getränk)

[80, 94]. Ähnlich wie NES ist SRED mit der Entwicklung von Fettleibigkeit und signifikanter Gewichtszunahme über die Zeit verbunden [80], insbesondere wenn der Einzelne seinen Nahrungskonsum nicht kontrollieren kann.

Schließlich ist bekannt, dass die *Binge-Eating-Störung* (BED) mit Gewichtszunahme, Fettleibigkeit und gestörtem Schlaf verbunden ist. BED ist gekennzeichnet durch wiederholte Episoden von Essanfällen, die nicht von kompensatorischem Verhalten gefolgt werden, wie es bei Bulimia nervosa der Fall ist [42]. Die Essanfälle neigen dazu, das Essen über das Gefühl der Sättigung hinaus zu beinhalten, mehr zu essen als normal ist, und Scham nach der Essattacke zu empfinden. Eine BED-Diagnose wird gestellt, wenn die Symptome mindestens einmal/Woche für $\geq$3 Monate vorhanden sind. Lebenszeitprävalenzschätzungen für BED in der US-Bevölkerung werden mit 3,5 % bei Frauen und 2,0 % bei Männern angegeben [95]. Allerdings ist BED häufiger bei übergewichtigen/fettleibigen Personen. Zum Beispiel erfüllen 7,5 % der übergewichtigen Erwachsenen [96] und 1 % der übergewichtigen Kinder und Jugendlichen die Kriterien für BED [97]. Das ist doppelt so hoch wie die Prävalenzschätzung in der Allgemeinbevölkerung. Darüber hinaus ist eine BED-Diagnose mit hohem BMI [95, 98], schwererer Fettleibigkeit und einem früheren Beginn der Fettleibigkeit verbunden [98, 99]. Längsschnittlich erhöht Übergewicht/Fettleibigkeit das Risiko einer späteren Entwicklung von BED [100]. Insgesamt deuten die Ergebnisse darauf hin, dass BED häufiger bei übergewichtigen/fettleibigen Personen auftritt, insbesondere bei Personen mit einem früheren Beginn der Fettleibigkeit oder schwererer Fettleibigkeit. Darüber hinaus ist Fettleibigkeit ein Risikofaktor für späteres Binge Eating [5] und übergewichtige Frauen, die Binge Eating betreiben, haben ein höheres Risiko, Angstzustände und/oder Depressionen zu entwickeln [101].

Risikofaktoren für BED umfassen Kindheitsfettleibigkeit, negative Kommentare über die eigene Form und das Gewicht, belastende Lebensereignisse in der Kindheit und eine elterliche Diagnose von Depression, was darauf hindeutet, dass Übergewicht/Fettleibigkeit, Stress und affektive Belastung gemeinsam zur Entwicklung von BED beitragen können [5]. Es ist jedoch auch wahrscheinlich, dass BED im Laufe der Zeit zu Gewichtszunahme und Übergewicht/Fettleibigkeit beiträgt. Mechanistisch gesehen wird angenommen, dass die von übergewichtigen/fettleibigen Menschen oft praktizierte Nahrungseinschränkung bei einigen Individuen zu Essanfällen und einer höheren Kalorienaufnahme führt, was wiederum zu Gewichtszunahme führen kann [100]. Es wurden jedoch auch andere Faktoren vorgeschlagen, um die Beziehung zwischen BED und Übergewicht/Fettleibigkeit zu erklären, einschließlich der möglichen Auswirkungen von Essanfällen auf den Schlaf [102]. In einer populationsbasierten Zwillingsstudie wurde gezeigt, dass fettleibige Frauen mit Essanfällen schwerere Schlafstörungen haben als fettleibige Frauen ohne Essanfälle [101]. Ebenso erlebten Frauen mit Fettleibigkeit oder BED weniger Schlafqualität und mehr nächtliche Aufwachphasen im Vergleich zu normalgewichtigen Frauen ohne Essanfälle, wobei die Gruppen in anderen Schlafparametern, die über eine Woche hinweg mit Aktigraphie und Selbstberichtsfragebögen bewertet wurden, nicht unterschiedlich waren [102].

So wie das nächtliche Essen ist auch das Essverhalten bei Essanfällen mit gestörtem Schlaf verbunden, einschließlich unzureichenden Schlafs, schlechter Schlafqualität, Tagesschläfrigkeit und gestörten Schlafs, selbst nach Kontrolle der Auswirkungen von Alter, Depression, Fettleibigkeit und Zusammenlebensstatus [103]. Allerdings haben nur wenige Querschnittstudien das Essverhalten bei Essanfällen in Bezug auf den Schlaf untersucht, sodass die Ergebnisse eine Überprüfung mit einem Längsschnittdesign erfordern. Dennoch ist offensichtlich, dass sowohl spätes Nachtessen [84] als auch Essanfälle [102] wahrscheinlich bei mindestens einigen Individuen den Schlaf beeinträchtigen, insbesondere ist gestörter Schlaf ein charakteristisches Symptom von NES und eines der diagnostischen Kriterien für diesen Zustand [72]. Darüber hinaus ist bemerkenswert, dass Essanfälle typischerweise am Abend und/oder in der Nacht praktiziert werden [104], sodass Essanfälle den Schlaf auf ähnliche Weise beeinträchtigen können wie das Nachtessen, obwohl die genauen Mechanismen in beiden Fällen unklar sind.

Dennoch wird sowohl das Essverhalten bei Essanfällen als auch das nächtliche Essen als mit dem Vorhandensein von Stress und affektiver Belastung verbunden berichtet [105, 106]. Zum Beispiel gehen Essanfällen oft belastende Lebensereignisse und/oder schlechte Stimmung voraus, und Menschen mit Essanfällen neigen dazu, eine niedrigere Stimmung als Menschen ohne Essanfälle zu berichten [107]. Ebenso ist das nächtliche Essen bei Studenten mit hohem Stress und affektiver Belastung verbunden [106]. Darüber hinaus wird berichtet, dass Nachtesser höhere Plasmacortisolspiegel haben, aber ähnliche Ghrelinspiegel, subjektive Stresswerte und Hungerbewertungen im Vergleich zu Nichtnachtessern nach Exposition gegenüber einem Laborstressor (d. h. Kälte-Pressor-Test) [108]. Darüber hinaus zeigten Jääskeläinen et al. [109], dass weibliche jugendliche Stressesser eher zuckerfreie Softdrinks, Schokolade und Süßigkeiten konsumieren und fettleibig sind als Nichtstressesser, während männliche jugendliche Stressesser eher zu Essanfällen neigen. So sind sowohl Essanfälle als auch nächtliches Essen bekanntermaßen mit gestörtem Schlaf verbunden, einschließlich Schlaflosigkeit, und es wurde eine bidirektionale Beziehung zwischen den Essstörungen und Übergewicht/Fettleibigkeit, Gewichtszunahme und Stress/affektiver Belastung beobachtet. Es ist möglich, dass Stress/affektive Belastung dazu beitragen kann, das gestörte Essverhalten zu disinhibieren, das, wenn es nachts praktiziert wird, dazu neigen kann, den Schlaf zu stören, obwohl die Mechanismen unklar sind.

Allerdings wird dieses Bild weiter kompliziert durch die Tatsache, dass nächtliches Essen und Essanfälle dazu neigen, gleichzeitig aufzutreten, und es gibt eine erhebliche Komorbidität zwischen NES und BED. Zum Beispiel erfüllen einige Menschen die Kriterien sowohl für NES als auch für BED [79], und allgemeiner gesagt, neigen die beiden Verhaltensweisen dazu, bei denselben Individuen erheblich zu überlappen. Wichtig ist, dass die klinische Überschneidung zwischen NES und BED und die statistische Überschneidung ($r = ,4$) zwischen nächtlichem Essen und Essverhalten bei Essanfällen die Untersuchung von Verbindungen zwischen Gewicht, Fettleibigkeit, Schlaf und Essverhalten [89, 104] tendenziell verwirren können, insbesondere da beide Störungen (NES und BED) bei fettleibigen Individuen häufiger vorkommen als bei normalgewichtigen Individuen. Darüber hinaus gibt es eine erhebliche Überschneidung in den Symptomen jeder Störung. Zum Beispiel sind sowohl BED als auch NES dadurch gekennzeichnet, dass sie spät in der Nacht große Mengen an Nahrung zu sich nehmen [104], sodass einige Forscher gefragt haben, ob die beiden Zustände wirklich trennbare klinische Entitäten sind.

Dennoch behaupten andere Forscher, dass die beiden Störungen klinisch dissoziierbar sind. Zum Beispiel wurde gezeigt, dass fettleibige Patienten mit entweder BED oder NES, die eine biliopankreatische Umleitungschirurgie durchliefen, unterschiedliche klinische Verläufe haben. Es wurde berichtet, dass Patienten mit BED nach der Operation aufhörten, Essanfälle zu haben und 3 Jahre später nicht mehr Essanfälle hatten, während die NES-Patienten 3 Jahre nach der Operation weiterhin nachts aßen [104]. Es ist daher wahrscheinlich, dass die beiden Störungen unabhängige klinische Entitäten sind, die oft zusammen auftreten [110, 111], obwohl aufgrund der Neigung jedes Verhaltens, nachts aufzutreten, wahrscheinlich dieselben (oder ähnliche) Mechanismen ihre mutmaßlichen Auswirkungen auf den Schlaf untermauern.

Schließlich, wie in den Abschn. 3.1–3.3 und Kap. 7 detailliert beschrieben, sind zumindest einige der Risikofaktoren für gestörten Schlaf, Schlaflosigkeit *und* Übergewicht/Fettleibigkeit ähnlich, einschließlich jeder der Störungen selbst sowie gestörten Essverhaltens, affektiver Belastung und körperlicher Inaktivität. Dieses Muster von *überlappenden Risikofaktoren* für jede der unterschiedlichen, aber verwandten Bedingungen wiederholt sich in diesem Buch. Das heißt, die in diesem Buch behandelten Störungen, Symptome und Zustände treten nicht nur stark gleichzeitig auf, sondern es gibt eine ähnliche Reihe von Risikofaktoren für jede der komorbiden Bedingungen. Allerdings ist nicht genau klar, was dieses Muster von überlappenden Risikofaktoren wirklich bedeutet. Es könnte darauf hindeuten, dass eine ähnliche Reihe von Risikofaktoren zur Entwicklung von mehreren verschiedenen komorbiden Bedingungen beitragen kann. Es könnten jedoch unzählige potenziell bidirektionale Verbindungen zwischen den verschiedenen Risikofaktoren und den Störungen bei verschiedenen Individuen bestehen. Alternativ könnten dieselben Risikofaktoren unterschiedliche Auswirkungen auf die verschiedenen Störungen haben, aufgrund von Interaktionen zwischen den verschiedenen Risikofaktoren und Schutzfaktoren. Zum Beispiel kann nächtliches Essen im Laufe der Zeit zu gestörtem Schlaf beitragen, aber es kann nur zu Übergewicht/Fettleibigkeit beitragen, wenn das Essen eher Essanfällen ähnelt, in Bezug auf die Menge an Nahrung, die nachts konsumiert wird. Alternativ ist es möglich, dass nächtliches Essen eher im Kontext von Stress/affektiver Belastung auftritt, während Essanfälle stärker mit Wahrnehmungen des Körperbildes und Gefühlen affektiver Belastung verbunden sind. Unabhängig von den Ursachen besteht jedoch ein dringender Bedarf, die komplexen Dynamiken, die wahrscheinlich die Beziehung zwischen Schlafproblemen, gestörtem Essverhalten und Übergewicht/Fettleibigkeit untermauern, besser zu verstehen.

3.4 Übergewicht/Fettleibigkeit, gestörtes Essverhalten, Schlaf und Körpertemperatur

Wie oben detailliert beschrieben, tritt Übergewicht/Fettleibigkeit häufig gleichzeitig mit gestörtem Essverhalten (z. B. Essanfällen und Nachtessen) und gestörtem Schlaf auf, aber die genauen Mechanismen, die diese Beziehung untermauern, sind unklar. Es ist jedoch offensichtlich, dass übergewichtige Menschen eher dazu neigen, spät in der Nacht zu essen als Normalgewichtige [57, 89], daher könnte das späte Essen in der Nacht zumindest teilweise die beobachtete Beziehung zwischen Übergewicht/Fettleibigkeit und gestörtem Schlaf bei betroffenen Personen erklären. Spätes Essen in der Nacht (und Essanfälle) sind bekanntermaßen mit gestörtem Schlaf (z. B. längerer Einschlafverzögerung) [84, 101] und Gewichtszunahme bei übergewichtigen Menschen [91, 100] verbunden, und klinisch gesehen haben übergewichtige Menschen ein erhöhtes Risiko für eine BED-Diagnose [112] und/oder NES-Diagnose [113]. Ein ähnliches Profil von Schlafdefiziten ist auch bei übergewichtigen/fettleibigen Menschen, Personen mit Essanfällen und Nachtessern zu beobachten, und gestörter Schlaf (z. B. kurze Schlafdauer) wird berichtet in Verbindung zu stehen mit Übergewicht/Fettleibigkeit, Nachtessen und Essanfällen [18, 69] einschließlich einer längeren Einschlafverzögerung [84]. Die Schlafprobleme scheinen jedoch zu verschwinden, nachdem die Person Gewicht verloren hat, was darauf hindeutet, dass sie funktional mit dem Gewicht der Person zusammenhängen [114].

Es ist daher möglich, dass die Schlafprobleme, die übergewichtige/fettleibige Menschen erleben, zumindest teilweise auf die indirekten Auswirkungen des späten Nachtessens und/oder Essanfällen zurückzuführen sind, aber es ist weniger klar, wie genau dies geschehen könnte. Yeh und Brown [89] bewerteten die Beziehung zwischen Nachtessen, Essanfällen, Schlafqualität und BMI in einer Stichprobe aus der Allgemeinbevölkerung. Die Ergebnisse zeigten, dass Essanfälle die Beziehung zwischen schlechter Schlafqualität und hohem BMI teilweise vermittelten, während Nachtessen die Beziehung zwischen hohem BMI und schlechter Schlafqualität vermittelte, obwohl die Ergebnisse nur querschnittlich waren. Dennoch legen die Ergebnisse nahe, dass spätes Essen in der Nacht die Fähigkeit einer Person, einzuschlafen, beeinträchtigen kann und während sie auf den Schlaf wartet, wenn sie Essanfälle hat, könnte dies im Laufe der Zeit zu einer Gewichtszunahme führen, obwohl andere Interpretationen möglich sind, wie unten detailliert beschrieben.

Es wurden mehrere biologische Mechanismen vorgeschlagen, um die Beziehung zwischen gestörtem Essverhalten, Übergewicht/Fettleibigkeit und gestörtem Schlaf zu erklären, einschließlich einer erhöhten BT. Zum Beispiel wurde gezeigt, dass Störungen in der BT mit Übergewicht/Fettleibigkeit in Verbindung stehen, obwohl die Ergebnisse tendenziell widersprüchlich sind. Einige Studien zeigen, dass Übergewicht/Fettleibigkeit (oder Proxy-Maße dafür) positiv mit BT korreliert ist. Zum Beispiel war ein hoher BMI mit einer hohen Trommelfelltemperatur assoziiert [115]. Ähnlich zeigte eine andere Studie, dass die durchschnittliche BT 36,1 ± 0,4, 36,4 ± 0,4 und 36,3 ± 0,4 °C bei Männern, prämenopausalen und postmenopausalen Frauen betrug und BT mit BMI, Taille, Taille-Hüft-Verhältnis, Körperfläche, Ruhepuls, Glukose- und Insulinspiegeln positiv korreliert war bei Männern und postmenopausalen Frauen, aber bei prämenopausalen Frauen war BT nur positiv korreliert mit Ruhepuls und Insulin, die Faktoren waren nach multivariater Anpassung nicht mehr signifikant [115]. Darüber hinaus zeigten Obermeyer et al. [116], basierend auf 243.506 Temperaturmessungen von 35.488 Patienten, die keine Infektionsdiagnose erhalten hatten und denen keine Antibiotika verschrieben wurden, dass die durchschnittliche BT 36,6 °C betrug, obwohl sie bei älteren Menschen niedriger und bei Frauen höher war. Hohe BT war auch mit höherem BMI und Krebsdiagnose verbunden, während niedrige BT bei Patienten mit Hypothyreose festgestellt wurde. Interessanterweise war die unerklärte Variation in der BT ein Prädiktor für das spätere Mortalitätsrisiko. Speziell war eine Erhöhung um 0,1 °C mit einem Anstieg des Mortalitätsrisikos um 8,4 % ein Jahr später verbunden. Insgesamt legen die Ergebnisse nahe, dass Übergewicht/Fettleibigkeit mit höherer BT assoziiert ist.

In mehreren Studien wurde jedoch gezeigt, dass Übergewicht/Fettleibigkeit (oder Proxy-Maße dafür) negativ mit BT korreliert ist. Zum Beispiel war ein hohes Körpergewicht mit *niedriger* oraler Temperatur korreliert [117], während ein hoher BMI bei Männern mit niedriger Trommelfelltemperatur korreliert war [118]. Im Gegensatz dazu war die Kerntemperatur bei übergewichtigen/fettleibigen Erwachsenen im Vergleich zu normalgewichtigen Erwachsenen ähnlich, wobei drahtlose Temperatursensorkapseln zur kontinuierlichen Überwachung der Kerntemperatur verwendet wurden [119]. Dennoch zeigte eine größere Studie mit 18.630 Erwachsenen im Alter von 20–98 Jahren, dass Fettleibigkeit in jeder Altersgruppe mit hoher durchschnittlicher BT korreliert war, nach Kontrolle für Geschlecht, BMI und weiße Blutkörperchenzahl. Die BT tendierte dazu, mit fortschreitendem Alter abzunehmen (–17,6 °C niedriger bei den ältesten im Vergleich zu den jüngsten) und sie war bei Frauen etwas höher als bei Männern [120]. Insgesamt sind die Ergebnisse für BT und Übergewicht/Fettleibigkeit etwas widersprüchlich, aber in den meisten Studien und in den größten Studien war Fettleibigkeit (oder Proxy-Maße dafür) mit höherer BT verbunden. Darüber hinaus ist es bemerkenswert, dass Menschen mit niedriger BT tendenziell länger leben als solche mit erhöhter BT, wie in der *Baltimore Longitudinal Study of Aging Men* gezeigt wurde [121].

Was könnte also die widersprüchlichen Ergebnisse für BT und Übergewicht/Fettleibigkeit erklären? Wie von Bastardot et al. [115] vorgeschlagen, könnten die unterschiedlichen Ergebnisse auf Unterschiede in den Studienproben zurückzuführen sein (z. B. Geschlecht, Menopausenstatus, autonome Erregung und/oder Hormonausschüttung). Die überzeugendste Erklärung bezieht sich jedoch auf das *Essverhalten*, insbesondere das späte Essen in der Nacht [72]. Ganz einfach, Essen ist *thermogen,* das heißt, es erhöht die BT unabhängig von der Tageszeit, zu der die Nahrung konsumiert wird, egal ob es tagsüber oder nachts ist. Zum Beispiel zeigten normalgewichtige unkontrollierte Esser eine erhöhte Lebertemperatur (0,8–1,5 °C) vom Beginn einer Mahlzeit bis 60–90 Minuten später, während übergewichtige und normalgewichtige kontrollierte Esser keine Veränderung ihrer postprandialen BT zeigten [122]. Dieses Ergebnis legt nahe, dass Essen natürlich zur Produktion von Körperwärme führt, obwohl die Rate und das Muster der Nahrungsaufnahme (z. B. kontrolliertes Essen) die postprandiale Thermogenese der Person beeinflussen können. Insgesamt legen die Ergebnisse nahe, dass die BT in Erwartung des Essens ansteigt, während einer Mahlzeit erhöht bleibt und dann ca. eine Stunde nach dem Essen abfällt, aber dies könnte bei übergewichtigen/fettleibigen Personen oder solchen, die dazu neigen, ihre Nahrungsaufnahme einzuschränken, anders sein.

In dieser Hinsicht hat die islamische Praxis des Verzichts auf Essen und Trinken (d. h. Fasten) während der Tageslichtstunden und des Verzehrs von Nahrung am Abend während des Ramadan eine einzigartige Gelegenheit geboten, die potenziellen Auswirkungen des späten Essens auf die Körpertemperatur (BT) und den Schlaf zu untersuchen. Zum Beispiel zeigten BaHammam et al. [123], dass während des Ramadan die Schlafens- und Aufwachzeiten verzögert waren und es eine signifikante Reduzierung der Gesamtschlafzeit (die von der ersten bis zur dritten Fastenwoche leicht abnahm) bei Muslimen, aber nicht bei Nichtmuslimen gab, aber es gab keine Zunahme der Tagesschläfrigkeit. In einer kleineren Studie zeigte BaHammam [124], dass das Fasten während der ersten drei Wochen des Ramadan bei gesunden muslimischen Medizinstudenten mit einer verzögerten Einschlafzeit, einer signifikanten Verzögerung der Aufwachzeit, größerer Tagesschläfrigkeit und einer (nicht signifikanten) Verkürzung des Schlafes im Vergleich zur Ausgangslage zusammenhing. Ähnlich berichteten BaHammam et al. [125] über eine signifikante Reduzierung des Anteils des REM-Schlafes während des Fastens, aber es gab keine signifikante Veränderung in der Tagesschläfrigkeit, der Einschlafverzögerung, dem Prozentsatz des NREM-Schlafes, dem Erregungsindex oder der Schlafeffizienz, während Roky et al. [126] zeigten, dass das Fasten mit einer längeren Einschlafverzögerung und einer kürzeren Gesamtschlafzeit um 40 Minuten am Anfang und Ende des Ramadan sowie einer Abnahme des Slow-Wave-Schlafes und der REM-Schlafdauer zusammenhing.

Mechanistisch zeigten Roky et al. [127], dass die Einschlafverzögerung und eine Zunahme der subjektiven Tagesschläfrigkeit mit einer Erhöhung der Rektaltemperatur verbunden waren, was darauf hindeutet, dass die nächtliche Nahrungsaufnahme und ihre thermogenen Effekte ausreichen, um den Schlaf einer Person zu beeinträchtigen. Ähnlich erkannten BaHammam et al. [124, 128] eine Verzögerung des Energieverbrauchsspitzenwerts während der ersten zwei Fastenwochen und eine Verzögerung der Akrophase der Hauttemperatur, was darauf hindeutet, dass wahrscheinlich eine Phasenverschiebung im zirkadianen Rhythmus der BT aufgetreten ist. Insgesamt legen die Ergebnisse nahe, dass das Fasten tagsüber und der späte Verzehr von Nahrung am Abend zu einer Veränderung des zirkadianen Rhythmus der BT führen und damit möglicherweise den Schlafbeginn stören können.

Wenn also eine Person spät in der Nacht isst, wird ihre BT wahrscheinlich ansteigen, und dies kann wiederum den normalen abendlichen Rückgang der BT stören, der als Auslöser für den Schlafbeginn angesehen wird [129, 130], wie im Detail in Abschn. 2.2 diskutiert. Somit kann gestörtes Essen (z. B. nächtliches Essen) die Fähigkeit, einzuschlafen, beeinträchtigen, indem es die nächtliche BT einer Person erhöht, was möglicherweise zu einer Phasenverschiebung im Schlaf-Wach-Zyklus führt und damit den Schlafbeginn stört [128] und den zirkadianen Rhythmus der Kern-BT. Zur Unterstützung dieser Behauptung zeigen Anhänger typischerweise eine Verzögerung in der Akrophase der Hauttemperatur während des Ramadan, was darauf hindeutet, dass wahrscheinlich eine Phasenverschiebung im zirkadianen Rhythmus der Kern-BT aufgetreten ist [128], und die hohe BT mit einer längeren Einschlafverzögerung verbunden ist [127].

Allerdings haben nur wenige Studien das späte Essen bei Nacht bei *nicht fastenden* Personen untersucht. Nur eine Studie [131] hat gezeigt, dass die Nahrungsaufnahme spät in der Nacht zu einer Zunahme der geistigen Wachheit zur Schlafenszeit führen kann. Dennoch haben mehrere Studien die Beziehung zwischen bestimmten Arten von Nahrungsaufnahme und Schlaf untersucht. Zum Beispiel wurde gezeigt, dass der

Verzehr von scharfem Essen am Abend den Schlaf beeinflusst, indem es die Einschlafzeit erhöht, den Slow-Wave-Schlaf und den Stage-2-Schlaf reduziert und die Gesamtwachzeit erhöht [132]. Ähnlich wurde in einer Übersichtsarbeit berichtet, dass eine faserarme, fett- und zuckerreiche Ernährung mit weniger erholsamem Schlaf und mehr Schlafunterbrechungen in Verbindung gebracht wird [133], während der Fast-Food-Konsum die Beziehung zwischen später Schlafenszeit und höherem BMI teilweise vermittelte [134]. Insgesamt legen die Ergebnisse nahe, dass bestimmte Arten von Lebensmitteln (z. B. solche, die reich an Fett, Zucker und Gewürzen sind) am ehesten den Schlaf einer Person stören können, obwohl der/Mechanismus, durch den dies geschieht, unbekannt ist, und die Auswirkungen, je nachdem, wie gewöhnt die Person an bestimmte Arten von Lebensmitteln ist (z. B. scharfes Essen), variieren können.

Im scharfen Kontrast dazu wurde gezeigt, dass *kalorische Restriktion* (CR) konsequent mit einer niedrigeren BT verbunden ist. Zum Beispiel zeigte eine kürzlich durchgeführte randomisierte kontrollierte Studie mit 25 % CR bei 150 Personen, die für ≥6 Jahre Diät hielten, dass ihre Kern-BT niedriger war als bei denen, die nicht auf Diät waren, um etwa −17,6 °C nach 6 Monaten CR-Therapie [135]. Ähnlich waren in einer anderen Studie die durchschnittliche 24-Stunden-, Tages- und Nachtkern-BT bei Personen, die eine CR-Diät einhielten, niedriger als bei denen, die eine westliche Diät einhielten [136]. Es ist also offensichtlich, dass das Essen zu einer Erhöhung der BT führen kann, während eine langanhaltende CR zuverlässig die BT reduziert [135, 136].

Dennoch wurden mehrere andere Mechanismen vorgeschlagen, um die Beziehung zwischen gestörtem Essen, Übergewicht/Fettleibigkeit und gestörtem Schlaf zu erklären. Zum Beispiel vermuten einige Forscher, dass eine kürzere Schlafdauer im Laufe der Zeit dazu neigt, eine positive Energiebilanz zu fördern, die wiederum zu einer signifikanten Gewichtszunahme führen kann [137]. Alternativ könnten eine längere Einschlafverzögerung und eine kürzere Schlafdauer zusätzliche Zeit bieten, in der eine Person nachts Nahrung zu sich nehmen kann, was somit im Laufe der Zeit zur Gewichtszunahme beiträgt [137, 138]. Andere Forscher haben jedoch vorgeschlagen, dass neuroendokrine und metabolische Wege an der Vermittlung der Auswirkungen von Binge-Eating auf Schlaf und Gewicht oder umgekehrt beteiligt sind. Zum Beispiel wurde vorgeschlagen, dass eine Veränderung der Leptin- und Ghrelinsekretion nach Schlafentzug indirekt zu Binge-Eating führen kann, indem sie die Nahrungsaufnahme fördert [103, 139], wie unten detailliert beschrieben.

Schließlich wird vorgeschlagen, dass gestörter Schlaf zu einer Dysregulation der Hormone führt, die die Nahrungsaufnahme regulieren, was wiederum zu Gewichtszunahme führen kann [137]. Schlafentzug kann die Sekretion von Leptin und Ghrelin verändern, Hormone, die bei der Einleitung und Begrenzung der Nahrungsaufnahme helfen [139]. Leptin wird von Adipozyten freigesetzt, um den Hunger zu begrenzen und Sättigung zu erzeugen [140, 141], während Ghrelin, ein Peptid, das vom Magen abgesondert wird, den Appetit erhöht [142], entgegenwirkend den Effekten von Leptin. Infolgedessen sinken die Ghrelin-Spiegel im Körper während Perioden positiver Energiebilanz, während die Spiegel nach dem Fasten tendenziell ansteigen [143]. Im Gegensatz dazu wird berichtet, dass der Appetit bei Menschen, die langfristigen Schlafentzug erleben, durch eine Veränderung in der Leptin- und Ghrelinsekretion zunimmt. Insbesondere wird eine kürzere Schlafdauer ($\leq$ 7,7 Stunden/Nacht) mit einem Rückgang der Leptin- und einer Zunahme der Ghrelinsekretion in Verbindung gebracht, was zu einer allgemeinen Zunahme des Appetits führt [144]. Schon zwei aufeinanderfolgende Nächte mit Schlafbeschränkung (d. h. 4 Stunden Gesamtschlafverlust) wurden berichtet, mit einem 18%igen Rückgang von Leptin und einer 28%igen Zunahme von Ghrelin während des Tages verbunden zu sein, was einer 24%igen Zunahme des Hungers und einer 23%igen Zunahme des Appetits entspricht. Insbesondere berichteten die Teilnehmer über eine Zunahme ihres spezifischen Appetits (33–45 %) für kalorienreiche kohlenhydrathaltige Lebensmittel wie Süßigkeiten, salzige Lebensmittel und stärkehaltige Lebensmittel, während ihr Appetit auf Obst, Gemüse und proteinreiche Lebensmittel nach der Schlafbeschränkung nicht verändert wurde [139]. Insgesamt legen die Ergebnisse nahe, dass eine Veränderung der metabolischen und neuroendokrinen Hormone zumindest teilweise die Komorbidität zwischen Übergewicht/Fettleibigkeit, Essstörungen und gestörtem Schlaf erklären kann.

Zusammenfassend haben wir die Annahme untersucht, dass Übergewicht/Fettleibigkeit, Schlaflosigkeit/gestörter Schlaf und Essstörungen (z. B. Nachtessen) funktional mit einer erhöhten nächtlichen BT verbunden sind. Insgesamt legen die Ergebnisse nahe, dass, wenn eine Person nachts gestörtes Essen betreibt, dies zu einer Phasenverschiebung im zirkadianen Rhythmus der Kern-BT führen kann, was potenziell den Schlafbeginn stört. Darüber hinaus kann, sobald der Schlaf einer Person gestört ist, diese dazu neigen, dieses schlafstörende Verhalten häufiger auszuüben, während sie auf den Schlaf wartet, was im Laufe der Zeit zu einer zusätzlichen Gewichtszunahme führen kann [138]. Auf diese Weise kann gestörter Schlaf zur Entwicklung einer neuen Erkrankung (z. B. Übergewicht/Fettleibigkeit) und zur Verschlimmerung oder Aufrechterhaltung bestehenden Verhaltens (z. B. Nachtessen) beitragen. Darüber hinaus kann gestörter Schlaf das Ergebnis dieses Verhaltens sein, das häufig von übergewichtigen/fettleibigen Personen praktiziert wird. Daher ist es möglich, dass eine erhöhte nächtliche BT, die den Schlafbeginn stört, die Entwicklung und/oder Aufrechterhaltung gleichzeitiger Symptome und Störungen, einschließlich Schlaflosigkeit/gestörten Schlafs, Übergewicht/Fettleibigkeit und Essstörungen, untermauern kann. Das heißt, Schlafprobleme können durch eine Zunahme der nächtlichen BT eine zentrale und bidirektionale Rolle bei der Verursachung, Verschlimmerung und/oder Aufrechterhaltung anderer Symptome, Störungen und Verhaltensweisen spielen sowie möglicherweise durch die gleichen bioverhaltensbezogenen Mechanismen verursacht werden (siehe Abb. 2.1–2.3 in Kap. 2).

Literatur

1. WHO. Obesity and overweight. 2018. https://www.who.int/en/news-room/fact-sheets/detail/obesity-and-overweight. Accessed 10 April 2018.
2. Walls HL, Magliano DJ, Stevenson CE, et al. Projected progression of the prevalence of obesity in Australia. *Obesity*. 2012;20(4):872–878. https://doi.org/10.1038/oby.2010.338.
3. Mokdad AH, Ford ES, Bowman BA, et al. Prevalence of obesity, diabetes, and obesity-related health risk factors, 2001. *The Journal of the Ame-*

rican Medical Association. 2003;289(1):76–79. https://doi.org/10.1001/jama.289.1.76.

4. Hubert HB, Feinleib M, McNamara PM, Castelli WP. Obesity as an independent risk factor for cardiovascular disease: A 26-year follow-up of participants in the Framingham Heart Study. *Circulation*. 1983;67(5):968–977. https://doi.org/10.1161/01.cir.67.5.968.
5. Fairburn CG, Doll HA, Welch SL, Hay PJ, Davies BA, O'Connor ME. Risk factors for binge eating disorder: A community-based, case-control study. *Archives of General Psychiatry*. 1998;55(5):425–432.
6. Carmelli D, Swan GE, Bliwise DL. Relationship of 30-year changes in obesity to sleep-disordered breathing in the western collaborative group study. *Obesity Research*. 2000;8(9):632–637. https://doi.org/10.1038/oby.2000.81.
7. Leger D, Guilleminault C, Dreyfus JP, Delahaye C, Paillard M. Prevalence of insomnia in a survey of 12,778 adults in France. *Journal of Sleep Research*. 2000;9(1):35–42. https://doi.org/10.1046/j.1365-2869.2000.00178.x.
8. Rooke SE, Thorsteinsson EB. Examining the temporal relationship between depression and obesity: Meta-analyses of prospective research. *Health Psychology Review*. 2008;2(1):94–109. https://doi.org/10.1080/17437190802295689.
9. Stice E, Presnell K, Shaw H, Rohde P. Psychological and behavioral risk factors for obesity onset in adolescent girls: A prospective study. *Journal of Consulting and Clinical Psychology*. 2005;73(2):195–202.
10. Paxton SJ, Eisenberg ME, Neumark-Sztainer D. Prospective predictors of body dissatisfaction in adolescent girls and boys: A five-year longitudinal study. *Developmental Psychology*. 2006;42(5):888. https://doi.org/10.1037/0012-1649.42.5.888.
11. Roberts RE, Deleger S, Strawbridge WJ, Kaplan GA. Prospective association between obesity and depression: Evidence from the Alameda County Study. *International Journal of Obesity*. 2003;27(4):514. https://doi.org/10.1038/sj.ijo.0802204.
12. Boutelle KN, Hannan PJ, Fulkerson JA, Crow SJ, Stice E. Obesity as a predictor of depression in adolescent females. *Health Psychology*. 2010;29(3):293–298. https://doi.org/10.1037/a0018645.
13. Luppino FS, de Wit LM, Bouvy PF, et al. Overweight, obesity, and depression: A systematic review and meta-analysis of longitudinal stu-

dies. *Archives of General Psychiatry*. 2010;67(3):220–229. https://doi.org/10.1001/archgenpsychiatry.2010.2.
14. Mannan M, Mamun A, Doi S, Clavarino A. Prospective associations between depression and obesity for adolescent males and females-a systematic review and meta-analysis of longitudinal studies. *PLoS One*. 2016;11(6):e0157240. https://doi.org/10.1371/journal.pone.0157240.
15. Lowe MR, Fisher EB. Emotional reactivity, emotional eating, and obesity: A naturalistic study. *Journal of Behavioral Medicine*. 1983;6(2):135–149.
16. Gariepy G, Nitka D, Schmitz N. The association between obesity and anxiety disorders in the population: A systematic review and meta-analysis. *International Journal of Obesity*. 2010;34(3):407–419. https://doi.org/10.1038/ijo.2009.252.
17. Amiri S, Behnezhad S. Obesity and anxiety symptoms: A systematic review and meta-analysis. *Neuropsychiatrie*. 2019:1–18. https://doi.org/10.1007/s40211-019-0302-9.
18. Vorona RD, Winn MP, Babineau TW, Eng BP, Feldman HR, Ware JC. Overweight and obese patients in a primary care population report less sleep than patients with a normal body mass index. *Archives of Internal Medicine & Health*. 2005;165(1):25–30. https://doi.org/10.1001/archinte.165.1.25.
19. Pearson NJ, Johnson LL, Nahin RL. Insomnia, trouble sleeping, and complementary and alternative medicine: Analysis of the 2002 National Health Interview Survey data. *Archives of Internal Medicine*. 2006;166(16):1775–1782. https://doi.org/10.1001/archinte.166.16.1775.
20. Ejike CECC. Association between anxiety and obesity: A study of a young-adult Nigerian population. *Journal of Neurosciences in Rural Practice*. 2013;4(Suppl 1):S13–S18. https://doi.org/10.4103/0976-3147.116429.
21. Mozaffarian D, Hao T, Rimm EB, Willett WC, Hu FB. Changes in diet and lifestyle and long-term weight gain in women and men. *New England Journal of Medicine*. 2011;364(25):2392–2404. https://doi.org/10.1056/nejmoa1014296.
22. Lopez RP. Neighborhood risk factors for obesity. *Obesity*. 2007;15(8):2111–2119. https://doi.org/10.1038/oby.2007.251.
23. Australian Bureau of Statistics. *Australian health survey: Nutrition first results—Foods and nutrients, 2011–12 (food consumption)*. Canberra, Australia: Author; 2014. 4364.0.55.007.

24. Australian Bureau of Statistics. *Overweight and obesity: Australian health survey—Updated results, 2011–2012*. Canberra, Australia: Author; 2013. 4364.0.55.003.
25. Karlsson J, Taft C, Rydén A, Sjöström L, Sullivan M. Ten-year trends in health-related quality of life after surgical and conventional treatment for severe obesity: The SOS intervention study. *International Journal of Obesity*. 2007;31:1248–1261. https://doi.org/10.1038/sj.ijo.0803573.
26. Buhmann H, le Roux CW, Bueter M. The gut–brain axis in obesity. *Best Practice & Research Clinical Gastroenterology*. 2014;28(4):559–571. https://doi.org/10.1016/j.bpg.2014.07.003.
27. Damms-Machado A, Mitra S, Schollenberger AE, et al. Effects of surgical and dietary weight loss therapy for obesity on gut microbiota composition and nutrient absorption. *BioMed Research International*. 2015. https://doi.org/10.1155/2015/806248.
28. Hillman DR, Lack LC. Public health implications of sleep loss: The community burden. *Medical Journal of Australia*. 2013;199(8):S7–S10. https://doi.org/10.5694/mja13.10620.
29. National Sleep Foundation. Lack of sleep is affecting Americans, finds the national sleep foundation. 2014. https://www.sleepfoundation.org/media-center/press-release/lack-sleep-affecting-americans-finds-the-national-sleep-foundation.
30. Doi Y, Minowa M, Uchiyama M, Okawa M. Subjective sleep quality and sleep problems in the general Japanese adult population. *Psychiatry and Clinical Neurosciences*. 2001;55(3):213–215. https://doi.org/10.1046/j.1440-1819.2001.00830.x.
31. Short MA, Gradisar M, Lack LC, Wright HR, Dohnt H. The sleep patterns and well-being of Australian adolescents. *Journal of Adolescence*. 2013;36(1):103–110. https://doi.org/10.1016/j.adolescence.2012.09.008.
32. Gaultney JF. The prevalence of sleep disorders in college students: Impact on academic performance. *Journal of American College Health*. 2010;59(2):91–97. https://doi.org/10.1080/07448481.2010.483708.
33. Newman AB, Enright PL, Manolio TA, Haponik EF, Wahl PW. Sleep disturbance, psychosocial correlates, and cardiovascular disease in 5201 older adults: The cardiovascular health study. *Journal of the American Geriatrics Society*. 1997;45(1):1–7. https://doi.org/10.1111/j.1532-5415.1997.tb00970.x.

34. Crowley K. Sleep and sleep disorders in older adults. *Neuropsychology Review*. 2011;21(1):41–53. https://doi.org/10.1007/s11065-010-9154-6.
35. Foley D, Ancoli-Israel S, Britz P, Walsh J. Sleep disturbances and chronic disease in older adults: Results of the 2003 National Sleep Foundation Sleep in America Survey. *Journal of Psychosomatic Research*. 2004;56(5):497–502. https://doi.org/10.1016/j.jpsychores.2004.02.010.
36. Knox SA, Harrison CM, Britt HC, Henderson JV. Estimating prevalence of common chronic morbidities in Australia. *Medical Journal of Australia*. 2008;189(2):66–70. https://doi.org/10.5694/j.1326-5377.2008.tb01918.x.
37. Young T, Palta M, Dempsey J, Skatrud J, Weber S, Badr S. The occurrence of sleep-disordered breathing among middle-aged adults. *New England Journal of Medicine*. 1993;328(17):1230–1235. https://doi.org/10.1056/nejm199304293281704.
38. Allen RP, Walters AS, Montplaisir J, et al. Restless legs syndrome prevalence and impact: Rest general population study. *Archives of Internal Medicine*. 2005;165(11):1286–1292. https://doi.org/10.1001/archinte.165.11.1286.
39. Hajak G, Sine Study Group. Epidemiology of severe insomnia and its consequences in Germany. *European Archives of Psychiatry and Clinical Neurosciences*. 2001;251(2):49–56. https://doi.org/10.1007/s004060170052.
40. National Sleep Foundation. Snoring and sleep. 2019. https://www.sleepfoundation.org/sleep-disorders-problems/other-sleep-disorders/snoring/page/0/2.
41. Cunnington D, Junge MF, Fernando AT. Insomnia: Prevalence, consequences and effective treatment. *Medical Journal of Australia*. 2013;199(8):S36–S40. https://doi.org/10.5694/mja13.10718.
42. American Psychiatric Association. *Diagnostic and statistical manual of mental disorders (DSM-5)*. 5th ed. Washington, DC: American Psychiatric Association; 2013.
43. Neubauer DN. *Understanding sleeplessness: Perspectives on insomnia*. Baltimore, MD, USA: Johns Hopkins University Press; 2003.
44. Taylor DJ, Mallory LJ, Lichstein KL, Durrence HH, Riedel BW, Bush AJ. Comorbidity of chronic insomnia with medical problems. *Sleep*. 2007;30(2):213–218. https://doi.org/10.1093/sleep/30.2.213.
45. Jansson M, Linton SJ. Psychosocial work stressors in the development and maintenance of insomnia: A prospective study. *Journal of*

Occupational Health Psychology. 2006;11(3):241–248. https://doi.org/10.1037/1076-8998.11.3.241.
46. Nakata A, Haratani T, Takahashi M, et al. Job stress, social support, and prevalence of insomnia in a population of Japanese daytime workers. *Social Science & Medicine*. 2004;59(8):1719–1730. https://doi.org/10.1016/j.socscimed.2004.02.002.
47. Morin CM, Rodrigue S, Ivers H. Role of stress, arousal, and coping skills in primary insomnia. *Psychosomatic Medicine*. 2003;65(2):259–267.
48. Kaplan KA, Talbot LS, Harvey AG. Cognitive mechanisms in chronic insomnia: Processes and prospects. *Sleep Medicine Clinics*. 2009;4(4):541–548. https://doi.org/10.1016/j.jsmc.2009.07.007.
49. Mansfield DR, Antic NA, McEvoy RD. How to assess, diagnose, refer and treat adult obstructive sleep apnoea: A commentary on the choices. *Medical Journal of Australia*. 2013;199(8):S21–S26. https://doi.org/10.5694/mja13.10909.
50. Naughton MT, Phillips B. *Fast facts: Obstructive sleep apnea*. Abingdon, UK: Health Press Limited; 2004.
51. Frey WC, Pilcher J. Obstructive sleep-related breathing disorders in patients evaluated for bariatric surgery. *Obesity Surgery*. 2003;13(5):676–683. https://doi.org/10.1381/096089203322509228.
52. Earley CJ. Restless legs syndrome. *The New England Journal of Medicine*. 2003;348(21):2103–2109. https://doi.org/10.1056/nejmcp021288.
53. Silber MH. Restless legs syndrome. *Mayo Clinic Proceedings*. 1997;72(3):261–264. https://doi.org/10.4065/72.3.261.
54. Montplaisir J, Boucher S, Poirier G, Lavigne G, Lapierre O, Lespérance P. Clinical, polysomnographic, and genetic characteristics of restless legs syndrome: A study of 133 patients diagnosed with new standard criteria. *Movement Disorders*. 1997;12(1):61–65. https://doi.org/10.1002/mds.870120111.
55. Juszczak GR, Swiergiel AH. Serotonergic hypothesis of sleepwalking. *Medical Hypotheses*. 2005;64(1):28–32. https://doi.org/10.1016/j.mehy.2004.06.013.
56. Aronoff NJ, Geliebter A, Zammit G. Gender and body mass index as related to the night-eating syndrome in obese outpatients. *Journal of the American Dietetic Association*. 2001;101(1):102–104. https://doi.org/10.1016/s0002-8223(01)00022-0.
57. Rand CSW, Macgregor AMC, Stunkard AJ. The night eating syndrome in the general population and among postoperative obesity surgery pati-

ents. *International Journal of Eating Disorders*. 1997;22(1):65–69. https://doi.org/10.1002/(sici)1098-108x(199707)22:1<65::aid-eat8>3.0.co;2-0.

58. Wolk R, Shamsuzzaman ASM, Somers VK. Obesity, sleep apnea, and hypertension. *Hypertension*. 2003;42(6):1067–1074. https://doi.org/10.1161/01.hyp.0000101686.98973.a3.
59. Shinohara E, Kihara S, Yamashita S, et al. Visceral fat accumulation as an important risk factor for obstructive sleep apnoea syndrome in obese subjects. *Journal of Internal Medicine*. 1997;241(1):11–18. https://doi.org/10.1046/j.1365-2796.1997.63889000.x.
60. Janson C, Lindberg E, Gislason T, Elmasry A, Boman G. Insomnia in men: A 10-year prospective population based study. *Sleep*. 2001;24(4):425–430. https://doi.org/10.1093/sleep/24.4.425.
61. Elder BL, Ammar EM, Pile D. Sleep duration, activity levels, and measures of obesity in adults. *Public Health Nursing*. 2016;33(3):200–205. https://doi.org/10.1111/phn.12230.
62. Vgontzas AN, Lin HM, Papaliaga M, et al. Short sleep duration and obesity: The role of emotional stress and sleep disturbances. *International Journal of Obesity*. 2008;32(5):801–809. https://doi.org/10.1038/ijo.2008.4.
63. Patel SR, Blackwell T, Redline S, et al. The association between sleep duration and obesity in older adults. *International Journal of Obesity*. 2008;32(12):1825–1834. https://doi.org/10.1038/ijo.2008.198.
64. Gangwisch JE, Malaspina D, Boden-Albala B, Heymsfield SB. Inadequate sleep as a risk factor for obesity: Analyses of the NHANES I. *Sleep*. 2005;28(10):1289–1296. https://doi.org/10.1093/sleep/28.10.1289.
65. Patel SR, Hu FB. Short sleep duration and weight gain: A systematic review. *Obesity*. 2008;16(3):643–653. https://doi.org/10.1038/oby.2007.118.
66. Eisenmann JC, Ekkekakis P, Holmes M. Sleep duration and overweight among Australian children and adolescents. *Acta Paediatrica*. 2006;95(8):956–963. https://doi.org/10.1080/08035250600731965.
67. Shi Z, Taylor AW, Gill TK, Tuckerman J, Adams R, Martin J. Short sleep duration and obesity among Australian children. *BMC Public Health*. 2010;10(1):609. https://doi.org/10.1186/1471-2458-10-609.
68. Jiang F, Zhu S, Yan C, Jin X, Bandla H, Shen X. Sleep and obesity in preschool children. *The Journal of Pediatrics*. 2009;154(6):814–818. https://doi.org/10.1016/j.jpeds.2008.12.043.

69. Cappuccio FP, Taggart FM, Kandala N-B, et al. Meta-analysis of short sleep duration and obesity in children and adults. *Sleep*. 2008;31(5):619–626. https://doi.org/10.1093/sleep/31.5.619.
70. Kobayashi D, Takahashi O, Deshpande GA, Shimbo T, Fukui T. Association between weight gain, obesity, and sleep duration: A large-scale 3-year cohort study. *Sleep and Breathing*. 2012;16(3):829–833. https://doi.org/10.1007/s11325-011-0583-0.
71. Watanabe M, Kikuchi H, Tanaka K, Takahashi M. Association of short sleep duration with weight gain and obesity at 1-year follow-up: A large-scale prospective study. *Sleep*. 2010;33(2):161–167. https://doi.org/10.1093/sleep/33.2.161.
72. Allison KC, Lundgren JD, O'Reardon JP, et al. Proposed diagnostic criteria for night eating syndrome. *International Journal of Eating Disorders*. 2010;43(3):241–247. https://doi.org/10.1002/eat.20693.
73. O'Reardon JP, Ringel BL, Dinges DF, et al. Circadian eating and sleeping patterns in the night eating syndrome. *Obesity Research*. 2004;12(11):1789–1796. https://doi.org/10.1038/oby.2004.222.
74. Gluck ME, Venti CA, Salbe AD, Krakoff J. Nighttime eating: Commonly observed and related to weight gain in an inpatient food intake study. *The American Journal of Clinical Nutrition*. 2008;88(4):900–905. https://doi.org/10.1093/ajcn/88.4.900.
75. Striegel-Moore RH, Franko DL, Thompson D, Affenito S, May A, Kraemer HC. Exploring the typology of night eating syndrome. *International Journal of Eating Disorders*. 2008;41(5):411–418. https://doi.org/10.1002/eat.20514.
76. Colles SL, Dixon JB, O'brien PE. Night eating syndrome and nocturnal snacking: Association with obesity, binge eating and psychological distress. *International Journal of Obesity*. 2007;31(11):1722. https://doi.org/10.1038/sj.ijo.0803664.
77. Stunkard AJ. Eating patterns and obesity. *Psychiatric Quarterly*. 1959;33(2):284–295.
78. Gallant AR, Lundgren J, Allison K, et al. Validity of the night eating questionnaire in children. *International Journal of Eating Disorders*. 2012;45(7):861–865. https://doi.org/10.1002/eat.22021.
79. Allison KC, Wadden TA, Sarwer DB, et al. Night eating syndrome and binge eating disorder among persons seeking bariatric surgery: Prevalence and related features. *Obesity*. 2006;14(S3):77S–82S. https://doi.org/10.1038/oby.2006.286.

80. Howell MJ, Schenck CH, Crow SJ. A review of nighttime eating disorders. *Sleep Medicine Reviews*. 2009;13(1):23–34. https://doi.org/10.1016/j.smrv.2008.07.005.
81. de Zwaan M, Roerig DB, Crosby RD, Karaz S, Mitchell JE. Nighttime eating: A descriptive study. *International Journal of Eating Disorders*. 2006;39(3):224–232. https://doi.org/10.1002/eat.20246.
82. Marshall HM, Allison KC, O'Reardon JP, Birketvedt G, Stunkard AJ. Night eating syndrome among nonobese persons. *International Journal of Eating Disorders*. 2004;35(2):217–222. https://doi.org/10.1002/eat.10241.
83. Striegel-Moore RH, Franko DL, Thompson D, Affenito S, Kraemer HC. Night eating: Prevalence and demographic correlates. *Obesity*. 2006;14(1):139–147. https://doi.org/10.1038/oby.2006.17.
84. Crispim CA, Zimberg IZ, dos Reis BG, Diniz RM, Tufik S, de Mello MT. Relationship between food intake and sleep pattern in healthy individuals. *Journal of Clinical Sleep Medicine*. 2011;7(6):659–664. https://doi.org/10.5664/jcsm.1476.
85. Rogers NL, Dinges DF, Allison KC, et al. Assessment of sleep in women with night eating syndrome. *Sleep*. 2006;29(6):814–819. https://doi.org/10.1093/sleep/29.6.814.
86. Birketvedt GS, Florholmen J, Sundsfjord J, et al. Behavioral and neuroendocrine characteristics of the night-eating syndrome. *Journal of the American Medical Association*. 1999;282(7):657–663. https://doi.org/10.1001/jama.282.7.657.
87. Sevincer GM, Ince E, Taymur I, Konuk N. Night eating syndrome frequency in university students: Association with impulsivity, depression, and anxiety. *Klinik Psikofarmakoloji Bülteni* [Bulletin of Clinical Psychopharmacology]. 2016;26(3):238–247. https://doi.org/10.5455/bcp.20160322093750.
88. Borges KM, dos Santos Figueiredo FW, do Souto RP. Night eating syndrome and emotional states in university students. *Journal of Human Growth and Development*. 2017;27(3):332–341. https://doi.org/10.7322/jhgd.141277.
89. Yeh S-SS, Brown RF. Disordered eating partly mediates the relationship between poor sleep quality and high body mass index. *Eating Behaviors*. 2014;15(2):291–297. https://doi.org/10.1016/j.eatbeh.2014.03.014.

90. Vinai P, Ferri R, Ferini-Strambi L, et al. Defining the borders between sleep-related eating disorder and night eating syndrome. *Sleep Medicine*. 2012;13(6):686–690. https://doi.org/10.1016/j.sleep.2011.11.017.
91. Andersen GS, Stunkard AJ, Sørensen TI, Petersen L, Heitmann BL. Night eating and weight change in middle-aged men and women. *International Journal of Obesity*. 2004;28:1338–1343. https://doi.org/10.1038/sj.ijo.0802731.
92. Stunkard A, Lu X. Rapid changes in night eating: Considering mechanisms. *Eating and Weight Disorders-Studies on Anorexia, Bulimia and Obesity*. 2010;15(1–2):e2–e8. https://doi.org/10.1007/bf03325274.
93. Goel N, Stunkard AJ, Rogers NL, et al. Circadian rhythm profiles in women with night eating syndrome. *Journal of Biological Rhythms*. 2009;24(1):85–94. https://doi.org/10.1177/0748730408328914.
94. Schenck CH, Mahowald MW. Review of nocturnal sleep-related eating disorders. *International Journal of Eating Disorders*. 1994;15(4):343–356. https://doi.org/10.1002/eat.2260150405.
95. Hudson JI, Hiripi E, Pope Jr. HG, Kessler RC. The prevalence and correlates of eating disorders in the National Comorbidity Survey Replication. *Biological Psychiatry*. 2007;61(3):348–358. https://doi.org/10.1016/j.biopsych.2006.03.040.
96. Ricca V, Mannucci E, Moretti S, et al. Screening for binge eating disorder in obese outpatients. *Comprehensive Psychiatry*. 2000;41(2):111–115. https://doi.org/10.1016/s0010-440x(00)90143-3.
97. Decaluwé V, Braet C. Prevalence of binge-eating disorder in obese children and adolescents seeking weight-loss treatment. *International Journal of Obesity*. 2003;27(3):404–409. https://doi.org/10.1038/sj.ijo.0802233.
98. Smith DE, Marcus MD, Lewis CE, Fitzgibbon M, Schreiner P. Prevalence of binge eating disorder, obesity, and depression in a biracial cohort of young adults. *Annals of Behavioral Medicine*. 1998;20(3):227–232. https://doi.org/10.1007/bf02884965.
99. de Zwaan M, Nutzinger DO, Schoenbeck G. Binge eating in overweight women. *Comprehensive Psychiatry*. 1992;33(4):256–261. https://doi.org/10.1016/0010-440x(92)90050-z.
100. Telch CF, Agras WS, Rossiter EM. Binge eating increases with increasing adiposity. *International Journal of Eating Disorders*. 1988;7(1):115–119. https://doi.org/10.1002/1098-108x(198801)7:1<115::aid-eat2260070112>3.0.co;2-w.

101. Bulik CM, Sullivan PF, Kendler KS. Medical and psychiatric morbidity in obese women with and without binge-eating. *International Journal of Eating Disorders*. 2002;32(1):72–78. https://doi.org/10.1002/eat.10072.
102. Tzischinsky O, Latzer Y, Epstein R, Tov N. Sleep-wake cycles in women with binge eating disorder. *International Journal of Eating Disorders*. 2000;27(1):43–48. https://doi.org/10.1002/(sici)1098-108x(200001)27:1<43::aid-eat5>3.0.co;2-z.
103. Trace SE, Thornton LM, Runfola CD, Lichtenstein P, Pedersen NL, Bulik CM. Sleep problems are associated with binge eating in women. *International Journal of Eating Disorders*. 2012;45(5):695–703. https://doi.org/10.1002/eat.22003.
104. Adami GF, Meneghelli A, Scopinaro N. Night eating and binge eating disorder in obese patients. *International Journal of Eating Disorders*. 1999;25(3):335–338. https://doi.org/10.1002/(sici)1098-108x(199904)25:3<335::aid-eat12>3.0.co;2-1.
105. Freeman LMY, Gil KM. Daily stress, coping, and dietary restraint in binge eating. *International Journal of Eating Disorders*. 2004;36(2):204–212. https://doi.org/10.1002/eat.20012.
106. Wichianson JR, Bughi SA, Unger JB, Spruijt-Metz D, Nguyen-Rodriguez ST. Perceived stress, coping and night-eating in college students. *Stress and Health*. 2009;25(3):235–240. https://doi.org/10.1002/smi.1242.
107. Wolff GE, Crosby RD, Roberts JA, Wittrock DA. Differences in daily stress, mood, coping, and eating behavior in binge eating and nonbinge eating college women. *Addictive Behaviors*. 2000;25(2):205–216. https://doi.org/10.1016/s0306-4603(99)00049-0.
108. Geliebter A, Carnell S, Gluck ME. Cortisol and ghrelin concentrations following a cold pressor stress test in overweight individuals with and without night eating. *International Journal of Obesity*. 2013;37(8):1104–1108. https://doi.org/10.1038/ijo.2012.166.
109. Jääskeläinen A, Nevanperä N, Remes J, Rahkonen F, Järvelin M-R, Laitinen J. Stress-related eating, obesity and associated behavioural traits in adolescents: A prospective population-based cohort study. *BMC Public Health*. 2014;14(1):321. https://doi.org/10.1186/1471-2458-14-321.
110. Allison KC, Grilo CM, Masheb RM, Stunkard AJ. Binge eating disorder and night eating syndrome: A comparative study of disordered eating. *Journal of Consulting and Clinical Psychology*. 2005;73(6):1107–1115. https://doi.org/10.1037/0022-006x.73.6.1107.

111. Stunkard A, Berkowitz R, Wadden T, Tanrikut C, Reiss E, Young L. Binge eating disorder and the night-eating syndrome. *International Journal of Obesity*. 1996;20(1):1–6.
112. de Zwaan M. Binge eating disorder and obesity. *International Journal of Obesity*. 2001;25(S1):S51–S55. https://doi.org/10.1038/sj.ijo.0801699.
113. Stunkard AJ, Grace WJ, Wolff HG. The night-eating syndrome: A pattern of food intake among certain obese patients. *The American Journal of Medicine*. 1955;19(1):78–86. https://doi.org/10.1016/0002-9343(55)90276-x.
114. Dixon JB, Schachter LM, O'Brien PE. Sleep disturbance and obesity: Changes following surgically induced weight loss. *Archives of Internal Medicine*. 2001;161(1):102–106. https://doi.org/10.1001/archinte.161.1.102.
115. Bastardot F, Marques-Vidal P, Vollenweider P. Association of body temperature with obesity: The CoLaus study. *International Journal of Obesity*. 2019;43:1026–1033. https://doi.org/10.1038/s41366-018-0218-7.
116. Obermeyer Z, Samra JK, Mullainathan S. Individual differences in normal body temperature: Longitudinal big data analysis of patient records. *BMJ*. 2017;359:j5468. https://doi.org/10.1136/bmj.j5468.
117. Adam K. Human body temperature is inversely correlated with body mass. *European Journal of Applied Physiology and Occupational Physiology*. 1989;58(5):471–475. https://doi.org/10.1007/bf02330699.
118. Kim H, Richardson C, Roberts J, Gren L, Lyon JL. Cold hands, warm heart. *The Lancet*. 1998;351(9114):1492.
119. Heikens MJ, Gorbach AM, Eden HS, et al. Core body temperature in obesity. *The American Journal of Clinical Nutrition*. 2011;93(5):963–967. https://doi.org/10.3945/ajcn.110.006270.
120. Waalen J, Buxbaum JN. Is older colder or colder older? The association of age with body temperature in 18,630 individuals. *The Journals of Gerontology Series A: Biological Sciences and Medical Sciences*. 2011;66(5):487–492. https://doi.org/10.1093/gerona/glr001.
121. Roth GS, Lane MA, Ingram DK, et al. Biomarkers of caloric restriction may predict longevity in humans. *Science*. 2002;297(5582):811. https://doi.org/10.1126/science.1071851.
122. Westerterp-Plantenga MS, Wouters L, Ten Hoor F. Deceleration in cumulative food intake curves, changes in body temperature and diet-induced themogenesis. *Physiology & Behavior*. 1990;48(6):831–836. https://doi.org/10.1016/0031-9384(90)90235-v.

123. BaHammam AS, Alaseem AM, Alzakri AA, Sharif MM. The effects of Ramadan fasting on sleep patterns and daytime sleepiness: An objective assessment. *Journal of Research in Medical Sciences*. 2013;18(2):127–131.
124. BaHammam AS, Sleep pattern, daytime sleepiness, and eating habits during the month of Ramadan. *Sleep and Hypnosis*. 2003;5:165–174.
125. BaHammam AS, Almushailhi K, Pandi-Perumal SR, Sharif MM. Intermittent fasting during R amadan: Does it affect sleep? *Journal of Sleep Research*. 2014;23(1):35–43. https://doi.org/10.1111/jsr.12076.
126. Roky R, Chapotot F, Hakkou F, Benchekroun MT, Buguet A. Sleep during Ramadan intermittent fasting. *Journal of Sleep Research*. 2001;10(4):319–327. https://doi.org/10.1046/j.1365-2869.2001.00269.x.
127. Roky R, Chapotot F, Benchekroun MT, et al. Daytime sleepiness during Ramadan intermittent fasting: Polysomnographic and quantitative waking EEG study. *Journal of Sleep Research*. 2003;12(2):95–101. https://doi.org/10.1046/j.1365-2869.2003.00341.x.
128. BaHammam A, Alrajeh M, Albabtain M, Bahammam S, Sharif M. Circadian pattern of sleep, energy expenditure, and body temperature of young healthy men during the intermittent fasting of Ramadan. *Appetite*. 2010;54(2):426–429. https://doi.org/10.1016/j.appet.2010.01.011.
129. Murphy PJ, Campbell SS. Nighttime drop in body temperature: A physiological trigger for sleep onset? *Sleep*. 1997;20(7):505–511. https://doi.org/10.1093/sleep/20.7.505.
130. Lack LC, Gradisar M, Van Someren EJW, Wright HR, Lushington K. The relationship between insomnia and body temperatures. *Sleep Medicine Reviews*. 2008;12(4):307–317. https://doi.org/10.1016/j.smrv.2008.02.003.
131. Smith A, Maben A, Brockman PIP. Effects of evening meals and caffeine on cognitive performance, mood and cardiovascular functioning. *Appetite*. 1994;22(1):57–65. https://doi.org/10.1006/appe.1994.1005.
132. Edwards SJ, Montgomery IM, Colquhoun EQ, Jordan JE, Clark MG. Spicy meal disturbs sleep: An effect of thermoregulation? *International Journal of Psychophysiology*. 1992;13(2):97–100. https://doi.org/10.1016/0167-8760(92)90048-g.
133. St-Onge M-P, Mikic A, Pietrolungo CE. Effects of diet on sleep quality. *Advances in Nutrition*. 2016;7(5):938–949. https://doi.org/10.3945/an.116.012336.

134. Asarnow LD, McGlinchey E, Harvey AG. Evidence for a possible link between bedtime and change in body mass index. *Sleep.* 2015;38(10):1523–1527. https://doi.org/10.5665/sleep.5038.
135. Redman LM, Martin CK, Williamson DA, Ravussin E. Effect of caloric restriction in non-obese humans on physiological, psychological and behavioral outcomes. *Physiology & Behavior.* 2008;94(5):643–648. https://doi.org/10.1016/j.physbeh.2008.04.017.
136. Soare A, Cangemi R, Omodei D, Holloszy JO, Fontana L. Long-term calorie restriction, but not endurance exercise, lowers core body temperature in humans. *Aging.* 2011;3(4):374–379.
137. Chaput J-P, Després J-P, Bouchard C, Tremblay A. The association between sleep duration and weight gain in adults: A 6-year prospective study from the Quebec Family Study. *Sleep.* 2008;31(4):517–523. https://doi.org/10.1093/sleep/31.4.517.
138. Brown RF, Thorsteinsson EB, Smithson M, Birmingham CL, Aljarallah H, Nolan C. Can body temperature dysregulation explain the co-occurrence between overweight/obesity, sleep impairment, late-night eating, and a sedentary lifestyle? *Eating and Weight Disorders—Studies on Anorexia, Bulimia and Obesity.* 2017;22(4):599–608. https://doi.org/10.1007/s40519-017-0439-0.
139. Spiegel K, Tasali E, Penev P, Cauter E. Brief communication: Sleep curtailment in healthy young men is associated with decreased leptin levels, elevated ghrelin levels, and increased hunger and appetite. *Annals of Internal Medicine.* 2004;141(11):846–850. https://doi.org/10.7326/0003-4819-141-11-200412070-00008.
140. Soulis G, Kitraki E, Gerozissis K. Early neuroendocrine alterations in female rats following a diet moderately enriched in fat. *Cellular and Molecular Neurobiology.* 2005;25(5):869–880. https://doi.org/10.1007/s10571-005-4943-9.
141. Harris RBS. Leptin—Much more than a satiety signal. *Annual Review of Nutrition.* 2000;20(1):45–75.
142. Van Der Lely AJ, Tschop M, Heiman ML, Ghigo E. Biological, physiological, pathophysiological, and pharmacological aspects of ghrelin. *Endocrine Reviews.* 2004;25(3):426–457. https://doi.org/10.1210/er.2002-0029.
143. Gale SM, Castracane VD, Mantzoros CS. Energy homeostasis, obesity and eating disorders: Recent advances in endocrinology. *The Journal of Nutrition.* 2004;134(2):295–298. https://doi.org/10.1093/jn/134.2.295.

144. Taheri S, Lin L, Austin D, Young T, Mignot E. Short sleep duration is associated with reduced leptin, elevated ghrelin, and increased body mass index. *PLoS Medicine*. 2004;1(3):e62. https://doi.org/10.1371/journal.pmed.0010062.

4

Übersicht über die Komorbidität zwischen medizinischen Erkrankungen und Übergewicht/Fettleibigkeit

Christopher J. Nolan

Die Global Burden of Disease (GBD) 2015 Obesity Collaborators berichteten, dass im Jahr 2015 insgesamt 107,7 Millionen (5 %) Kinder und 603,7 Millionen (12 %) Erwachsene in Daten aus 195 Ländern übergewichtig waren, mit einer Verdoppelung seit 1980 in vielen Ländern [1]. Darüber hinaus trugen Übergewicht und Fettleibigkeit bei Erwachsenen im Jahr 2015 zu 4,0 Millionen (7,1 % der Gesamtzahl) Todesfällen aus irgendeinem Grund und 120 Millionen behinderungsangepassten Lebensjahren (4,9 % der Gesamtzahl) weltweit bei [1]. Von großer Sorge war die Beobachtung von raschen Zunahmen der Prävalenz von Fettleibigkeit bei jungen Menschen, insbesondere in Ländern mit mittlerem Einkommen wie China, Brasilien und Indonesien [1, 2]. Ein früherer Beginn von Fettleibigkeit wird wahrscheinlich von einem früheren Beginn von mit Fettleibigkeit verbundenen chronischen Krankheiten gefolgt, wie Typ-2-Diabetes (T2D), Herz-Kreislauf-Erkrankungen, Nierenerkrankungen, muskuloskelettale Störungen und

C. J. Nolan (✉)
Australian National University, Canberra, ACT, Australien
E-Mail: christopher.nolan@anu.edu.au

R. Brown und E. Thorsteinsson (Hrsg.), *Komorbidität*,
https://doi.org/10.1007/978-3-031-55637-1_4

einige Krebsarten [1–3]. Die steigende Prävalenz von Fettleibigkeit bei Frauen im gebärfähigen Alter wirkt sich auch nachteilig auf die Schwangerschaftsergebnisse aus und hat gesundheitliche Folgen für die nächste Generation [4, 5]. Die Positionserklärung der Obesity Society von 2018 stellt den Fall dar, dass Fettleibigkeit eine eigenständige Krankheit ist und dass sie zusätzlich zu ihrer Wirkung, das Risiko für vorzeitige Sterblichkeit zu erhöhen, das Risiko für die Entwicklung von mehr als 200 Begleiterkrankungen erhöht [6]. Darüber hinaus kann Fettleibigkeit alle Systeme des Körpers und alle Lebensphasen (von der Geburt bis zum Alter) negativ beeinflussen.

4.1 Medizinische Krankheiten und Übergewicht/Fettleibigkeit

Übergewicht und Fettleibigkeit sind Zustände, in denen es zu einer übermäßigen Ansammlung von Fettgewebe kommt. Der Body-Mass-Index (BMI) (berechnet als Höhe [m]/Gewicht [kg]^2) wird verwendet, um das Gewicht von Erwachsenen in Untergewicht (<18,5 m/kg^2), Normalgewicht (18,5–24,9 m/kg^2), Übergewicht (25,0–29,9 m/kg^2), Fettleibigkeit Klasse I (30–34,9 m/kg^2), Klasse II (35–39,9 m/kg^2) und Klasse III (≥40,0 m/kg^2) zu klassifizieren [7]. Für asiatische und südasiatische Bevölkerungsgruppen werden niedrigere BMI-Grenzwerte für Übergewicht (23,0–24,9 m/kg^2) und Fettleibigkeit (≥25,0 m/kg^2) verwendet [8]. Bei Kindern und Jugendlichen wird Übergewicht als ein BMI ≥85. und <95. Perzentile und Fettleibigkeit als ein BMI ≥95. Perzentile für Kinder und Jugendliche des gleichen Alters und Geschlechts definiert [9]. Mit Fettleibigkeit verbundene medizinische Krankheiten können auf verschiedene Weisen klassifiziert werden, je nachdem, welche Körpersysteme betroffen sind, oder ob sie eine Folge von systemischen metabolischen und entzündlichen Störungen sind (m*etabolisches Syndrom;* MetS) oder nur die Folge der mechanischen Auswirkungen des Übergewicht. Da immer mehr medizinische Krankheiten mit dem MetS in Verbindung gebracht werden, wird im Folgenden ein Überblick über das MetS gegeben.

4.1.1 Metabolisches Syndrom und damit verbundene medizinische Krankheiten

Starke Assoziationen zwischen Übergewicht/Fettleibigkeit, Insulinresistenz, Hyperinsulinämie, Glukoseintoleranz, Hypertriglyceridämie, reduziertem High-Density-Lipoprotein-Cholesterin und Bluthochdruck und deren Verbindung zu atherosklerotischer Herz-Kreislauf-Erkrankung (ASCVD) wurden 1988 von Professor Gerald Reaven beschrieben [10]. Diese Häufung von Faktoren wurde zunächst von Reaven als „Syndrom X" bezeichnet und später als „Insulinresistenzsyndrom" und „metabolisches Syndrom" (MetS) bezeichnet, wobei MetS nun der am häufigsten verwendete und akzeptierte Name ist [11]. Das MetS wurde erweitert, um zusätzliche Faktoren wie zentrale oder viszerale Adipositas, erhöhtes Apolipoprotein B und kleine dichte LDL-Partikel (proatherogen), erhöhtes Plasmafibrinogen und Plasminogenaktivatorinhibitor (PAI)-1 (prothrombotisch), erhöhtes C-reaktives Protein und entzündliche Zytokine (systemische Entzündung) und Mikroalbuminurie einzuschließen [12, 13]. Es ist allgemein anerkannt, dass die gebündelten Komponenten des MetS zur Pathogenese von Zuständen wie nicht alkoholischer Fettlebererkrankung (NAFLD), polyzystischem Ovarialsyndrom (PCOS), T2D und ASCVD beitragen [12–17]. MetS wurde auch mit einem erhöhten Risiko für chronische Nierenerkrankungen, kognitive Beeinträchtigungen, obstruktive Schlafapnoe, chronische Atemwegserkrankungen und Hauterkrankungen in Verbindung gebracht [18–22]. Die Nützlichkeit einer Diagnose von MetS bei der Vorhersage von T2D und ASCVD über seine einzelnen Komponenten hinaus wurde in Frage gestellt, aber MetS ist nun als Krankheitsentität (E88.81) in der Internationalen Klassifikation der Krankheiten-10 (ICD-10) aufgeführt [10, 23].

Ein erhöhtes Risiko, eine zweite mit dem MetS assoziierte Krankheit zu entwickeln, wurde bei Patienten gezeigt, die bereits eine der Krankheiten haben. So ist das Risiko einer Frau mit PCOS T2D zu entwickeln etwa viermal höher als bei Frauen ohne PCOS [24–26]. Ähnlich ist, wenn eine Person NAFLD hat, das Risiko für die Person, ein nicht tödliches oder tödliches kardiovaskuläres Ereignis zu haben, je nach Schweregrad der NAFLD um das 1,6- bis 2,6-Fache erhöht [27]. Aus diesen Gründen ist ein gutes Verständnis der Mechanismen, die dem MetS zugrunde liegen, einschließlich eines einheitlichen Mechanismus, falls dieser tatsächlich existiert, von entscheidender Bedeutung.

Die Frage nach der Identifizierung eines einheitlichen Mechanismus, der dem MetS zugrunde liegt, ist nicht trivial, da dies die Entwicklung von besser fokussierten präventiven und therapeutischen Strategien für das Syndrom und seine assoziierten Komorbiditäten ermöglichen würde. Insulinresistenz und viszerale Adipositas wurden am häufigsten als einheitlicher Mechanismus vorgeschlagen [12, 23]. Wir haben jedoch kürzlich eine alternative Ansicht vorgeschlagen, dass eine Insulinhypersekretion als Reaktion auf eine ungünstige Umgebung, wie sie mit einem westlichen Lebensstil verbunden ist, primär ist und dass die daraus resultierende Hyperinsulinämie die anderen Komponenten des MetS antreibt [11]. Eine weitere kürzlich aufgestellte und sehr interessante Hypothese ist, dass das MetS die Folge einer Störung im zirkadianen Rhythmus ist [28]. Im Einklang mit der multidirektionalen Kausalität von Komorbiditäten, die mit Fettleibigkeit und der Hypothese des zirkadianen Rhythmus verbunden sind, stellen Zimmet et al. fest, dass sich die Beweise häufen, die Störungen im zirkadianen Rhythmus mit Schlüsselkomponenten des MetS und seinen assoziierten Zuständen verbinden, einschließlich Schlafstörungen, Depressionen, Steatohepatitis und kognitiver Dysfunktion [28].

4.1.2 Übergewichts-/Adipositas-assoziierte medizinische Krankheiten nach Körpersystemen

Endokrines System

Viele endokrine Erkrankungen, einschließlich Hypothyreose, Cushing-Krankheit, hypothalamischer/hypophysärer Störungen, monogenetischer Ursachen von Adipositas (z. B. Melanocortin-4-Rezeptor-Defizienz) und Adipositas-Syndrome (z. B. Prader-Willi), können zu Übergewicht und Adipositas beitragen und müssen bei der klinischen Beurteilung von übergewichtigen und adipösen Patienten berücksichtigt werden [29–33]. Es ist jedoch viel häufiger, dass Übergewicht und Adipositas zur Entstehung von endokrinen Krankheiten beitragen, insbesondere PCOS, Gestationsdiabetes mellitus (GDM) und T2D [34, 35]. Wie im vorherigen Abschnitt besprochen, sind PCOS und T2D stark mit dem MetS assoziiert.

PCOS wird geschätzt, dass es 3–10 % der Frauen betrifft, die mit einem oder mehreren der folgenden Symptome auftreten: (i) Oligomenorrhoe oder Amenorrhoe, (ii) Hirsutismus und/oder Akne als Folge von Hyperandrogenismus, (iii) Unfruchtbarkeit oder (iv) ein zufälliger Befund von multiplen Ovarialzysten, der sehr oft mit Übergewicht oder Adipositas assoziiert ist [36, 37]. In einer systematischen Übersicht und Metaanalyse von Frauen mit PCOS wurde berichtet, dass Übergewicht und Adipositas eine geschätzte Prävalenz von 61 % (95 % CI: 54–68 %) haben, mit einer sehr großen Variation in der Prävalenz zwischen den Studien (von 6 bis 100 %) abhängig von den eingeschlossenen Populationen [38]. Psychische Störungen sind sehr häufig berichtete Begleiterkrankungen von PCOS, wobei betroffene Frauen höhere Raten an geringem Selbstwertgefühl, Depressionen, Angstzuständen, gestörtem Essverhalten und psychosexuellen Dysfunktionen aufweisen als Frauen ohne PCOS [39–41]. Die Rate der Krankenhausaufnahmen für Frauen mit PCOS in einer westaustralischen Bevölkerung im Vergleich zu Frauen ohne PCOS war deutlich höher, einschließlich für Erkrankungen wie T2D, Herz-Kreislauf-Erkrankungen und psychische Störungen einschließlich Selbstverletzung und Fruchtbarkeitsstörungen [42].

Weltweit sind etwa 415 Millionen Menschen mit T2D diagnostiziert, einer Erkrankung, die in erheblichem Maße zur globalen Krankheitslast beiträgt durch mikrovaskuläre Komplikationen (z. B. Retinopathie, Nephropathie und Neuropathie), makrovaskuläre Komplikationen (z. B. koronare Herzkrankheit, Schlaganfall und periphere Gefäßerkrankung) und vorzeitige Sterblichkeit [34]. Gestationsdiabetes, definiert als Kohlenhydratintoleranz, die während der Schwangerschaft diagnostiziert wird, ist assoziiert mit einem erhöhten Risiko für ungünstige Schwangerschaftsausgänge und erhöhte langfristige Gesundheitsrisiken sowohl für die Mutter als auch für ihre Kinder [35].

Neurologisches System

Zusammenhänge zwischen Adipositas und manchmal auch Untergewicht mit beeinträchtigter kognitiver Funktion und Demenz werden zunehmend berichtet, wenn auch mit einigen Inkonsistenzen zwischen den Studien [43–47]. Die Verbindung zwischen Adipositas und Alzheimer-Krankheit wird durch postmortale Befunde von erhöhten Mengen an Alzheimer-Krankheit-assoziierten Biomarkern, Amyloid β und Tau, im Hippocampusgewebe von älteren Patienten mit morbider Adipositas im Vergleich zu solchen mit Normalgewicht gestärkt [48]. Darüber hinaus haben Bildgebungsstudien gezeigt, dass Adipositas mit einer Atrophie von frontalen, temporalen und subkortikalen Regionen des Gehirns, einschließlich des Hippocampus, assoziiert ist [49–52]. Insbesondere ist die graue Substanz stärker atrophiert und dies kann sogar bei Kindern und Jugendlichen mit Adipositas festgestellt werden [53, 54]. Die beteiligten Mechanismen sind noch nicht ganz klar, aber systemische Entzündungen und Dyslipidämie, die mit dem MetS assoziiert sind, und obstruktive Schlafapnoe, die alle durch Adipositas verschlimmert werden, wurden in Betracht gezogen [55–60].

Weniger bekannt ist der Zusammenhang zwischen Adipositas und sowohl autonomer Dysfunktion als auch peripherer Polyneuropathie [43]. Adipositas ist assoziiert mit einem Ungleichgewicht im autonomen Nervensystem mit erhöhter sympathischer im Vergleich zu parasympathischer Aktivität [43]. Eine erhöhte Aktivität des sympathischen Nervensystems bei adipösen Individuen kann das Herz-Kreislauf-System beeinflussen, indem es die Herzfrequenz, den Gefäßtonus und den Blutdruck erhöht, und es erhöht auch die Lipolyse im Fettgewebe mit erhöhter Freisetzung von nicht veresterten Fettsäuren in den Kreislauf, was zu einer Reihe von dysmetabolischen Effekten beiträgt [61–63]. Interessanterweise wurde gezeigt, dass während Diabetes ein wichtiger Beitrag zur peripheren sensorischen Neuropathie ist, nicht glykämische MetS-Faktoren auch unabhängig von der Glykämie zu dieser Komplikation beitragen [64].

Kardiovaskuläres System

Fettleibigkeit ist ein heterogener Zustand, insbesondere in Bezug auf das Vorhandensein von MetS und seinen verwandten Merkmalen. Am einen Ende des Kontinuums stehen die metabolisch gesunden Fettleibigen (MHO) ohne Merkmale von MetS, von denen man erwarten könnte, dass sie ein geringes Risiko für Ereignisse von ASCVD haben. Am anderen Ende des Kontinuums stehen metabolisch ungesunde Fettleibige (MUO) mit signifikantem MetS. MUO-Individuen haben erhöhte Risikofaktoren für Herz-Kreislauf-Erkrankungen wie Bluthochdruck, Prädiabetes oder T2D, Dyslipidämie, beeinträchtigte Fibrinolyse und systemische Entzündung [64, 65]. Die Whitehall-II-Kohortenstudie mit 17 Jahren Nachbeobachtungszeit zeigte in einem vollständig adjustierten Modell, dass MUO-Individuen im Vergleich zu metabolisch gesunden Normalgewichtigen (MHNW) ein erhöhtes Risiko sowohl für ASCVD (HR 2,44, 95 % CI, 1,85–3,21) als auch für T2D (6,92, 95 % CI, 5,43–8,81) hatten, wie zu erwarten war [66]. Es wurden jedoch auch erhöhte Risiken (Gefahrenverhältnisse) für Personen mit MHO im Vergleich zu Personen mit MHNW sowohl für ASCVD (1,95, 95 % CI: 1,37–2,77) als auch für T2D (3,25, 95 % CI: 2,32–4,54) gezeigt [66]. Bemerkenswert ist, dass es ein erhöhtes Risiko bei MUO im Vergleich zu MHO für T2D (HR 1,98, 95 % CI, 1,39–2,83), aber nicht für ASCVD (1,23, 95 % CI, 0,81–1,87) gab [66]. In einer größeren Studie mit kürzerer Nachbeobachtungszeit von 3,6 Jahren wurde erneut gezeigt, dass Personen mit MHO im Vergleich zu Personen mit MUO nicht vor dem erhöhten Auftreten von Myokardinfarkten geschützt waren [67]. Daher sollte MHO nicht als harmloser Zustand in Bezug auf die Herz-Kreislauf-Gesundheit betrachtet werden [68].

Fettleibigkeit ist auch ein etablierter Risikofaktor für Herzinsuffizienz, einschließlich Herzinsuffizienz mit sowohl erhaltener als auch reduzierter Ejektionsfraktion, oft in Abwesenheit von offensichtlicher koronarer Herzkrankheit [69–71]. Zum Beispiel gab es bei 5881 Teilnehmern der Framingham Heart Study mit einer durchschnittlichen Nachbeobachtungszeit von 14 Jahren eine Erhöhung des Risikos für Herzinsuffizienz um 5 % für Männer und 7 % für Frauen für jede

BMI-Erhöhung um 1 [69]. Pathophysiologische Faktoren, die zur Herzerkrankung beitragen sollen, sind eine erhöhte Aktivität des sympathischen Nervensystems, ein erhöhtes Herzzeitvolumen, Bluthochdruck, obstruktive Schlafapnoe und das Syndrom der Fettleibigkeitshypoventilation sowie ASCVD [70, 72–75]. Überraschenderweise ist das Mortalitätsrisiko von übergewichtigen und fettleibigen Erwachsenen (Klasse I und II) mit Herzinsuffizienz niedriger als das von normalgewichtigen und untergewichtigen Erwachsenen mit vergleichbarer Schwere der Herzinsuffizienz, ein Phänomen, das als „Adipositas-Paradoxon" bezeichnet wird [70, 76]. Dieser Unterschied könnte eine Folge von mehreren oder unterschiedlichen Pathologien sein, die bei schlankeren im Vergleich zu fettleibigen Individuen zur Herzinsuffizienz beitragen.

Respiratorisches System

Fettleibigkeit hat sich als Risikofaktor für chronisch obstruktive Lungenerkrankung (COPD), Asthma, obstruktive Schlafapnoe und das Syndrom der Fettleibigkeitshypoventilation erwiesen [77]. Schwerere Kategorien von Fettleibigkeit führen zu restriktiver Lungenbeeinträchtigung, wie durch niedrigeres Gesamtlungenvolumen, erzwungene Vitalkapazität (FVC) und erzwungenes exspiratorisches Volumen in 1-Sekunden-Messungen (FEV1) gezeigt. Das kann auf intraabdominales Fett zurückgeführt werden, das die Funktion des Zwerchfells beeinträchtigt, und auf thorakales Brustfett, das die thorakale Compliance behindert [77, 78].

In einer Metaanalyse betrug die Odds Ratio für neu auftretendes Asthma bei übergewichtigen und fettleibigen Probanden im Vergleich zu Normalgewichtigen jeweils 1,38 (95 % CI, 1,17–1,62) und 1,92 (95 % CI, 1,43–2,59) [79]. Die mechanistischen Faktoren, die zu dieser Assoziation beitragen, sind nicht gut verstanden, aber fettleibigkeitsassoziierte Veränderungen in der Lungenfunktion, veränderte Ernährungszusammensetzung, Veränderungen des Mikrobioms, MetS und epigenetische Faktoren könnten beteiligt sein [80]. Darüber hinaus haben fettleibige Probanden mit Asthma wahrscheinlich mehr Symptome, eine erhöhte Häufigkeit und Schwere von Schüben, eine langsamere Reaktion auf Behandlungen und eine verminderte Lebensqualität [80].

Von 3631 Teilnehmern der multizentrischen prospektiven Kohortenstudie Genetic Epidemiology of COPD (COPDGene), bei denen COPD durch Spirometrie bestätigt wurde, waren 35 % der Teilnehmer fettleibig [81]. Darüber hinaus war Fettleibigkeit bei Personen mit COPD mit einer reduzierten spezifischen und allgemeinen Lebensqualität, einer reduzierten 6-Minuten-Gehstrecke, erhöhter Dyspnoe und einer größeren Wahrscheinlichkeit für eine schwere akute Exazerbation von COPD assoziiert [81]. Es gibt jedoch wieder ein Adipositasparadoxon in Bezug auf die Mortalität von COPD. In einer Studie mit 1659 COPD-Patienten über einen Median von etwas mehr als 3 Jahren war der BMI umgekehrt mit FEV1/FVC und Überblähung verbunden, mit U-förmigen Beziehungen zu Dyspnoe und Leistungsfähigkeit, die rohe Sterblichkeitsrate betrug 60, 43, 37, 36 und 28 % von der niedrigsten bis zur höchsten BMI-Gruppe ($p < 0{,}0001$) [82].

Höhere Raten von obstruktiver Schlafapnoe sind mit Fettleibigkeit assoziiert, wie durch BMI, Taillenumfang und Halsumfang beurteilt, zusätzlich zu männlichem Geschlecht und höherem Alter [83–85]. Dies ist eine wichtige Fettleibigkeitsbedingung, da sie zu übermäßiger Tagesschläfrigkeit beiträgt, einschließlich Einschlafen beim Fahren und bei der Arbeit, Depression, kognitivem Rückgang, systemischem Bluthochdruck, Herzinsuffizienz und höherer Mortalität [56, 73, 86–89]. Daher trägt die obstruktive Schlafapnoe erheblich zu den komorbiden medizinischen und psychischen Erkrankungen der Fettleibigkeit bei.

Das Syndrom der Fettleibigkeitshypoventilation, auch bekannt als Pickwick-Syndrom, ist definiert als die Trias aus Fettleibigkeit, Tageshypoventilation und schlafbezogenen Atmungsstörungen in Abwesenheit einer alternativen neuromuskulären, mechanischen oder metabolischen Erklärung für die Hypoventilation [90, 91]. Das Syndrom der Fettleibigkeitshypoventilation ist mit einer sehr schlechten Lebensqualität und einem erheblich erhöhten Mortalitätsrisiko assoziiert [90, 91].

Gastroenterologisches und hepatisches System

Fettleibigkeit ist mit einer höheren Prävalenz von gastroösophagealer Refluxkrankheit (GORD) und Barrett-Ösophagus, Cholelithiasis, Pankreatitis, NAFLD einschließlich nicht alkoholischer Steatohepatitis (NASH), und verschiedenen gastroenterologischen und hepatischen Krebsarten assoziiert.

GORD ist eine der häufigsten Erkrankungen, die den gastroenterologischen Trakt betreffen und schätzungsweise bei 10–20 % der europäischen und US-amerikanischen Bevölkerung vorhanden ist, wobei ihre Prävalenz bei fettleibigen Personen mehr als verdoppelt ist [92, 93]. In Bezug auf Fettleibigkeit und Barrett-Ösophagus hat eine Studie festgestellt, dass das Risiko für einen Barrett-Ösophagus bei jeder 5-Einheiten-Erhöhung des BMI um 35 % steigt [94]. Da der Barrett-Ösophagus ein Vorläufer für das Adenokarzinom der Speiseröhre ist, ist es nicht überraschend, dass Fettleibigkeit auch mit höheren Raten dieser Speiseröhrenmalignität assoziiert ist, mit Schätzungen einer fünffachen Erhöhung bei Personen mit Klasse-III-Fettleibigkeit [95].

Das relative Risiko für Cholelithiasis über 18 Jahre Follow-up in der Nurses' Health Study (Alter 35–60 Jahre zu Beginn) war bei Personen mit einem BMI $\geq$45,0 kg/m^2 siebenfach erhöht [96]. Die Anwendung von sehr kalorienarmen Diäten und bariatrischer Chirurgie, die zu einem schnellen Gewichtsverlust führen können, ist ebenfalls mit einer erhöhten Inzidenz von symptomatischer Gallensteinkrankheit bei fettleibigen Personen assoziiert [97, 98]. Es hart sich gezeigt, dass akute Pankreatitis im Zusammenhang mit viszeraler Adipositas steht [99]. Darüber hinaus sind die Schwere der Pankreatitis und das Mortalitätsrisiko bei morbider Fettleibigkeit erhöht [100, 101].

Nichtalkoholische Fettleberkrankheit kompliziert Fettleibigkeit, aber nur 10–25 % der Fettlebern zeigen Steatohepatitis (NASH), eine entzündliche Lebererkrankung, die mit dem MetS assoziiert ist und zu Zirrhose und Fortschreiten zu hepatozellulärem Karzinom führen kann [15, 102, 103]. In Verbindung mit der Fettleibigkeitsepidemie nimmt die Prävalenz von NAFLD weltweit weiter zu und betrifft schätzungsweise 20–40 % der Bevölkerung. Ein Gewichtsverlust von sogar 10 %

durch verbesserte Ernährung und Bewegung kann die Indizes von NAFLD und NASH erheblich verbessern, aber dies ist oft schwierig für betroffene Personen zu erreichen [103].

Nierensystem

Es ist bekannt, dass T2D Nephropathie verursacht, und sein Beitrag zur Belastung durch chronische Nierenerkrankungen und Endstadium Nierenkrankheit nimmt zu. Dies ist eine Folge der zunehmenden Prävalenz von T2D, einschließlich in jüngeren Altersgruppen, und des Erfolgs bei der Reduzierung von Todesfällen durch ASCVD bei T2D-Patienten, sodass Menschen jetzt länger mit T2D leben [104]. Fettleibigkeit, unabhängig von T2D, wurde auch als Beitrag zur zunehmenden Prävalenz von chronischen Nierenerkrankungen vorgeschlagen [105]. Eine Metaanalyse zeigte, dass im Vergleich zu normalgewichtigen Personen übergewichtige und fettleibige Personen ein erhöhtes Risiko für chronische Nierenerkrankungen hatten, mit jeweiligen relativen Risiken von 1,40 (95 % CI, 1,30–1,50) und 1,83 (95 % CI, 1,57–2,13) [106]. Hypertonie, Dyslipidämie, Hyperinsulinämie und systemische Entzündung, alle Merkmale des MetS, wurden als pathogene Faktoren bei fettleibigkeitsbedingten chronischen Nierenerkrankungen in Betracht gezogen [20, 105].

Muskuloskelettales System

Fettleibigkeit ist assoziiert mit einer Zunahme des Auftretens von Osteoarthritis, möglicherweise rheumatoider Arthritis, sarkopenischer Fettleibigkeit und einem höheren Hüftfrakturrisiko [107–110]. Bei Fettleibigkeit und Osteoarthritis sind gewichtsbelastete Gelenke, insbesondere das Knie, betroffen, wobei immer mehr Beweise auf synergistische Effekte von biomechanischen Problemen und systemischer Entzündung in Verbindung mit zentraler Adipositas in ihrer Pathogenese hinweisen [111]. Die Framingham-Studie lieferte Beweise für einen Zusammenhang zwischen Fettleibigkeit und Knieosteoarthritis, wobei die Beziehung bei Frauen (relatives Risiko der schwersten Quintile des Gewichts im Vergleich zu den leichtesten 3 Quintilen zu Beginn: 2,07, 95 % CI: 1,67–2,55) stärker als bei Männern (1,51, 95 % CI: 1,14–1,98) war [112]. Die Behandlung von Knieosteoarthritis mit totalem Kniegelenkersatz ist mit einem erhöhten Risiko für chirurgische Komplikationen, insbesondere Infektionen, verbunden, und dieses Risiko ist höher bei Patienten mit sarkopenischer Fettleibigkeit (Gleichzeitigkeit von Fettleibigkeit und reduzierter Muskelmasse) [113]. Darüber hinaus sind Fettleibigkeit und Osteoarthritiskomorbidität assoziiert mit schlechteren körperlichen Aktivitätsscores, geringer Lebensqualität und erhöhter Behinderung [114].

Obwohl die Studienergebnisse nicht konsistent sind, kann Fettleibigkeit mit einer Zunahme der Entwicklung von rheumatoider Arthritis assoziiert sein. Fettleibigkeit ist auch assoziiert mit größeren subjektiven Maßen der Krankheitsaktivität und einem schlechteren Ansprechen auf die Behandlung, aber mit weniger destruktiver Gelenkerkrankung und Mortalität [107, 115]. Es besteht Unsicherheit, ob die schlechtere Behandlungsantwort bei fettleibigen Personen mit rheumatoider Arthritis auf eine geringere Effizienz der Medikamente zurückzuführen ist oder eine Folge von subjektiven Berichtsunterschieden ist [107].

Es gibt auch Hinweise auf ein erhöhtes Risiko für Hüftfrakturen in Verbindung mit zentraler Adipositas, aber ein reduziertes Risiko für Wirbelfrakturen bei fettleibigen Männern ohne Unterschied bei fettleibigen Frauen [110, 116]. Sarkopenische Fettleibigkeit bei Männern und Frauen ist mit einem erhöhten Frakturrisiko assoziiert ist [117, 118]. Mit der zunehmenden Prävalenz von Fettleibigkeit und der hohen Morbidität in Verbindung mit Frakturen besteht großes Forschungsinteresse daran, die Auswirkungen von Fettleibigkeit auf die Knochengesundheit und die Interaktionen mit Muskelmasse und -stärke zu bestimmen.

Dermatologisches System

Die Haut von übergewichtigen und fettleibigen Personen ist anfällig für Infektionen, einschließlich Unterschenkelzellulitis, als Folge von venöser Stase und Lymphödem, Hidradenitis suppurativa und Intertrigo, insbesondere aufgrund von Candidiasis, aber oft auch als Folge von gemischten bakteriellen und Pilzinfektionen [22]. T2D erhöht das Risiko dieser Infektionen weiter [119]. Mit Hyperinsulinämie und dem MetS bei übergewichtigen/fettleibigen Personen sind die Hauterkrankungen Akanthose nigricans und Psoriasis verbunden [22, 120]. Darüber hinaus ist bei Frauen mit PCOS aufgrund von Hyperandrogenismus die Prävalenz von Akne und Hirsutismus erhöht [22]. Fettleibigkeit kann auch mit einem erhöhten Risiko für Melanome und nicht melanomen Hautkrebs in Verbindung gebracht werden [121].

Fortpflanzungssystem

Übergewicht und Fettleibigkeit sind mit verminderter Fruchtbarkeit als Folge von PCOS verbunden, wie bereits in Abschn. 4.1 besprochen. Psychischer Stress, der mit Unfruchtbarkeit bei fettleibigen Frauen verbunden ist, die bereits ein geringes Selbstwertgefühl und hohe Raten von Angst und Depression aufweisen, ist ein bedeutendes Problem [122]. Einmal schwanger, sind die Raten von negativen Schwangerschaftsergebnissen für fettleibige Frauen erheblich erhöht. Die Raten von GDM und hypertensiven Störungen der Schwangerschaft sind dreifach bis vierfach erhöht, und die Raten von Kaiserschnitt und Krankenhausaufenthalt von mehr als 5 Tagen sind zweifach erhöht [123, 124]. Für ihre Neugeborenen sind die Raten von Makrosomie und Aufnahme in die neonatale Intensivstation etwa zweifach erhöht [123, 124]. Fettleibigkeit, insbesondere in Verbindung mit Hyperglykämie, ist mit höheren Raten von angeborenen Fehlbildungen verbunden [123, 125]. Wichtig ist, dass kürzlich berichtet wurde, dass mütterliches Übergewicht und Fettleibigkeit die am höchsten eingestuften veränderbaren Risikofaktoren für Totgeburten sind [126]. Wichtig ist auch, dass mütterliche Fettleibigkeit auch ein bestimmender Faktor für die Fettleibigkeit der nächsten Generation ist [127].

Hämatologische Erkrankungen

In einer Nationalen Krankenhausentlassungsstudie betrug das relative Risiko für tiefe Venenthrombose und Lungenembolie, verglichen mit nicht fettleibigen Patienten, 2,5 (95 % CI, 2,49–2,51) und 2,21 (95 % CI, 2,20–2,23) [128]. Faktoren, die dazu beitragen können, sind eine erhöhte Prävalenz von Veneninsuffizienz, größere Immobilität und eine durch das MetS bedingte Hyperkoagulabilität aufgrund einer erhöhten systemischen Entzündung und erhöhter Prokoagulationsfaktoren, wie Plasminogenaktivator Typ 1, Von-Willebrand-Faktor, Fibrinogen und erhöhte Thrombozytenaktivierung [129, 130]. Es wird auch über Zusammenhänge zwischen Fettleibigkeit und Eisenmangel berichtet [131]. Fettleibigkeit wurde auch mit einem erhöhten Risiko für hämatologische Malignome in Verbindung gebracht, einschließlich Myelom, chronischer myeloischer Leukämie und akuter lymphoblastischer Leukämie [132].

Krebs

Es gibt nun ausreichend Beweise für eine Beziehung zwischen Fettleibigkeit und den folgenden Krebsarten: Speiseröhre, Magenkardia, Dickdarm und Rektum, Leber, Gallenblase, Pankreas, Brust bei postmenopausalen Frauen, Körper der Gebärmutter, Niere, Meningeom, Schilddrüse und multiples Myelom [133]. Andere Malignome (z. B. Melanom) sind ebenfalls wahrscheinlich erhöht [133]. Von weiterer Sorge ist ein kürzlich veröffentlichter Bericht, der darauf hindeutet, dass fettleibigkeitsbedingter Krebs in aufeinanderfolgenden jüngeren Geburtskohorten in den USA zunimmt [134]. Bemühungen, die beitragenden mechanistischen Faktoren für den Zusammenhang von Fettleibigkeit mit diesen Krebsarten zu verstehen, laufen weiter.

Psychische Gesundheit

Fettleibigkeit und psychische Störungen sind beide häufig. Es gibt zunehmend Hinweise darauf, dass ihr Zusammenfall das Ergebnis von mehr als nur einer einfachen Überschneidung ist [135]. Es wurde auch berichtet, dass Übergewicht und Fettleibigkeit mit einer erhöhten Prävalenz von Aufmerksamkeitsdefizit-/Hyperaktivitätsstörungen, Stimmungsstörungen, Angstzuständen, Binge-Eating-Störungen, posttraumatischer Belastungsstörung, einschließlich sexuellen Missbrauchs in der Kindheit, und Schizophrenie verbunden sind [136–141]. Medikamente, die zur Behandlung von psychischen Störungen (z. B. Antidepressiva) verwendet werden, können auch zur Gewichtszunahme beitragen [142]. Das Potenzial für bidirektionale kausale Beziehungen zwischen psychischen Störungen und Übergewicht und Fettleibigkeit ist ein besonderer Schwerpunkt in anderen Kapiteln dieses Buches.

4.2 Übergewicht/Fettleibigkeit-Komorbiditäten und kausale Verknüpfungen

Ein Verständnis der wahrscheinlichen Kausalität, die die Verbindungen zwischen komorbiden Zuständen untermauert, ist wichtig, da dies die gezielte Intervention zur Reduzierung ihres gemeinsamen Auftretens und/oder ihrer schädlichen Auswirkungen auf die Gesundheit ermöglicht. In Bezug auf Übergewicht und Fettleibigkeit und die große Anzahl potenzieller komorbider Zustände ist es sinnvoll, die wahrscheinliche Kausalität in verschiedene Stadien der Krankheit zu unterteilen: (i) frühes Stadium (d. h. vor der Entwicklung irreversibler Endorganschäden), (ii) mittleres Stadium (d. h. während der Entwicklung irreversibler Endorganschäden) und (iii) spätes Stadium (d. h. Vorhandensein etablierter Endorganerkrankungen als Komorbiditäten).

4.2.1 Frühzeitige kausale Verbindungen zwischen Übergewicht/Fettleibigkeit und Begleiterkrankungen

In den frühen Stadien von Übergewicht und Fettleibigkeit, vor der Entwicklung von Endorgan-medizinischen Begleiterkrankungen, sind die Schlüsselfragen in Bezug auf die Kausalität der Begleiterkrankung auf Faktoren zurückzuführen, die zur übermäßigen Gewichtszunahme beitragen und das Vorhandensein oder Fehlen des MetS bestimmen. Bei Begleiterkrankungen, die zur übermäßigen Gewichtszunahme beitragen können, ist es wichtig, zunächst medizinische Zustände oder Therapien zu berücksichtigen, die bekanntermaßen Fettleibigkeit verursachen, wie chromosomale Anomalien (z. B. Prader-Willi-Syndrom), monogenetische Ursachen von Fettleibigkeit (z. B. Alstrom-Syndrom), endokrine Erkrankungen (z. B. Cushing-Krankheit, Hypothyreose, Testosteronmangel) und obesogene Medikamente (z. B. Glukokortikoide, Clozapin) [143, 144]. Für die Mehrheit ist jedoch die Kausalität von Fettleibigkeit komplex, wobei wahrscheinlich Wechselwirkungen zwischen Genetik (polygen), Epigenetik, die durch die frühe Lebensumgebung beeinflusst wird, und einer obesogenen Umgebung (z. B. soziokulturelle Umstände, Nahrungsverfügbarkeit, Bedarf an Bewegung, Umweltchemikalien wie endokrine Disruptoren, Darmmikrobiom) beteiligt sind [144]. Die Wahrscheinlichkeit einer bidirektionalen Kausalität zwischen psychischer Erkrankung (z. B. Depression, Persönlichkeitsstörungen, posttraumatische Belastungsstörung) und Fettleibigkeit muss aufgrund der Auswirkungen psychischer Erkrankungen auf das Verhalten, das die Gewichtszunahme beeinflussen kann (z. B. Ernährungswahl, Schlafhygiene, sitzendes Verhalten), und der Fettleibigkeit, die das psychische Wohlbefinden beeinflussen kann (z. B. vermindertes Selbstwertgefühl), in Betracht gezogen werden [145–148].

Wie im vorherigen Abschnitt besprochen, ist das MetS an der Pathogenese eines großen Prozentsatzes von Begleiterkrankungen bei Fettleibigkeit beteiligt, einschließlich PCOS, NAFLD, T2D und ASCVD [11]. Aus diesem Grund könnte die Prävention des MetS durch Interventionen, die seine Ursachen bekämpfen, die Prävalenz von Begleiterkrankungen, die mit Übergewicht und Fettleibigkeit assoziiert sind, reduzieren. Allerdings ist der einheitliche Mechanismus der Verursachung des MetS nicht vereinbart. Insulinresistenz und zentrale Adipositas wurden am häufigsten vorgeschlagen, obwohl wir kürzlich gemeint haben, dass eine Insulinhypersekretion als Reaktion auf schlechte Ernährung und mangelnde Bewegung sehr wohl ein vorgelagertes Ereignis in seiner Verursachung ist, wobei die resultierende Hyperinsulinämie wahrscheinlich die anderen Komponenten des MetS antreibt [11, 12, 23]. Nichtsdestotrotz sind die zugrunde liegenden Determinanten der Entwicklung des MetS, selbst wenn es einen Haupttreiber wie Hyperinsulinämie gibt, zweifellos komplex und können genetische Faktoren, epigenetische Faktoren als Folge der frühen Lebensumgebung und die

Auswirkungen anderer Begleiterkrankungen, insbesondere psychischer Erkrankungen und Störungen im zirkadianen Rhythmus, einschließen [11, 28, 149].

Insbesondere wurde festgestellt, dass das MetS unabhängig von Alter, Raucherstatus, sozioökonomischen Faktoren und Lebensstil mit Depressionen über BMI-Kategorien hinweg assoziiert ist [150]. Eine systematische Übersicht und Metaanalyse von 29 Studien mit >150.000 Teilnehmern bestätigte eindeutig diese Verbindung zwischen Depression und MetS [151]. Patienten mit metabolischem Syndrom hatten eine höhere Prävalenz von Depressionen als Patienten ohne metabolisches Syndrom (unadjustierte Odds Ratio mit einer gepoolten Schätzung von 1,42 (95 % CI, 1,28–1,57)) [151]. Eine bidirektionale Verursachung ist wahrscheinlich, da 11 Studien, bei denen Depression das Ergebnis war, eine adjustierte Odds Ratio von 1,27 (95 % CI, 1,07–1,57) berichteten, während 12 Studien, bei denen MetS das Ergebnis war, eine adjustierte Odds Ratio von 1,34 (95 % CI, 1,18–1,51) berichteten [151]. Als 9 Studien mit neuen Fällen von Depressionen zusammengefasst wurden, war die Odds Ratio für Depression als Ergebnis, wenn MetS vorhanden war im Gegensatz zu nicht vorhanden, sogar noch höher bei 1,49 (95 % CI, 1,19–1,87) [151]. Insgesamt deuten die Ergebnisse darauf hin, dass Depression und MetS mit einem um 25–30 % erhöhten Risiko für die andere Erkrankung assoziiert sind, insbesondere das neue Auftreten von Depressionen.

Im weiteren Sinne wurde postuliert, dass das MetS durch Störungen im zirkadianen Rhythmus verursacht wird, wobei Veränderungen in zentralen und peripheren physiologischen Uhren den Schlaf und das Essverhalten sowie die Körpertemperatur (BT) beeinflussen. Die Störungen des zirkadianen Rhythmus sind wahrscheinlich die Folge der modernen Umwelt [28, 146, 152]. Zum Beispiel wird angenommen, dass Lichtverschmutzung in der Nacht innerhalb von Städten und der größere individuelle Gebrauch von elektronischen Bildschirmgeräten bis in die Nacht hinein zu den Hauptbeiträgen zur Dysregulation gehören [152, 153]. Interessanterweise hat in verwandten Forschungen die Inzidenzrate von Diabetes gezeigt, dass sie mit höherer Außentemperatur zunimmt, basierend auf einer Metaanalyse der Beziehung zwischen durchschnittlicher Jahrestemperatur und Diabetesinzidenz von 1996 bis

2009 für jeden US-Staat separat und einer Metaanalyse der Assoziation zwischen durchschnittlicher Jahrestemperatur und der globalen Prävalenz von Glukoseintoleranz. Im Durchschnitt stieg die altersadjustierte Diabetesinzidenz um 0,314 (95 % CI, 0,194–0,434) pro 1000 US-Fälle für jedes 1 °C Erhöhung der Temperatur, während die globale Prävalenz von Glukoseintoleranz um 0,17 % (95 % CI, 0,107–0,234 %) pro 1 °C Temperaturanstieg zunahm und die Beziehungen nach Anpassung für Fettleibigkeit bestehen blieben [154]. Darüber hinaus wurde in einer kürzlichen Übersicht [155] berichtet, dass Diabetes Patienten ein größeres Risiko für hitzebedingte Krankheiten (z. B. Hitzestress oder durch Bewegung induziert) aufgrund einer beeinträchtigten Fähigkeit zur Wärmeabgabe aussetzt. Insbesondere haben betroffene Personen während der Hitzeeinwirkung geringe Hautdurchblutung und Schweißreaktionen, die die Herz-Kreislauf-Regulation und die glykämische Kontrolle negativ beeinflussen können, insbesondere bei Patienten mit schlechter glykämischer Kontrolle und/oder Diabeteskomplikationen. Insgesamt deuten die Ergebnisse darauf hin, dass eine erhöhte BT (aufgrund von Umgebungserwärmung) mit dem Beginn und der Progression von Diabetes verbunden ist, während Kälteexposition therapeutisches Potenzial haben könnte. Dennoch sind wahrscheinlich auch Verhaltensmechanismen an der Verursachung der mit Übergewicht/Fettleibigkeit verbundenen Begleiterkrankungen beteiligt. Zum Beispiel ist bekannt, dass die Einteilung von Nachtschichten stark mit Übergewicht, Fettleibigkeit, MetS und MetS-bezogenen Krankheiten assoziiert ist [156]. Darüber hinaus deuten die starken Verbindungen zwischen den Störungen im zirkadianen Rhythmus, der BT-Regulation, psychischen Störungen, Übergewicht/Fettleibigkeit und dem MetS auf eine multidirektionale Kausalität hin [28, 146, 157].

4.2.2 Mittlere Kausalzusammenhänge zwischen Übergewicht/Fettleibigkeit und Begleiterkrankungen

Sobald Übergewicht/Fettleibigkeit mit/ohne MetS festgestellt wird, können die daraus resultierenden biomechanischen und/oder MetS-bezogenen Faktoren, einschließlich Hyperinsulinämie, systemischer Entzündung, Dyslipidämie, Dysglykämie und Hypertonie, Endorganschäden und Krankheitszustände verursachen, die alle Körpersysteme betreffen, wie in Abschn. 4.1.2 aufgeführt. Ein kausaler Zusammenhang zwischen MetS-bezogenen Faktoren und PCOS, T2D, NAFLD und ASCVD ist gut etabliert [10, 11]. Daher ist es nicht überraschend, dass das Vorhandensein eines der MetS-bezogenen Krankheitszustände mit einer höheren Wahrscheinlichkeit der anderen assoziiert ist [24–27]. Darüber hinaus ist eine bidirektionale Kausalität zwischen den MetS-bezogenen Zuständen ebenfalls sehr wahrscheinlich [158] und MetS-Merkmale wurden in vielen anderen Krankheitszuständen, einschließlich chronischer Nierenerkrankungen, Demenz, Arthritis, Psoriasis und verschiedener Malignome, impliziert [20, 58, 120, 159, 160].

Es ist allgemein bekannt, dass Diabetes eine direkte Ursache für Begleiterkrankungen ist, die aus einer durch Hyperglykämie verursachten Mikro- und Makrogefäßgewebeverletzung resultieren, wie Augenerkrankungen, Nierenerkrankungen, Fußkomplikationen und Makrogefäßerkrankungen [5]. NAFLD, kompliziert durch NASH, ist bekannt dafür, Leberzirrhose zu verursachen und ist ein stark verbundener kausaler Faktor für ein hepatozelluläres Karzinom [103, 161]. Während Depression und T2D oft gleichzeitig auftreten und sich gegenseitig vorhersagen können, fehlen Beweise für die Mechanismen, durch die eine bidirektionale Kausalität auftritt [162]. Allerdings ist bekannt, dass obstruktive Schlafapnoe die Hypertonie verschlimmert und zu zerebrovaskulären und kardiovaskulären Erkrankungen beiträgt [18, 86]. Osteoarthritis der unteren Gliedmaßen kann zu verminderter Mobilität führen, was den Gewichtsverlust erschwert, die allgemeine kardiopulmonale Fitness reduziert und die Herausforderungen bei der Behandlung von mit Übergewicht/Fettleibigkeit assoziierten Zuständen wie T2D erhöht [163, 164].

Dennoch ist es möglich, dass übergewichtige/fettleibige Patienten und solche mit Diabetes mehr als eine einzige Begleiterkrankung haben, und wie in den Kap. 7–9 diskutiert, können mehrere oder mehr Risikofaktoren Auswirkungen auf verschiedene Aspekte der Gesundheit einer Person haben und es kann eine gewisse Überschneidung in den wahrscheinlichen Ursachen der Begleiterkrankungen geben. Ein Beispiel dafür, wie ein Risikofaktor für eine Begleiterkrankung das Ergebnis einer anderen beeinflussen kann, ist die Auswirkung von erhöhter BT auf die Ergebnisse eines Schlaganfalls. In einer prospektiven Studie mit 390 Schlaganfallpatienten war die Sterblichkeit höher und das Ergebnis schlechter bei den Patienten mit Hyperthermie bei Aufnahme, im Vergleich zu denen mit milder Hypothermie. BT war unabhängig mit Schlüsselschlaganfallmessgrößen wie Infarktgröße, Sterblichkeit und Schweregrad des Schlaganfalls bei Entlassung verbunden [165]. Daher können etablierte Morbiditäten von Übergewicht und Fettleibigkeit das Risiko und die Schwere von Begleiterkrankungen erhöhen, wobei eine bidirektionale und manchmal multidirektionale Kausalität oft offensichtlich ist.

4.2.3 Späte Kausalzusammenhänge zwischen Übergewicht/Fettleibigkeit und Begleiterkrankungen

Das Interesse an der Untersuchung der Auswirkungen von Komorbidität und Multimorbidität auf den Verlust von funktioneller Gesundheit und Behinderung, Sterblichkeit und Kosten für die Gesundheitsversorgung nimmt stark zu [166–168]. Die wirtschaftlichen Kosten der Komorbidität sind für Gesundheitsdienstleister von großer Bedeutung [169]. Verschiedene Indizes, wie der Charlson-Komorbiditätsindex und der Elixhauser-Score, wurden entwickelt, um die objektive Messung der prognostischen Komorbidität zu ermöglichen [170, 171]. Übergewichtige Patienten haben eher eine Multimorbidität, insbesondere in älteren Altersgruppen, und die Anzahl der betroffenen Personen hat in den letzten Jahren aufgrund der verbesserten Überlebensrate für einzelne chronische Krankheitskomponenten zugenommen [172]. Dies ist wichtig, da eine zunehmende Anzahl von Begleiterkrankungen stark mit einer schlechteren Lebensqualität und höheren Krankheitskosten verbunden ist. Fettleibigkeit ist auch mit einem erhöhten Risiko für vorzeitige Sterblichkeit verbunden, und dies ist eine direkte Folge ihrer assoziierten Begleiterkrankungen [173, 174].

Sarkopenie kann sich als Folge des Alterns sowie vieler chronischer Krankheiten entwickeln, einschließlich Fettleibigkeit und MetS, COPD, chronischer Lebererkrankungen, entzündlicher Zustände einschließlich des Darms und der Gelenke, Diabetes, anderer endokriner Erkrankungen, Herzinsuffizienz und fortgeschrittener Malignome [175]. Psychische Gesundheitsprobleme, schlechte Ernährung und Bewegungsmangel können ebenfalls zur Sarkopenie beitragen und sind besonders relevant bei sarkopenischer Fettleibigkeit [176]. Das heißt, mit zunehmender Anzahl von Begleiterkrankungen als Folge der Fettleibigkeit steigt das Risiko für Sarkopenie bei Fettleibigkeit [176]. Es ist bekannt, dass Sarkopenie mit schlechter Lebensqualität, Behinderung und einem erhöhten Sterberisiko verbunden ist [176]. Von Bedeutung ist, dass die Beziehung zwischen hohen BMI-Gruppen und Sterblichkeit gestärkt wird, wenn die Muskelmasse berücksichtigt wird, da eine geringe Muskelmasse wahrscheinlich ein Vermittler dieses Effekts ist [177]. Aus all diesen Gründen ist es wahrscheinlich, dass Sarkopenie kausal mit den schlechten Ergebnissen bei übergewichtigen und fettleibigen Personen mit mehreren Begleiterkrankungen verbunden ist und sie sollte ein Schwerpunkt der Intervention sein.

Die Auswirkungen von physischer Multimorbidität auf die psychische Gesundheit sind sehr stark. Zum Beispiel berichteten in einer Umfrage unter 7620 Patienten in der Grundversorgung 23 % der Patienten mit einer chronischen Erkrankung von Depressionen im Vergleich zu 41 % derjenigen mit fünf oder mehr Erkrankungen [178]. Bemerkenswert ist, dass Krankenhausaufenthalte bei Patienten mit bipolarer Erkrankung stärker mit anderen Morbiditäten, insbesondere Asthma und T2D, verbunden waren und Patienten mit bipolarer Erkrankung als Begleiterkrankung ein höheres Risiko für die Sterblichkeit im Krankenhaus hatten [179]. Daher sind, wie in diesem Buch ausführlich dargestellt, die klinischen Ergebnisse für Patienten mit Begleiterkrankungen im Allgemeinen schlechter als für Patienten mit einem unkomplizierten (einzigen) Krankheitsverlauf, insbesondere Patienten mit Übergewicht/Fettleibigkeit.

4.3 Die Belastung durch Begleiterkrankungen bei übergewichtigen und adipösen Personen verringern

Die Belastung durch Übergewicht und Adipositas für betroffene Personen und Gesundheitsdienste zu verringern, ist eine große Aufgabe, die einen sehr koordinierten Ansatz von Grundlagenforschern, Klinikern, Gesundheitspraktikern und politischen Entscheidungsträgern erfordert. In diesem Zusammenhang ist ein besseres Verständnis der Begleiterkrankungen, die mit Übergewicht und Adipositas verbunden sind, von großer Bedeutung. Kliniker müssen das häufige gleichzeitige Auftreten vieler der genannten Begleiterkrankungen bei Übergewicht und Adipositas schätzen. Daher müssen Patienten auf die Bedingungen untersucht und die Bedingungen sollten verwaltet werden, wenn sie auftreten, da dies die Gesundheit und das Wohlbefinden der Einzelpersonen verbessern wird.

Der Schlüssel zum Erfolg wird jedoch ein verbessertes Verständnis der wahrscheinlichen kausalen Beziehungen sein, die zwischen Adipositas und ihren Begleiterkrankungen durch wissenschaftliche Bemühungen bestehen, um die Entwicklung gezielter Interventionen zu ermöglichen. Da das MetS ein früher Treiber von mehreren mit Adipositas assoziierten Begleiterkrankungen ist, ist ein gründliches Verständnis der Mechanismen, die es verursachen, von großer Bedeutung. Die Ursache des MetS ist jedoch nicht so klar, wie in Abschn. 4.1 diskutiert, aber Wechselwirkungen zwischen genetischen Risikofaktoren und der modernen Umwelt, einschließlich schlechter Lebensstilentscheidungen (z. B. schlechte Ernährung, körperliche Inaktivität), Umwelttoxineinwirkung, gestörten zirkadianen Rhythmus mit abnormaler Körpertemperaturregelung und Schlafmustern, sind wahrscheinlich alle beteiligt.

Schließlich muss anerkannt werden, dass die Erreichung eines erheblichen und anhaltenden Gewichtsverlusts für adipöse Personen schwierig ist, wobei die bariatrische Chirurgie derzeit den größten Erfolg zeigt [180]. Bemerkenswert ist, dass die bariatrische Chirurgie gezeigt hat, dass sie die Komplikationen der Adipositas erheblich reduziert und das Risiko von mit Adipositas verbundenen Begleiterkrankungen verringert [181]. Sobald sich jedoch physische und psychische Krankheiten in Verbindung mit Adipositas entwickelt haben, neigen die Gesundheitsergebnisse dazu, sich aufgrund multidirektionaler schädlicher Wechselwirkungen zu verschlechtern. Daher sollte das Management etablierter Begleiterkrankungen bei adipösen Patienten durch ein multidisziplinäres Team von Gesundheitsfachleuten mit Expertise in der Behandlung komplexer Krankheiten erfolgen.

Literatur

1. GBD Obesity Collaborators, Afshin A, Forouzanfar MH, et al. Health effects of overweight and obesity in 195 countries over 25 years. *New England Journal of Medicine*. 2017;377(1):13–27. https://doi.org/10.1056/nejmoa1614362.
2. Gregg EW, Shaw JE. Global health effects of overweight and obesity. *New England Journal of Medicine*. 2017;377(1):80–81. https://doi.org/10.1056/nejme1706095.
3. Chu DT, Minh Nguyet NT, Dinh TC, et al. An update on physical health and economic consequences of overweight and obesity. *Diabetes & Metabolic Syndrome: Clinical Research & Reviews*. 2018;12(6):1095–1100. https://doi.org/10.1016/j.dsx.2018.05.004.
4. Catalano PM, Shankar K. Obesity and pregnancy: Mechanisms of short term and long term adverse consequences for mother and child. *British Medical Journal*. 2017;356:j1. https://doi.org/10.1136/bmj.j1.
5. Nolan CJ, Damm P, Prentki M. Type 2 diabetes across generations: From pathophysiology to prevention and management. *The Lancet*. 2011;378(9786):169–181. https://doi.org/10.1016/s0140-6736(11)60614-4.
6. Jastreboff AM, Kotz CM, Kahan S, Kelly AS, Heymsfield SB. Obesity as a disease: The obesity society 2018 position statement. *Obesity*. 2019;27(1):7–9. https://doi.org/10.1002/oby.22378.
7. World Health Organisation. *Obesity: Preventing and managing the global epidemic: Report of a WHO Consultation*. Geneva, Switzerland: World Health Organisation; 2000.
8. WHO Expert Consultation. Appropriate body-mass index for Asian populations and its implications for policy and intervention strategies.

The Lancet. 2004;363(9403):157–163. https://doi.org/10.1016/s0140-6736(03)15268-3.

9. Hales CM, Fryar CD, Carroll MD, Freedman DS, Ogden CL. Trends in obesity and severe obesity prevalence in US youth and adults by sex and age, 2007–2008 to 2015–2016. *The Journal of the American Medical Association*. 2018;319(16):1723–1725. https://doi.org/10.1001/jama.2018.3060.
10. Reaven GM. Banting lecture 1988: Role of insulin resistance in human disease. *Diabetes*. 1988;37(12):1595–1607.
11. Nolan CJ, Prentki M. Insulin resistance and insulin hypersecretion in the metabolic syndrome and type 2 diabetes: Time for a conceptual framework shift. *Diabetes and Vascular Disease Research*. 2019;16(2):118–127. https://doi.org/10.1177/1479164119827611.
12. Sperling LS, Mechanick JI, Neeland IJ, et al. The cardiometabolic health alliance: Working toward a new care model for the metabolic syndrome. *Journal of the American College of Cardiology*. 2015;66(9):1050–1067. https://doi.org/10.1016/j.jacc.2015.06.1328.
13. Cornier MA, Dabelea D, Hernandez TL, et al. The metabolic syndrome. *Endocrine Reviews*. 2008;29(7):777–822. https://doi.org/10.1210/er.2008-0024.
14. Lim SS, Kakoly NS, Tan JWJ, et al. Metabolic syndrome in polycystic ovary syndrome: A systematic review, meta-analysis and meta-regression. *Obesity Reviews*. 2018;20(2):339–352. https://doi.org/10.1111/obr.12762.
15. Farrell GC, Haczeyni F, Chitturi S. Pathogenesis of NASH: How metabolic complications of overnutrition favour lipotoxicity and pro-inflammatory fatty liver disease. *Advances in Experimental Medicine and Biology*. 2018;1061:19–44. https://doi.org/10.1007/978-981-10-8684-7_3.
16. Kazemi M, Pierson RA, Lujan ME, et al. Comprehensive evaluation of type 2 diabetes and cardiovascular disease risk profiles in reproductive-age women with polycystic ovary syndrome: A large Canadian cohort. *Journal of Obstetrics and Gynaecology Canada*. In press. https://doi.org/10.1016/j.jogc.2018.11.026.
17. Chitturi S, Abeygunasekera S, Farrell GC, et al. NASH and insulin resistance: Insulin hypersecretion and specific association with the insulin resistance syndrome. *Hepatology*. 2002;35(2):373–379. https://doi.org/10.1053/jhep.2002.30692.

18. Drager LF, Togeiro SM, Polotsky VY, Lorenzi-Filho G. Obstructive sleep apnea: A cardiometabolic risk in obesity and the metabolic syndrome. *Journal of the American College of Cardiology*. 2013;62(7):569–576. https://doi.org/10.1016/j.jacc.2013.05.045.
19. Baffi CW, Wood L, Winnica D, et al. Metabolic syndrome and the lung. *Chest*. 2016;149(6):1525–1534. https://doi.org/10.1016/j.chest.2015.12.034.
20. Joyce T, Chirino YI, Natalia MT, Jose PC. Renal damage in the metabolic syndrome (MetSx): Disorders implicated. *European Journal of Pharmacology*. 2018;818:554–568. https://doi.org/10.1016/j.ejphar.2017.11.032.
21. Kim B, Feldman EL: Insulin resistance as a key link for the increased risk of cognitive impairment in the metabolic syndrome. *Experimental and Molecular Medicine*. 2015;47(3):e149. https://doi.org/10.1038/emm.2015.3.
22. Tobin AM, Ahern T, Rogers S, Collins P, O'Shea D, Kirby B. The dermatological consequences of obesity. *International Journal of Dermatology*. 2013;52(8):927–932. https://doi.org/10.1111/j.1365-4632.2012.05624.x.
23. Simmons RK, Alberti KG, Gale EA, et al. The metabolic syndrome: Useful concept or clinical tool? Report of a WHO Expert Consultation. *Diabetologia*. 2010;53(4):600–605. https://doi.org/10.1007/s00125-009-1620-4.
24. Kakoly NS, Earnest A, Teede HJ, Moran LJ, Joham AE. The impact of obesity on the incidence of type 2 diabetes among women with polycystic ovary syndrome. *Diabetes Care*. 2019;42(4):560–567. https://doi.org/10.2337/dc18-1738.
25. Tomlinson J, Millward A, Stenhouse E, Pinkney J. Type 2 diabetes and cardiovascular disease in polycystic ovary syndrome: What are the risks and can they be reduced? *Diabetic Medicine*. 2010;27(5):498–515.
26. Ehrmann DA, Barnes RB, Rosenfield RL, Cavaghan MK, Imperial J. Prevalence of impaired glucose tolerance and diabetes in women with polycystic ovary syndrome. *Diabetes Care*. 1999;22(1):141–146. https://doi.org/10.2337/diacare.22.1.141.
27. Targher G, Byrne CD, Lonardo A, Zoppini G, Barbui C. Non-alcoholic fatty liver disease and risk of incident cardiovascular disease: A meta-analysis. *Journal of Hepatology*. 2016;65(3):589–600. https://doi.org/10.1016/j.jhep.2016.05.013.

28. Zimmet P, Alberti K, Stern N, et al. The Circadian Syndrome: Is the metabolic syndrome and much more! *Journal of Internal Medicine*. 2019. https://doi.org/10.1111/joim.12924.
29. Weaver JU. Classical endocrine diseases causing obesity. *Obesity and Metabolism*. 2008;36:212–228. https://doi.org/10.1159/000115367.
30. Chaker L, Bianco AC, Jonklaas J, Peeters RP. Hypothyroidism. *The Lancet*. 2017;390(10101):1550–1562. https://doi.org/10.1016/s0140-6736(17)30703-1.
31. Nieman LK. Cushing's syndrome: Update on signs, symptoms and biochemical screening. *European Journal of Endocrinology*. 2015;173(4):M33–M38. https://doi.org/10.1530/eje-15-0464.
32. Naderpoor N, Shorakae S, Joham A, Boyle J, De Courten B, Teede HJ. Obesity and polycystic ovary syndrome. *Minerva Endocrinologica*. 2015;40(1):37–51.
33. van der Valk ES, van den Akker ELT, Savas M, et al. A comprehensive diagnostic approach to detect underlying causes of obesity in adults. *Obesity Reviews*. 2019;20(6):795–804. https://doi.org/10.1111/obr.12836.
34. Chatterjee S, Khunti K, Davies MJ. Type 2 diabetes. *The Lancet*. 2017;389(10085):2239–2251. https://doi.org/10.1016/s0140-6736(17)30058-2.
35. Schaefer-Graf U, Napoli A, Nolan CJ. Diabetic Pregnancy Study G. Diabetes in pregnancy: A new decade of challenges ahead. *Diabetologia*. 2018;61(5):1012–1021. https://doi.org/10.1007/s00125-018-4545-y.
36. Belenkaia LV, Lazareva LM, Walker W, Lizneva DV, Suturina LV. Criteria, phenotypes and prevalence of polycystic ovary syndrome. *Minerva Ginecologica*. 2019;71(3):211–223. https://doi.org/10.23736/s0026-4784.19.04404-6.
37. Wolf WM, Wattick RA, Kinkade ON, Olfert MD. Geographical prevalence of polycystic ovary syndrome as determined by region and race/ethnicity. *International Journal of Environmental Research and Public Health*. 2018;15(11):2589. https://doi.org/10.3390/ijerph15112589.
38. Lim SS, Davies MJ, Norman RJ, Moran LJ. Overweight, obesity and central obesity in women with polycystic ovary syndrome: A systematic review and meta-analysis. *Human Reproduction Update*. 2012;18(6):618–637. https://doi.org/10.1093/humupd/dms030.
39. El Hayek S, Bitar L, Hamdar LH, Mirza FG, Daoud G. Poly cystic ovarian syndrome: An updated overview. *Frontiers in Physiology*. 2016;7:124. https://doi.org/10.3389/fphys.2016.00124.

40. Veltman-Verhulst SM, Boivin J, Eijkemans MJ, Fauser BJ. Emotional distress is a common risk in women with polycystic ovary syndrome: A systematic review and meta-analysis of 28 studies. *Human Reproduction Update.* 2012;18(6):638–651. https://doi.org/10.1093/humupd/dms029.
41. Damone AL, Joham AE, Loxton D, Earnest A, Teede HJ, Moran LJ. Depression, anxiety and perceived stress in women with and without PCOS: A community-based study. *Psychological Medicine.* 2019;49(9):1510–1520. https://doi.org/10.1017/s0033291718002076.
42. Hart R, Doherty DA. The potential implications of a PCOS diagnosis on a woman's long-term health using data linkage. *The Journal of Clinical Endocrinology & Metabolism.* 2015;100(3):911–919. https://doi.org/10.1210/jc.2014-3886.
43. O'Brien PD, Hinder LM, Callaghan BC, Feldman EL. Neurological consequences of obesity. *The Lancet Neurology.* 2017;16(6):465–477. https://doi.org/10.1016/s1474-4422(17)30084-4.
44. Anstey KJ, Cherbuin N, Budge M, Young J. Body mass index in midlife and late-life as a risk factor for dementia: A meta-analysis of prospective studies. *Obesity Reviews.* 2011;12(5):e426–e437. https://doi.org/10.1111/j.1467-789x.2010.00825.x.
45. Pedditzi E, Peters R, Beckett N. The risk of overweight/obesity in mid-life and late life for the development of dementia: A systematic review and meta-analysis of longitudinal studies. *Age and Ageing.* 2016;45(1):14–21. https://doi.org/10.1093/ageing/afv151.
46. Qizilbash N, Gregson J, Johnson ME, et al. BMI and risk of dementia in two million people over two decades: A retrospective cohort study. *The Lancet Diabetes & Endocrinology.* 2015;3(6):431–436. https://doi.org/10.1016/s2213-8587(15)00033-9.
47. Sabia S, Kivimaki M, Shipley MJ, Marmot MG, Singh-Manoux A. Body mass index over the adult life course and cognition in late midlife: The Whitehall II cohort study. *The American Journal of Clinical Nutrition.* 2009;89(2):601–607. https://doi.org/10.3945/ajcn.2008.26482.
48. Mrak RE. Alzheimer-type neuropathological changes in morbidly obese elderly individuals. *Clinical Neuropathology.* 2009;28(1):40–45.
49. Taki Y, Kinomura S, Sato K, et al. Relationship between body mass index and gray matter volume in 1,428 healthy individuals. *Obesity.* 2008;16(1):119–124. https://doi.org/10.1038/oby.2007.4.

50. Jagust W, Harvey D, Mungas D, Haan M. Central obesity and the aging brain. *Archives of Neurology*. 2005;62(10):1545–1548. https://doi.org/10.1001/archneur.62.10.1545.
51. Pannacciulli N, Del Parigi A, Chen K, Le DS, Reiman EM, Tataranni PA. Brain abnormalities in human obesity: A voxel-based morphometric study. *Neuroimage*. 2006;31(4):1419–1425. https://doi.org/10.1016/j.neuroimage.2006.01.047.
52. Raji CA, Ho AJ, Parikshak NN, et al. Brain structure and obesity. *Human Brain Mapping*. 2010;31(3):353–364. https://doi.org/10.1002/hbm.20870.
53. Yau PL, Castro MG, Tagani A, Tsui WH, Convit A. Obesity and metabolic syndrome and functional and structural brain impairments in adolescence. *Pediatrics*. 2012;130(4):e856–864. https://doi.org/10.1542/peds.2012-0324.
54. Alosco ML, Stanek KM, Galioto R, et al. Body mass index and brain structure in healthy children and adolescents. *International Journal of Neuroscience*. 2014;124(1):49–55. https://doi.org/10.3109/00207454.2013.817408.
55. Heneka MT, Carson MJ, El Khoury J, et al. Neuroinflammation in Alzheimer's disease. *The Lancet Neurology*. 2015;14(4):388–405. https://doi.org/10.1016/s1474-4422(15)70016-5.
56. Polsek D, Gildeh N, Cash D, et al. Obstructive sleep apnoea and Alzheimer's disease: In search of shared pathomechanisms. *Neuroscience & Biobehavioral Reviews*. 2018;86:142–149. https://doi.org/10.1016/j.neubiorev.2017.12.004.
57. Alfaro FJ, Gavrieli A, Saade-Lemus P, Lioutas VA, Upadhyay J, Novak V. White matter microstructure and cognitive decline in metabolic syndrome: A review of diffusion tensor imaging. *Metabolism*. 2018;78:52–68. https://doi.org/10.1016/j.metabol.2017.08.009.
58. Salameh TS, Rhea EM, Banks WA, Hanson AJ. Insulin resistance, dyslipidemia, and apolipoprotein E interactions as mechanisms in cognitive impairment and Alzheimer's disease. *Experimental Biology and Medicine*. 2016;241(15):1676–1683. https://doi.org/10.1177/1535370216660770.
59. Dewan NA, Nieto FJ, Somers VK. Intermittent hypoxemia and OSA: Implications for comorbidities. *Chest*. 2015;147(1):266–274. https://doi.org/10.1378/chest.14-0500.

60. Clark IA, Alleva LM, Vissel B. The roles of TNF in brain dysfunction and disease. *Pharmacology and Therapeutics*. 2010;128(3):519–548. https://doi.org/10.1016/j.pharmthera.2010.08.007.
61. Thorp AA, Schlaich MP. Relevance of sympathetic nervous system activation in obesity and metabolic syndrome. *Journal of Diabetes Research*. 2015;2015:341583. https://doi.org/10.1155/2015/341583.
62. Balasubramanian P, Hall D, Subramanian M. Sympathetic nervous system as a target for aging and obesity-related cardiovascular diseases. *Geroscience*. 2019;41(1):13–24. https://doi.org/10.1007/s11357-018-0048-5.
63. Canale MP, Manca di Villahermosa S, Martino G, et al. Obesity-related metabolic syndrome: Mechanisms of sympathetic overactivity. *International Journal of Endocrinology*. 2013;2013:865965. https://doi.org/10.1155/2013/865965.
64. Callaghan BC, Xia R, Banerjee M, et al. Metabolic syndrome components are associated with symptomatic polyneuropathy independent of glycemic status. *Diabetes Care*. 2016;39(5):801–807. https://doi.org/10.2337/dc16-0081.
65. Karelis AD. Metabolically healthy but obese individuals. *The Lancet*. 2008;372(9646):1281–1283. https://doi.org/10.1016/s0140-6736(08)61531-7.
66. Hinnouho GM, Czernichow S, Dugravot A, et al. Metabolically healthy obesity and the risk of cardiovascular disease and type 2 diabetes: The Whitehall II cohort study. *European Heart Journal*. 2015;36(9):551–559. https://doi.org/10.1093/eurheartj/ehu123.
67. Thomsen M, Nordestgaard BG. Myocardial infarction and ischemic heart disease in overweight and obesity with and without metabolic syndrome. *JAMA Internal Medicine*. 2014;174(1):15–22. https://doi.org/10.1001/jamainternmed.2013.10522.
68. Arnlov J, Ingelsson E, Sundstrom J, Lind L. Impact of body mass index and the metabolic syndrome on the risk of cardiovascular disease and death in middle-aged men. *Circulation*. 2010;121(2):230–236. https://doi.org/10.1161/circulationaha.109.887521.
69. Kenchaiah S, Evans JC, Levy D, et al. Obesity and the risk of heart failure. *New England Journal of Medicine*. 2002;347(5):305–313. https://doi.org/10.1056/nejmoa020245.
70. Alpert MA, Lavie CJ, Agrawal H, Aggarwal KB, Kumar SA. Obesity and heart failure: Epidemiology, pathophysiology, clinical manifestations, and

management. *Translational Research*. 2014;164(4):345–356. https://doi.org/10.1016/j.trsl.2014.04.010.
71. Baena-Diez JM, Byram AO, Grau M, et al. Obesity is an independent risk factor for heart failure: Zona Franca cohort study. *Clinical Investigations*. 2010;33(12):760–764. https://doi.org/10.1002/clc.20837.
72. Alexander JK, Dennis EW, Smith WG, Amad KH, Duncan WC, Austin RC. Blood volume, cardiac output, and distribution of systemic blood flow in extreme obesity. *Cardiovascular Research Center Bulletin*. 1962;1:39–44.
73. Lyons OD, Bradley TD. Heart failure and sleep apnea. *Canadian Journal of Cardiology*. 2015;31(7):898–908. https://doi.org/10.1016/j.cjca.2015.04.017.
74. Holt A, Bjerre J, Zareini B, et al. Sleep apnea, the risk of developing heart failure, and potential benefits of continuous positive airway pressure (CPAP) therapy. *Journal of the American Heart Association*. 2018;7(13):e008684. https://doi.org/10.1161/jaha.118.008684.
75. Grassi G, Seravalle G, Quarti-Trevano F, et al. Excessive sympathetic activation in heart failure with obesity and metabolic syndrome: Characteristics and mechanisms. *Hypertension*. 2007;49(3):535–541. https://doi.org/10.1161/01.hyp.0000255983.32896.b9.
76. Oreopoulos A, Padwal R, Kalantar-Zadeh K, Fonarow GC, Norris CM, McAlister FA. Body mass index and mortality in heart failure: A meta-analysis. *American Heart Journal*. 2008;156(1):13–22. https://doi.org/10.1016/j.ahj.2008.02.014.
77. Poulain M, Doucet M, Major GC, et al. The effect of obesity on chronic respiratory diseases: Pathophysiology and therapeutic strategies. *CMAJ: Canadian Medical Association Journal*. 2006;174(9):1293–1299. https://doi.org/10.1503/cmaj.051299.
78. Melo LC, Silva MA, Calles AC. Obesity and lung function: A systematic review. *Einstein (Sao Paulo)*. 2014;12(1):120–125. https://doi.org/10.1590/s1679-45082014rw2691.
79. Beuther DA, Sutherland ER. Overweight, obesity, and incident asthma: A meta-analysis of prospective epidemiologic studies. *American Journal of Respiratory and Critical Care Medicine*. 2007;175(7):661–666. https://doi.org/10.1164/rccm.200611-1717oc.
80. Peters U, Dixon AE, Forno E. Obesity and asthma. *Journal of Allergy and Clinical Immunology*. 2018;141(4):1169–1179. https://doi.org/10.1016/j.jaci.2018.02.004.

81. Lambert AA, Putcha N, Drummond MB, et al. Obesity is associated with increased morbidity in moderate to severe COPD. *Chest.* 2017;151(1):68–77. https://doi.org/10.1016/j.chest.2016.08.1432.
82. Divo MJ, Cabrera C, Casanova C, et al. Comorbidity distribution, clinical expression and survival in COPD patients with different body mass index. *Chronic Obstructive Pulmonary Diseases.* 2014;1(2):229–238. https://doi.org/10.15326/jcopdf.1.2.2014.0117.
83. Soylu AC, Levent E, Sariman N, Yurtlu S, Alparslan S, Saygi A. Obstructive sleep apnea syndrome and anthropometric obesity indexes. *Sleep Breath.* 2012;16(4):1151–1158. https://doi.org/10.1007/s11325-011-0623-9.
84. van der Spuy I, Zhao G, Karunanayake C, Pahwa P. Predictors of sleep apnea in the Canadian population. *Canadian Respiratory Journal.* 2018;2018:6349790. https://doi.org/10.1155/2018/6349790.
85. Punjabi NM. The epidemiology of adult obstructive sleep apnea. *Proceedings of the American Thoracic Society.* 2008;5(2):136–143. https://doi.org/10.1513/pats.200709-155mg.
86. Luyster FS, Kip KE, Buysse DJ, Aiyer AN, Reis SE, Strollo PJ, Jr. Traditional and nontraditional cardiovascular risk factors in comorbid insomnia and sleep apnea. *Sleep.* 2014;37(3):593–600. https://doi.org/10.5665/sleep.3506.
87. Wang Y, Li C, Feng L, Feng J, Cao J, Chen B. Prevalence of hypertension and circadian blood pressure variations in patients with obstructive sleep apnoea-hypopnoea syndrome. *Journal of International Medical Research.* 2014;42(3):773–780. https://doi.org/10.1177/0300060513516756.
88. Rezaeitalab F, Moharrari F, Saberi S, Asadpour H, Rezaeetalab F. The correlation of anxiety and depression with obstructive sleep apnea syndrome. *Journal of Research in Medical Sciences.* 2014;19(3):205–210.
89. Gottlieb DJ, Whitney CW, Bonekat WH, et al. Relation of sleepiness to respiratory disturbance index: The sleep heart health study. *American Journal of Respiratory and Critical Care Medicine.* 1999;159(2):502–507. https://doi.org/10.1164/ajrccm.159.2.9804051.
90. Mokhlesi B. Obesity hypoventilation syndrome: A state-of-the-art review. *Respiratory Care.* 2010;55(10):1347–1362; discussion 1363–1365.
91. Pierce AM, Brown LK. Obesity hypoventilation syndrome: Current theories of pathogenesis. *Current Opinion in Pulmonary Medicine.* 2015;21(6):557–562. https://doi.org/10.1097/mcp.0000000000000210.

92. Chang P, Friedenberg F. Obesity and GERD. *Gastroenterology Clinics of North America*. 2014;43(1):161–173. https://doi.org/10.1016/j.gtc.2013.11.009.
93. El-Serag H. The association between obesity and GERD: A review of the epidemiological evidence. *Digestive Diseases and Sciences*. 2008;53(9):2307–2312. https://doi.org/10.1007/s10620-008-0413-9.
94. Stein DJ, El-Serag HB, Kuczynski J, Kramer JR, Sampliner RE. The association of body mass index with Barrett's oesophagus. *Alimentary Pharmacology and Therapeutics*. 2005;22(10):1005–1010. https://doi.org/10.1111/j.1365-2036.2005.02674.x.
95. Hoyo C, Cook MB, Kamangar F, et al. Body mass index in relation to oesophageal and oesophagogastric junction adenocarcinomas: A pooled analysis from the International BEACON Consortium. *International Journal of Epidemiology*. 2012;41(6):1706–1718. https://doi.org/10.1093/ije/dys176.
96. Stampfer MJ, Maclure KM, Colditz GA, Manson JE, Willett WC. Risk of symptomatic gallstones in women with severe obesity. *The American Journal of Clinical Nutrition*. 1992;55(3):652–658. https://doi.org/10.1093/ajcn/55.3.652.
97. Bonfrate L, Wang DQ, Garruti G, Portincasa P. Obesity and the risk and prognosis of gallstone disease and pancreatitis. *Best Practice & Research Clinical Gastroenterology*. 2014;28(4):623–635. https://doi.org/10.1016/j.bpg.2014.07.013.
98. Cruz-Monserrate Z, Conwell DL, Krishna SG. The impact of obesity on gallstone disease, acute pancreatitis, and pancreatic cancer. *Gastroenterology Clinics*. 2016;45(4):625–637. https://doi.org/10.1016/j.gtc.2016.07.010.
99. Sadr-Azodi O, Orsini N, Andren-Sandberg A, Wolk A. Abdominal and total adiposity and the risk of acute pancreatitis: A population-based prospective cohort study. *American Journal of Gastroenterology*. 2013;108(1):133–139. https://doi.org/10.1038/ajg.2012.381.
100. Krishna SG, Hinton A, Oza V, et al. Morbid obesity is associated with adverse clinical outcomes in acute pancreatitis: A propensity-matched study. *The American Journal of Gastroenterology*. 2015;110(11):1608–1619. https://doi.org/10.1038/ajg.2015.343.
101. Martinez J, Johnson CD, Sanchez-Paya J, de Madaria E, Robles-Diaz G, Perez-Mateo M. Obesity is a definitive risk factor of severity and mor-

tality in acute pancreatitis: An updated meta-analysis. *Pancreatology.* 2006;6(3):206–209. https://doi.org/10.1159/000092104.
102. Williams CD, Stengel J, Asike MI, et al. Prevalence of nonalcoholic fatty liver disease and nonalcoholic steatohepatitis among a largely middle-aged population utilizing ultrasound and liver biopsy: A prospective study. *Gastroenterology.* 2011;140(1):124–131. https://doi.org/10.1053/j.gastro.2010.09.038.
103. Wong VW, Chitturi S, Wong GL, Yu J, Chan HL, Farrell GC. Pathogenesis and novel treatment options for non-alcoholic steatohepatitis. *The Lancet Gastroenterology & Hepatology.* 2016;1(1):56–67. https://doi.org/10.1016/s2468-1253(16)30011-5.
104. Thomas MC, Cooper ME, Zimmet P. Changing epidemiology of type 2 diabetes mellitus and associated chronic kidney disease. *Nature Reviews Nephrology.* 2016;12(2):73–81. https://doi.org/10.1038/nrneph.2015.173.
105. Kovesdy CP, Furth SL, Zoccali C, World Kidney Day Steering Committee. Obesity and kidney disease: Hidden consequences of the epidemic. *Kidney International.* 2017;91(2):260–262. https://doi.org/10.1016/j.kint.2016.10.019.
106. Wang Y, Chen X, Song Y, Caballero B, Cheskin LJ. Association between obesity and kidney disease: A systematic review and meta-analysis. *Kidney International.* 2008;73(1):19–33. https://doi.org/10.1038/sj.ki.5002586.
107. George MD, Baker JF. The obesity epidemic and consequences for rheumatoid arthritis care. *Current Rheumatology Reports.* 2016;18(1):6. https://doi.org/10.1007/s11926-015-0550-z.
108. Bliddal H, Leeds AR, Christensen R. Osteoarthritis, obesity and weight loss: Evidence, hypotheses and horizons—A scoping review. *Obesity Reviews.* 2014;15(7):578–586. https://doi.org/10.1111/obr.12173.
109. Wannamethee SG, Atkins JL. Muscle loss and obesity: The health implications of sarcopenia and sarcopenic obesity. *Proceedings of the Nutrition Society.* 2015;74(4):405–412. https://doi.org/10.1017/s002966511500169x.
110. Li X, Gong X, Jiang W. Abdominal obesity and risk of hip fracture: A meta-analysis of prospective studies. *Osteoporosis International.* 2017;28(10):2747–2757. https://doi.org/10.1007/s00198-017-4142-9.
111. Cicuttini FM, Wluka AE. Not just loading and age: The dynamics of osteoarthritis, obesity and inflammation. *Medical Journal of Australia.* 2016;204(2):47. https://doi.org/10.5694/mja15.01069.

112. Felson DT, Anderson JJ, Naimark A, Walker AM, Meenan RF. Obesity and knee osteoarthritis: The Framingham study. *Annals of Internal Medicine*. 1988;109(1):18–24. https://doi.org/10.7326/0003-4819-109-1-18.
113. Godziuk K, Prado CM, Woodhouse LJ, Forhan M. The impact of sarcopenic obesity on knee and hip osteoarthritis: A scoping review. *BMC Musculoskeletal Disorders*. 2018;19(1):271. https://doi.org/10.1186/s12891-018-2175-7.
114. Batsis JA, Zbehlik AJ, Barre LK, Bynum JP, Pidgeon D, Bartels SJ. Impact of obesity on disability, function, and physical activity: Data from the osteoarthritis initiative. *Scandinavian Journal of Rheumatology*. 2015;44(6):495–502. https://doi.org/10.3109/03009742.2015.1021376.
115. Qin B, Yang M, Fu H, et al. Body mass index and the risk of rheumatoid arthritis: A systematic review and dose-response meta-analysis. *Arthritis Research & Therapy*. 2015;17(1):86. https://doi.org/10.1186/s13075-015-0601-x.
116. Kaze AD, Rosen HN, Paik JM. A meta-analysis of the association between body mass index and risk of vertebral fracture. *Osteoporosis International*. 2018;29(1):31–39. https://doi.org/10.1007/s00198-017-4294-7.
117. Scott D, Chandrasekara SD, Laslett LL, Cicuttini F, Ebeling PR, Jones G. Associations of sarcopenic obesity and dynapenic obesity with bone mineral density and incident fractures over 5–10 years in community-dwelling older adults. *Calcified Tissue International*. 2016;99(1):30–42. https://doi.org/10.1007/s00223-016-0123-9.
118. Scott D, Seibel M, Cumming R, et al. Sarcopenic obesity and its temporal associations with changes in bone mineral density, incident falls, and fractures in older men: The concord health and ageing in men project. *Journal of Bone and Mineral Research*. 2017;32(3):575–583. https://doi.org/10.1002/jbmr.3016.
119. Lima AL, Illing T, Schliemann S, Elsner P. Cutaneous manifestations of diabetes mellitus: A review. *Journal of the American Academy of Dermatology*. 2017;18(4):541–553. https://doi.org/10.1007/s40257-017-0275-z.
120. Furue M, Tsuji G, Chiba T, Kadono T. Cardiovascular and metabolic diseases comorbid with psoriasis: Beyond the skin. *Internal Medicine*. 2017;56(13):1613–1619. https://doi.org/10.2169/internalmedicine.56.8209.
121. Karimi K, Lindgren TH, Koch CA, Brodell RT. Obesity as a risk factor for malignant melanoma and non-melanoma skin cancer. *Reviews*

in Endocrine and Metabolic Disorders. 2016;17(3):389–403. https://doi.org/10.1007/s11154-016-9393-9.
122. Rodino IS, Byrne S, Sanders KA. Obesity and psychological wellbeing in patients undergoing fertility treatment. *Reproductive Biomedicine Online*. 2016;32(1):104–112. https://doi.org/10.1016/j.rbmo.2015.10.002.
123. Callaway LK, Prins JB, Chang AM, McIntyre HD. The prevalence and impact of overweight and obesity in an Australian obstetric population. *Medical Journal of Australia*. 2006;184(2):56–59. https://doi.org/10.5694/j.1326-5377.2006.tb00115.x.
124. Dodd JM, Grivell RM, Nguyen AM, Chan A, Robinson JS. Maternal and perinatal health outcomes by body mass index category. *Australian and New Zealand Journal of Obstetrics and Gynaecology*. 2011;51(2):136–140. https://doi.org/10.1111/j.1479-828x.2010.01272.x.
125. Moore LL, Singer MR, Bradlee ML, Rothman KJ, Milunsky A. A prospective study of the risk of congenital defects associated with maternal obesity and diabetes mellitus. *Epidemiology*. 2000;11(6):689–694.
126. Flenady V, Koopmans L, Middleton P, et al. Major risk factors for stillbirth in high-income countries: A systematic review and meta-analysis. *The Lancet*. 2011;377(9774):1331–1340. https://doi.org/10.1016/s0140-6736(10)62233-7.
127. Drake AJ, Reynolds RM. Impact of maternal obesity on offspring obesity and cardiometabolic disease risk. *Reproduction*. 2010;140(3):387–398. https://doi.org/10.1530/rep-10-0077.
128. Stein PD, Beemath A, Olson RE. Obesity as a risk factor in venous thromboembolism. *The American Journal of Medicine*. 2005;118(9):978–980. https://doi.org/10.1016/j.amjmed.2005.03.012.
129. Samad F, Ruf W. Inflammation, obesity, and thrombosis. *Blood*. 2013;122(20):3415–3422. https://doi.org/10.1182/blood-2013-05-427708.
130. Hunt BJ. Hemostasis at extremes of body weight. *Seminars in Thrombosis and Hemostasis*. 2018;44(7):632–639. https://doi.org/10.1055/s-0038-1661385.
131. Zhao L, Zhang X, Shen Y, Fang X, Wang Y, Wang F. Obesity and iron deficiency: A quantitative meta-analysis. *Obesity Reviews*. 2015;16(12):1081–1093. https://doi.org/10.1111/obr.12323.
132. Soderberg KC, Kaprio J, Verkasalo PK, et al. Overweight, obesity and risk of haematological malignancies: A cohort study of Swedish and Fin-

nish twins. *European Journal of Cancer*. 2009;45(7):1232–1238. https://doi.org/10.1016/j.ejca.2008.11.004.

133. Lauby-Secretan B, Scoccianti C, Loomis D, et al. Body fatness and cancer—Viewpoint of the IARC Working Group. *New England Journal of Medicine*. 2016;375(8):794–798. https://doi.org/10.1056/nejmsr1606602.
134. Sung H, Siegel RL, Rosenberg PS, Jemal A. Emerging cancer trends among young adults in the USA: Analysis of a population-based cancer registry. *The Lancet Public Health*. 2019;4(3):e137–e147. https://doi.org/10.1016/s2468-2667(18)30267-6.
135. Avila C, Holloway AC, Hahn MK, et al. An overview of links between obesity and mental health. *Current Obesity Reports*. 2015;4(3):303–310. https://doi.org/10.1007/s13679-015-0164-9.
136. Cortese S, Tessari L. Attention-deficit/hyperactivity disorder (ADHD) and obesity: Update 2016. *Current Psychiatry Reports*. 2017;19(4). https://doi.org/10.1007/s11920-017-0754-1.
137. Chouinard VA, Pingali SM, Chouinard G, et al. Factors associated with overweight and obesity in schizophrenia, schizoaffective and bipolar disorders. *Psychiatry Research*. 2016;237:304–310. https://doi.org/10.1016/j.psychres.2016.01.024.
138. Bartoli F, Crocamo C, Alamia A, et al. Posttraumatic stress disorder and risk of obesity: Systematic review and meta-analysis. *The Journal of Clinical Psychiatry*. 2015;76(10):e1253–e1261. https://doi.org/10.4088/jcp.14r09199.
139. Strassnig M, Kotov R, Cornaccio D, Fochtmann L, Harvey PD, Bromet EJ. Twenty-year progression of body mass index in a county-wide cohort of people with schizophrenia and bipolar disorder identified at their first episode of psychosis. *Bipolar Disorders*. 2017;19(5):336–343. https://doi.org/10.1111/bdi.12505.
140. Manu P, Dima L, Shulman M, Vancampfort D, De Hert M, Correll CU. Weight gain and obesity in schizophrenia: epidemiology, pathobiology, and management. *Acta Psychiatrica Scandinavica*. 2015;132(2):97–108. https://doi.org/10.1111/acps.12445.
141. Wang Y, Wu B, Yang H, Song X. The effect of childhood abuse on the risk of adult obesity. *Annals of Clinical Psychiatry*. 2015;27(3):175–184.

142. Hasnain M, Vieweg WV. Weight considerations in psychotropic drug prescribing and switching. *Postgraduate Medicine.* 2013;125(5):117–129. https://doi.org/10.3810/pgm.2013.09.2706.
143. Kokkoris P, Pi-Sunyer FX. Obesity and endocrine disease. *Endocrinology and Metabolism Clinics of North America.* 2003;32(4):895–914. https://doi.org/10.1016/s0889-8529(03)00078-1.
144. Oussaada SM, van Galen KA, Cooiman MI, et al. The pathogenesis of obesity. *Metabolism.* 2019;92:26–36. https://doi.org/10.1016/j.metabol.2018.12.012.
145. Owen L, Corfe B. The role of diet and nutrition on mental health and wellbeing. *Proceedings of the Nutrition Society.* 2017;76(4):425–426. https://doi.org/10.1017/s0029665117001057.
146. Brown RF, Thorsteinsson EB, Smithson M, Birmingham CL, Aljarallah H, Nolan C. Can body temperature dysregulation explain the co-occurrence between overweight/obesity, sleep impairment, late-night eating, and a sedentary lifestyle? *Eat Weight Disorders.* 2017;22(4):599–608. https://doi.org/10.1007/s40519-017-0439-0.
147. Dulloo AG, Miles-Chan JL, Montani JP. Nutrition, movement and sleep behaviours: Their interactions in pathways to obesity and cardiometabolic diseases. *Obesity Reviews.* 2017;18(Suppl 1):3–6. https://doi.org/10.1111/obr.12513.
148. Stanley SH, Laugharne JD, Addis S, Sherwood D. Assessing overweight and obesity across mental disorders: Personality disorders at high risk. *Social Psychiatry and Psychiatric Epidemiology.* 2013;48(3):487–492. https://doi.org/10.1007/s00127-012-0546-1.
149. Gluckman PD, Hanson MA, Buklijas T, Low FM, Beedle AS. Epigenetic mechanisms that underpin metabolic and cardiovascular diseases. *Nature Reviews Endocrinology.* 2009;5(7):401–408. https://doi.org/10.1038/nrendo.2009.102.
150. Skilton MR, Moulin P, Terra J-L, Bonnet F. Associations between anxiety, depression, and the metabolic syndrome. *Biological Psychiatry.* 2007;62(11):1251–1257. https://doi.org/10.1016/j.biopsych.2007.01.012.
151. Pan A, Keum N, Okereke OI, et al. Bidirectional association between depression and metabolic syndrome: A systematic review and meta-analysis of epidemiological studies. *Diabetes Care.* 2012;35(5):1171–1180. https://doi.org/10.2337/dc11-2055.

152. Mireku MO, Barker MM, Mutz J, et al. Night-time screen-based media device use and adolescents' sleep and health-related quality of life. *Environment International.* 2019;124:66–78. https://doi.org/10.1016/j.envint.2018.11.069.
153. Dominoni DM, Borniger JC, Nelson RJ. Light at night, clocks and health: From humans to wild organisms. *Biology Letters.* 2016;12(2):20160015. https://doi.org/10.1098/rsbl.2016.0015.
154. Blauw LL, Aziz NA, Tannemaat MR, et al. Diabetes incidence and glucose intolerance prevalence increase with higher outdoor temperature. *BMJ Open Diabetes Research & Care.* 2017;5(1):e000317. https://doi.org/10.1136/bmjdrc-2016-000317.
155. Kenny GP, Sigal RJ, McGinn R. Body temperature regulation in diabetes. *Temperature.* 2016;3(1):119–145. https://doi.org/10.1080/23328940.2015.1131506.
156. Wang F, Zhang L, Zhang Y, et al. Meta-analysis on night shift work and risk of metabolic syndrome. *Obesity Reviews.* 2014;15(9):709–720. https://doi.org/10.1111/obr.12194.
157. Bijlenga D, van der Heijden KB, Breuk M, et al. Associations between sleep characteristics, seasonal depressive symptoms, lifestyle, and ADHD symptoms in adults. *Journal of Attention Disorders.* 2013;17(3):261–275. https://doi.org/10.1177/1087054711428965.
158. Lonardo A, Nascimbeni F, Mantovani A, Targher G. Hypertension, diabetes, atherosclerosis and NASH: Cause or consequence? *Journal of Hepatology.* 2018;68(2):335–352. https://doi.org/10.1016/j.jhep.2017.09.021.
159. Kerekes G, Nurmohamed MT, Gonzalez-Gay MA, et al. Rheumatoid arthritis and metabolic syndrome. *Nature Reviews Rheumatology.* 2014;10(11):691–696. https://doi.org/10.1038/nrrheum.2014.121.
160. Esposito K, Chiodini P, Colao A, Lenzi A, Giugliano D. Metabolic syndrome and risk of cancer: A systematic review and meta-analysis. *Diabetes Care.* 2012;35(11):2402–2411. https://doi.org/10.2337/dc12-0336.
161. Margini C, Dufour JF. The story of HCC in NAFLD: From epidemiology, across pathogenesis, to prevention and treatment. *Liver International.* 2016;36(3):317–324. https://doi.org/10.1111/liv.13031.
162. Tabak AG, Akbaraly TN, Batty GD, Kivimaki M. Depression and type 2 diabetes: A causal association? *The Lancet Diabetes & Endocrinology.* 2014;2(3):236–245. https://doi.org/10.1016/s2213-8587(13)70139-6.
163. Calders P, Van Ginckel A. Presence of comorbidities and prognosis of clinical symptoms in knee and/or hip osteoarthritis: A systema-

tic review and meta-analysis. *Seminars in Arthritis and Rheumatism.* 2018;47(6):805–813. https://doi.org/10.1016/j.semarthrit.2017.10.016.
164. Suri P, Morgenroth DC, Hunter DJ. Epidemiology of osteoarthritis and associated comorbidities. *PM&R.* 2012;4(5 Suppl):S10–S19. https://doi.org/10.1016/j.pmrj.2012.01.007.
165. Reith J, Jorgensen HS, Pedersen PM, et al. Body temperature in acute stroke: Relation to stroke severity, infarct size, mortality, and outcome. *The Lancet.* 1996;347(8999):422–425. https://doi.org/10.1016/s0140-6736(96)90008-2.
166. Catala-Lopez F, Alonso-Arroyo A, Page MJ, Hutton B, Tabares-Seisdedos R, Aleixandre-Benavent R. Mapping of global scientific research in comorbidity and multimorbidity: A cross-sectional analysis. *PLOS One.* 2018;13(1):e0189091. https://doi.org/10.1371/journal.pone.0189091.
167. Wallace E, Salisbury C, Guthrie B, Lewis C, Fahey T, Smith SM. Managing patients with multimorbidity in primary care. *British Medical Journal.* 2015;350:h176. https://doi.org/10.1136/bmj.h176.
168. Valderas JM, Starfield B, Sibbald B, Salisbury C, Roland M. Defining comorbidity: Implications for understanding health and health services. *The Annals of Family Medicine.* 2009;7(4):357–363. https://doi.org/10.1370/afm.983.
169. McDaid D, Park A-L. Counting all the costs: The economic impact of comorbidity. In: Sartorius N, Holt RIG, Maj M, eds., *Comorbidity of mental and physical disorders: Key issues mental health.* Vol. 179. Basel, Switzerland: Karger 2015:23–32.
170. Elixhauser A, Steiner C, Harris DR, Coffey RM. Comorbidity measures for use with administrative data. *Medical Care.* 1998;36(1):8–27.
171. Charlson ME, Pompei P, Ales KL, MacKenzie CR. A new method of classifying prognostic comorbidity in longitudinal studies: Development and validation. *Journal of Chronic Diseases.* 1987;40(5):373–383. https://doi.org/10.1016/0021-9681(87)90171-8.
172. Lebenbaum M, Zaric GS, Thind A, Sarma S. Trends in obesity and multimorbidity in Canada. *Preventive Medicine.* 2018;116:173–179. https://doi.org/10.1016/j.ypmed.2018.08.025.
173. Borrell LN, Samuel L. Body mass index categories and mortality risk in US adults: The effect of overweight and obesity on advancing death. *American Journal of Public Health.* 2014;104(3):512–519. https://doi.org/10.2105/ajph.2013.301597.

174. Berrington de Gonzalez A, Hartge P, Cerhan JR, et al. Body-mass index and mortality among 1.46 million white adults. *The New England Journal of Medicine*. 2010;363(23):2211–2219. https://doi.org/10.1056/nejmoa1000367.
175. Kalyani RR, Corriere M, Ferrucci L. Age-related and disease-related muscle loss: The effect of diabetes, obesity, and other diseases. *The Lancet Diabetes & Endocrinology*. 2014;2(10):819–829. https://doi.org/10.1016/s2213-8587(14)70034-8.
176. Liguori I, Russo G, Aran L, et al. Sarcopenia: Assessment of disease burden and strategies to improve outcomes. *Clinical Interventions in Aging*. 2018;13:913–927. https://doi.org/10.2147/cia.s149232.
177. Abramowitz MK, Hall CB, Amodu A, Sharma D, Androga L, Hawkins M. Muscle mass, BMI, and mortality among adults in the United States: A population-based cohort study. *PLOS One*. 2018;13(4):e0194697. https://doi.org/10.1371/journal.pone.0194697.
178. Gunn JM, Ayton DR, Densley K, et al. The association between chronic illness, multimorbidity and depressive symptoms in an Australian primary care cohort. *Social Psychiatry and Psychiatric Epidemiology*. 2012;47(2):175–184. https://doi.org/10.1007/s00127-010-0330-z.
179. Schoepf D, Heun R. Bipolar disorder and comorbidity: Increased prevalence and increased relevance of comorbidity for hospital-based mortality during a 12.5-year observation period in general hospital admissions. *Journal of Affective Disorders*. 2014;169:170–178. https://doi.org/10.1016/j.jad.2014.08.025.
180. Heymsfield SB, Wadden TA. Mechanisms, pathophysiology, and management of obesity. *New England Journal of Medicine*. 2017;376(3):254–266. https://doi.org/10.1056/nejmra1514009.
181. Jakobsen GS, Smastuen MC, Sandbu R, et al. Association of bariatric surgery vs medical obesity treatment with long-term medical complications and obesity-related comorbidities. *The Journal of the American Medical Association*. 2018;319(3):291–301. https://doi.org/10.1001/jama.2017.21055.

5

Komorbide Essstörungen

C. Laird Birmingham

In diesem Kapitel finden Sie die Antworten auf die folgenden Fragen zu Patienten mit Essstörungen:

1. Wie unterscheiden Sie, ob Symptome und Verhaltensweisen auf Begleiterkrankungen oder die Essstörung selbst zurückzuführen sind?
2. Können Begleiterkrankungen die Genesung verhindern?
3. Gibt es neue nicht medikamentöse Behandlungen für Begleiterkrankungen bei Essstörungen?
4. Können Sie Technologien zur Diagnose von Begleiterkrankungen bei Essstörungen verwenden?

C. L. Birmingham (✉)
University of British Columbia, Vancouver, BC, Kanada
E-Mail: carl.birmingham@ubc.ca

R. Brown und E. Thorsteinsson (Hrsg.), *Komorbidität*,
https://doi.org/10.1007/978-3-031-55637-1_5

5.1 Anorexia nervosa und Bulimia nervosa

Anorexia nervosa ist definiert durch eine anhaltende Einschränkung der Energieaufnahme, intensive Angst und Grübeleien über Gewichtszunahme und Störungen in der Selbstwahrnehmung von Gewicht oder Form, was zu Verhaltensweisen führt, die eine Gewichtszunahme verhindern oder zu Gewichtsverlust führen. Die DSM-5 [1] Definition von Anorexia nervosa lautet:

Anorexia nervosa: 307.1 (F50.01 oder F50.02)

A. Einschränkung der Energieaufnahme im Verhältnis zu den Anforderungen, die zu einem signifikant niedrigen Körpergewicht im Kontext von Alter, Geschlecht, Entwicklungsverlauf und körperlicher Gesundheit führt. Signifikant niedriges Gewicht wird definiert als ein Gewicht, das weniger als minimal normal ist oder, bei Kindern und Jugendlichen, weniger als das minimal erwartete.
B. Intensive Angst vor Gewichtszunahme oder Fettwerden, oder anhaltendes Verhalten, das die Gewichtszunahme stört, obwohl das Gewicht signifikant niedrig ist.
C. Störung in der Art und Weise, wie das eigene Körpergewicht oder die Körperform erlebt wird, übermäßiger Einfluss von Körpergewicht oder Körperform auf die Selbstbewertung oder anhaltende Nichterkennung der Ernsthaftigkeit des aktuellen niedrigen Körpergewichts.

Die Diagnose von Anorexia nervosa kann schwierig zu stellen sein, weil:

1. Dünnsein und Gewichtsverlust in der westlichen Gesellschaft normalisiert und erwünscht sind,
2. Aktivität und Energiezunahme in den frühen Stadien des Gewichtsverlusts können den Eindruck von verbesserter Gesundheit erwecken,
3. Gewichtsverlust reduziert vorübergehend Gefühle von Stress bei Patienten.
4. Patienten können stundenlang Sport treiben, erhebliches Gewicht verlieren, nicht in der Lage sein, Körperfett zuzunehmen, und dennoch die Nachsorge verweigern.

Bulimia nervosa ist definiert durch wiederholte Episoden von Essanfällen gefolgt von kompensatorischem Verhalten. Speziell ist sie gekennzeichnet durch das Essen großer Mengen an Nahrung innerhalb einer relativ kurzen Zeitspanne, ein Gefühl des Kontrollverlusts über das Essen, das dann von Verhalten gefolgt wird, das den Körper von Nahrung oder den damit verbundenen Kalorien befreit. Ein Merkmal der Bulimia nervosa, das für die Diagnose entscheidend ist, ist das kurze „positive" Gefühl, das auftritt, wenn der Patient kurz davor ist, einen Essanfall zu haben oder am Anfang des Essanfalls steht, und die „negativen" Gefühle, die danach auftreten. Die tatsächliche Menge oder das Timing der verzehrten Nahrung oder die Methoden des Erbrechens sind weniger wichtig für die Diagnose. Menschen mit Bulimia nervosa legen oft ein übermäßiges Augenmerk auf Körperform oder Gewicht, was dazu führen kann, dass das Selbstwertgefühl und das Selbstwertgefühl der Person durch ihr Aussehen bestimmt wird.

Die DSM-5 [1] Definition von Bulimia nervosa lautet:

- Wiederkehrende Episoden von Essanfällen. Eine Episode von Essanfällen ist gekennzeichnet durch beide der folgenden Punkte:
  - Essen in einem diskreten Zeitraum (z. B. innerhalb von zwei Stunden), einer Menge an Nahrung, die definitiv größer ist als das, was die meisten Menschen in einer ähnlichen Zeitspanne und unter ähnlichen Umständen essen würden
  - Kontrollverlust über das Essen während der Episode (z. B. das Gefühl, dass man nicht aufhören kann zu essen, oder kontrollieren kann, was oder wie viel man isst)
- Wiederkehrendes unangemessenes kompensatorisches Verhalten, um Gewichtszunahme zu verhindern, wie selbstinduziertes Erbrechen, Missbrauch von Abführmitteln, Diuretika oder anderen Medikamenten, Fasten oder übermäßige Bewegung
- Die Essanfälle und unangemessenen kompensatorischen Verhaltensweisen treten beide im Durchschnitt mindestens einmal pro Woche für drei Monate auf.
- Die Selbstbewertung wird übermäßig von Körperform und Gewicht beeinflusst.

- Essanfälle oder Erbrechen treten nicht ausschließlich während Episoden von Verhalten auf, die bei Personen mit Anorexia nervosa üblich wären.

Anorexia nervosa hat eine Lebenszeitprävalenz von etwa 1,5 % bei Frauen, aber die Prävalenz bei Männern beträgt nur etwa ein Fünftel der bei Frauen. Bulimia nervosa hat eine Lebenszeitprävalenzrate von etwa 3 % bei Frauen [2, 3]. Das standardisierte Mortalitätsverhältnis (SMR) von Anorexia nervosa beträgt 10,5 und 2,0 für Bulimia nervosa [4]. Eine Überlebensanalyse einer 20-jährigen Kohorte meiner Patienten mit Essstörungen zeigte, dass die Lebensspanne von Patienten mit Anorexia nervosa um etwa 25 Jahre reduziert wurde [5]. Daher sind sowohl Anorexia nervosa als auch Bulimia nervosa mit einem erhöhten Mortalitätsrisiko verbunden, insbesondere Anorexia nervosa.

5.2 Essstörungen und medizinische Komorbiditäten

Komorbide und gleichzeitig auftretende Störungen bei Patienten mit Essstörungen sind Legion. Die Häufigkeit der Komorbiditäten bei Patienten ist auf die Essstörungen zurückzuführen: (a) Sie dauern viele Jahre an, während denen andere Störungen wahrscheinlich auftreten, (b) sie beginnen in der Regel in der Adoleszenz oder im frühen Erwachsenenalter durch die Teenager- und Geburtsjahre, wenn viele emotionale und physische Herausforderungen des Lebens auftreten und (c) sie beeinflussen sowohl die physischen als auch die psychologischen Systeme des Körpers. Im Folgenden sind die Störungen und Zustände aufgeführt, die häufig mit Essstörungen einhergehen.

Schlaflosigkeit ist bei Patienten mit Essstörungen häufig und oft mit Angst verbunden, die zu Schwierigkeiten beim Einschlafen und frühem Erwachen führen kann, was mit Depressionen in Verbindung gebracht werden kann [6, 7]. Es ist wahrscheinlich, dass gestörter Schlaf zu neuropsychologischen Anomalien bei den Patienten beiträgt, ebenso wie Schlafmedikamente und die Verwendung von nicht verschreibungspflichtigen Schlafmitteln (z. B. Cannabis). Obwohl Schlafapnoe typischerweise mit Fettleibigkeit in Verbindung gebracht wird, kann auch Muskelschwäche bei Patienten mit Anorexia nervosa und die Verengung der oberen Atemwege durch wiederholtes Erbrechen zu Schlafapnoe beitragen. Die Behandlung von Schlafapnoe mit kontinuierlichen positiven Atemwegsdruck (CPAP)-Geräten kann bei Patienten mit Essstörungen und Schlafapnoe lebensverändernd sein [8].

Eine breite Palette anderer medizinischer Störungen ist mit Essstörungsdiagnosen verbunden, einschließlich Osteoporose, gestreifter und glatter Muskelatrophie, Anfälle, organischen Hirnsyndroms, Wernicke-Enzephalopathie, Herzversagen, Arrhythmie, kardialer Klappenfunktionsstörung, Prädisposition für bakterielle und pilzliche Infektionen, autonomer Dysfunktion, Leberversagen, überlegenen Mesenterialarteriensyndroms, reversiblen Emphysems, Nierenversagen, Skorbut, Pellagra und viele mehr [9]. Es ist daher offensichtlich, dass Patienten mit Essstörungen ein größeres Risiko haben, multiple Systemdysfunktionen zu erleben, was wahrscheinlich zum erhöhten Mortalitätsrisiko der Patienten beiträgt.

Der *Darm* und seine Funktion sind bei Patienten mit Essstörungen in der Regel abnormal [10–13]. Kürzlich wurde gezeigt, dass die mikrobielle Flora (d. h. Bakterien, die den Darm besiedeln; Darmmikrobiom) bei Patienten mit Essstörungen abnormal ist, was vermutlich zu Symptomen bei den Patienten beiträgt. Es ist jedoch wichtig zu bedenken, dass die Funktion des autonomen Nervensystems bei Patienten mit Essstörungen in der Regel abnormal ist, was zu einem abnormalen Darmmikrobiom führen und dazu beitragen kann [10–13]. Die mit Abstand häufigste und störendste Darmkomplikation, die mit Essstörungen verbunden ist, ist Verstopfung. Prucalopride® ist eine relativ neue Behandlung für koloniale Hypofunktion, die oft vorteilhaft ist. Es stimuliert das Nervensystem des Dickdarms, bevor seine Wirkungen den Darm erreichen, stärkt dadurch die Darmmuskulatur und fördert die normale Peristaltik [14].

Wie unten detailliert beschrieben, sind die häufigsten komorbiden psychischen Störungen, die mit einer Essstörungsdiagnose verbunden sind, Angststörungen wie Panikstörung (oder Paniksymptome), schwere depressive Störung, Zwangsstörung, posttraumatische Belastungsstörung,

Impulskontrollstörungen wie Kleptomanie, selbstverletzendes Verhalten, Substanzgebrauchsstörung und Familiensystemstörungen [15–35]. Darüber hinaus legen einige Studien nahe, dass Persönlichkeitsstörungen, wie die Borderline-Persönlichkeitsstörung, bei Patienten mit Essstörungen häufiger sind, aber die Forschungsbeweise, die diese Behauptung unterstützen, sind schwach. Das heißt, alle Störungen, die die Genesung von Essstörungen verhindern oder behindern, wie Borderline-Persönlichkeitsstörung, Diabetes mellitus und Substanzgebrauch, sind nur aufgrund der langen Dauer ihrer Auswirkungen verbreitet [36, 37].

5.3 Essstörungen und Angst- und Stimmungsstörungen

Die meisten Patienten mit Essstörungen erleben Symptome von Angst und/oder Depression, und einige zeigen ausgeprägte Stimmungsschwankungen, die oft zur falschen Diagnose einer bipolaren affektiven Störung führen [17, 23, 27, 31–33, 38–45].

Wie kann man angesichts der hohen Komorbidität zwischen Essstörungen und affektiven Störungen zwischen einer primären Stimmungsstörungsdiagnose und den Symptomen einer Essstörung unterscheiden? Die Antwort ist – es kann sehr schwierig sein und nur die Zeit wird beweisen, ob Sie richtig oder falsch liegen, obwohl in meiner klinischen Erfahrung die schwere depressive Störung bei Patienten mit Essstörungen unterdiagnostiziert ist aufgrund der Symptomüberschneidung. Die Wahrscheinlichkeit einer unabhängigen Stimmungsstörung ist jedoch erhöht, wenn die Stimmungsstörung der Essstörung vorausging, der Verlauf der Stimmungsstörung ist anders und getrennt vom Verlauf der Essstörung, wobei es starke vegetative Symptome oder eine starke Familienanamnese einer Stimmungsstörung gibt. Natürlich kann es eine unabhängige Stimmungsstörung sowie Stimmungssymptome geben, die auf die Essstörung zurückzuführen sind. Es ist wichtig zu erkennen, dass sich die Depression oft verschlimmert, nachdem der Patient eine gewisse körperliche Erholung und neuropsychologische Verbesserung gezeigt hat, da sie sich ihrer Lebensherausforderungen stärker bewusst werden.

Im Gegensatz dazu kann die bipolare affektive Störung bei Patienten mit Essstörungen im Vergleich zu den veröffentlichten Co-Prävalenzschätzungen für die Störungen überdiagnostiziert sein, was wahrscheinlich nicht mehr als 3 % beträgt [16, 17, 46, 47]. Klinisch erleben viele Patienten mit Essstörungen einen Achterbahnverlauf der Störung in Bezug auf die Symptome, die sie erleben und ihre Folgen. Im Gegensatz dazu können beruhigende Medikamente, die für die bipolare affektive Störung verschrieben werden, den Widerstand eines Patienten gegen Gewichtszunahme oder andere Behandlungen reduzieren. Insgesamt kann die Beobachtung als diagnostischer Nachweis einer affektiven Störung angesehen werden, wenn die Essdiagnose das Verhalten des Patienten parsimonisch erklären kann.

Unabhängig von der spezifischen Diagnose ist die Reaktion auf die Behandlung wichtig. Mangelernährung verringert die Reaktion auf Antidepressiva, während eine Überberuhigung zu einer Patientencompliance führen kann, die als klinische Verbesserung fehlinterpretiert werden kann. Erwägen Sie die Medikation der Stimmungssymptome, wenn sich der Patient von seiner Essstörung erholt, aber seine Stimmung sich verschlechtert, ohne eine erkennbare soziale oder psychologische Ursache. Erwägen Sie eine Testphase mit Antidepressiva wie Fluoxetin®, das allmählich von 10 auf 60 mg erhöht wird. Wenn dies unwirksam ist, kann die Zugabe einer kleinen Dosis Bupropion® helfen. Achten Sie weiterhin auf Panikattacken, Phobien, Symptome einer Depression einschließlich Energiemangel, Interessenverlust, Suizidalität und frühmorgendlichen Erwachens als Indikatoren für eine schwere depressive Störung. Achten Sie auf ausgeprägte Stimmungsveränderungen, die nicht dem klinischen Verlauf des Patienten entsprechen, schnelles Denken und Sprechen und gefährliches oder abwegiges Verhalten als mögliche Indikatoren für eine bipolare affektive Störung. Medikamententoxizität, Medikamentenentzug und der Gebrauch von Freizeitdrogen und Alkohol können jedoch auch diese Symptome verursachen.

In Bezug auf die Behandlung von Angst bei Patienten mit Essstörungen kann sie durch mitfühlende kompetente psychiatrische (oder psychologische) Versorgung reduziert werden. Wie am Ende des Kapitels detailliert beschrieben, kann sie auch mit körperwärmenden Strategien verwaltet werden. Darüber hinaus kann sie durch Einbeziehung des Patienten in eine neue Aktivität verwaltet werden. In meiner klinischen Praxis habe ich gesehen, dass Stricken die Angst bei Patienten deutlich reduzieren kann. Es beschäftigt die zerebralen Hemisphären des Patienten, ähnlich den Effekten der Desensibilisierung und Wiederaufbereitung durch Augenbewegungen (EMDR) [48]. Stricken kostet auch wenig, kann in Gruppen, bei Terminen und in Ruhe stattfinden und es produziert etwas Greifbares. Das Unterrichten von Stricken an andere Patienten und das Herstellen von Geschenken für andere kann auch das Selbstwertgefühl des Patienten erhöhen. Darüber hinaus kann das gestrickte Produkt verwendet werden, um den Patienten zu wärmen, wie unten beschrieben.

5.4 Können komorbide psychiatrische Störungen die Genesung von Essstörungen verhindern?

Schwere depressive Störung/Major Depressive Disorder (MDD), Zwangsstörung (OCD) und posttraumatische Belastungsstörung (PTBS) sind die häufigsten komorbiden Störungen, die berichtet wurden, um die Genesung von Anorexia nervosa zu verhindern [28, 35]. In diesem Zusammenhang ist die Gewichtserholung immer notwendig für die Genesung von Anorexia nervosa. Daher müssen möglicherweise einige Überlegungen zur Behandlung von komorbiden psychiatrischen Störungen gegeben werden. Daher sollten MDD und OCD gleichzeitig mit Anorexia nervosa oder vorher behandelt werden, während die Behandlung von PTBS bis zur Wiederherstellung des Gewichts verzögert werden sollte. Die Behandlung der PTBS trägt in der Regel zu einer Zunahme der Angst bei und die Therapie kann schwierig sein, wenn der kognitive Zustand des Patienten aufgrund des niedrigen Gewichts vermindert ist. Daher könnte eine frühe Behandlung der PTBS die Genesung der Essstörung verhindern und sollte daher die Gewichtswiederherstellung abwarten [49].

Aufmerksamkeitsstörungen werden berichtet, um häufig die Genesung von Binge-Eating-Störung und Bulimia nervosa zu verhindern. Lisdexamfetamin® wird zur Behandlung von Aufmerksamkeitsdefizitstörungen eingesetzt und wird nun auch in einigen Ländern zur Behandlung von Binge-Eating-Störung und Bulimia nervosa eingesetzt [50–52], klinisch scheint es bei Patienten mit einer Aufmerksamkeitsstörung und einer Essstörung zu wirken. Die Gefahr bei der Verwendung von Lisdexamfetamin® besteht jedoch darin, dass es sich um ein Amphetamin handelt, das zur Gewichtsabnahme, zur Appetitminderung und zur Steigerung der Energielevel eingesetzt werden könnte und es kann auch süchtig machen [53–55]. Daher sollten Patienten die niedrigste wirksame Dosis verschrieben bekommen und regelmäßig überwacht werden, einschließlich Blutdruck, Herzfrequenz und BMI oder Körperfett.

Mehrere andere Störungen werden berichtet, um häufig die Genesung von Essstörungen zu verhindern, aber sie werden hier nur kurz erwähnt, einschließlich Diabetes mellitus, Substanzmissbrauch, Hyper- und Hypothyreose und anhaltender familiärer oder Paarfunktionsstörungen [23, 56, 57]. Alle Störungen und Probleme sollten gleichzeitig mit der Essstörung behandelt werden, bei familienzentrierten oder jüngeren Patienten ist eine traditionelle systemische Familientherapie unerlässlich.

5.5 Anorexia nervosa, Körpertemperatur, Hyperaktivität und klinische Ergebnisse

Patienten mit Anorexia nervosa haben einen niedrigen Gesamtkörperfettanteil, was bedeutet, dass sie weniger Isolierung haben, um sich warm zu halten. Das Euthyroid-Sick-Syndrom, eine Körperanpassung, die den Tod verhindert, indem sie den Energiebedarf reduziert, tritt bei Menschen mit niedrigem Körperfett auf, was mit einer reduzierten Stoffwechselrate verbunden ist [58]. Ich habe persönlich beobachtet, dass Patienten mit Anorexia nervosa nicht bemerken, dass sie unterkühlt oder überhitzt sind. Hypothermie und Fieber können vom Patienten mit Anorexia nervosa nicht erkannt werden [59, 60]. Infolgedessen wird ihre Körpertemperatur stärker mit der Umgebungstemperatur variieren als bei normalgewichtigen Personen. Wenn sie aus der Kälte (und insbesondere der Nässe) kommen, wird ihre Kerntemperatur (BT), die am besten klinisch durch Messung der Temperatur einer frisch entleerten Urinprobe erfasst wird, 2–3 °C niedriger als normal sein. Im Gegensatz zu normalgewichtigen Menschen, die zittern würden, tun diese Patienten dies in der Regel nicht. Ähnlich, wenn Patienten in einer sehr heißen Umgebung waren, kann ihre Kerntemperatur 2–3 Grad über dem Normalwert liegen und dennoch fühlen sie sich in der Regel nicht „heiß".

Interessanterweise wird berichtet, dass die Inzidenz von Anorexia nervosa bei Menschen, die ihr ganzes Leben in einem warmen Klima verbringen, erheblich niedriger ist als ihre Inzidenz in kühleren Klimazonen [61], obwohl die Gründe für ihre größere Verbreitung in kalten Klimazonen bisher unbekannt sind. Es könnte jedoch zum Teil daran liegen, dass Patienten mit Anorexia nervosa typischerweise eine niedrige BT haben (z. B. 35,5–37 °C), was dazu führen kann, dass sie sich kalt fühlen. Patienten, die chronisch kalt sind, berichten möglicherweise, dass sie sich besser fühlen, wenn sie warme oder heiße Getränke trinken, eine Sauna benutzen, ihren Körper neben eine Heizung legen (dies kann zu Hyperpigmentierung der Haut, Erythema ab igne führen), Urlaub in sehr warmen Klimazonen machen oder Therapiezentren in sehr warmen Klimazonen besuchen. Oft wissen die Patienten nicht, warum das Aufwärmen sie sich besser fühlen lässt – aber es tut es, weil sie sich aufwärmen, das heißt, ihre BT erhöhen. Das heißt, aufgrund der Auswirkungen von niedrigem Körperfett und Körpergewicht haben Patienten mit Anorexia nervosa typischerweise eine niedrige BT, paradoxerweise können sie jedoch eine reduzierte Sensibilität für thermische Reize haben. Als Ergebnis der Hypothermie neigen die Patienten jedoch dazu, ihre Aktivitätsniveaus zu erhöhen (d. h. Hyperaktivität), was ihre BT vorübergehend erhöht und ihnen hilft, sich warm zu fühlen [62].

Wie im Detail in Kapitel 7 diskutiert, ist körperliche Aktivität mit einem vorübergehenden Anstieg der BT verbunden [63], der von einem Anstieg der Herzfrequenz begleitet wird [64], Energieverbrauch und Produktion von Körperwärme. *Spontane körperliche Aktivität* (SPA, d. h. ungeplantes biologisch gesteuertes Verhalten wie Zappeln, Fußtappen, unruhiges Verhalten und Aktivitäten des täglichen Lebens, z. B. Sprechen, Haltung halten), die bei Patienten mit Anorexia nervosa häufig beobachtet wird, erhöht ebenfalls vorübergehend die BT [65]. Es ist bekannt, dass SPA umgekehrt mit Körpergewicht und Gewichtszunahme korreliert [66], sodass schlanke Menschen dazu neigen, viel SPA zu betreiben [67], weiters sind sie aktiver, unruhiger und verbringen weniger Zeit sitzend oder liegend im Bett als übergewichtige Menschen [68]. Physiologisch gesehen ist *Non-Exercise-Activity-Thermogenesis* (NEAT) die Energie, die während der SPA verbraucht wird. Es wird angenommen, dass es schlanke Individuen vor Gewichtszunahme während einer kalorischen Herausforderung schützt, indem es die Aktivität nach Überernährung erhöht und sie bei Unterernährung verringert [69], mit Bewegung wird sie erhöht [70, 71].

Bei Patienten mit Anorexia nervosa tritt jedoch oft eine ausgeprägte Hyperaktivität als Reaktion auf die niedrige BT auf. Etwa ein Drittel der Patienten mit Anorexia nervosa zeigt eine deutlich erhöhte NEAT und als Ergebnis werden sie dazu neigen, ständig zusätzliche Kalorien durch Zappeln, Fuß- und Beinbewegungen und eine allgemeine Unfähigkeit, still zu sitzen, zu verbrennen [72–74]. Betroffene Patienten sind leicht zu identifizieren – da sie viel mehr Kalorien zu sich nehmen müssen, um Gewicht zuzunehmen, obwohl SPA mit Hilfe von triaxialer Beschleunigungsmessung gemessen werden könnte, wenn eine Bestätigung von hohem SPA erforderlich ist. Im Gegensatz dazu können Patienten ohne erhöhte NEAT möglicherweise mit einer Diät von 1500–2000 kcal/Tag an Gewicht zunehmen, während Patienten mit erhöhter NEAT möglicherweise 3000–4500 kcal/Tag benötigen, um an Gewicht zuzunehmen.

Schließlich zeigen Patienten mit Anorexia nervosa in Bezug auf die BT oft keine nachweisbare Fieberreaktion während einer bakteriellen Infektion. In einer Analyse von 311 aufeinanderfolgenden Krankenhausaufnahmen von Patienten mit Anorexia nervosa zeigten diejenigen mit bakterieller Infektion eine reduzierte Fieberreaktion, waren oft schwer zu diagnostizieren aufgrund weniger Anzeichen und Symptome, und als Ergebnis wurde die Diagnose manchmal verzögert. Das Infektionsrisiko stieg mit zunehmendem Patientenalter [59]. Daher zeigen Patienten mit Anorexia nervosa aufgrund der Auswirkungen der Hypothermie eine reduzierte Fieberreaktion und Anzeichen und Symptome einer Infektion, was die Diagnose einer Infektion erheblich verzögern kann, wodurch die Komplikationsrate für bakterielle Infektionen erhöht wird, was mit ähnlichen Ergebnissen in einer anderen Studie berichtet wird [75]. Die Ergebnisse legen nahe, dass die niedrige BT bei Patienten mit Anorexia nervosa Auswirkungen auf den klinischen Verlauf der Krankheit haben kann, und wenn eine Infektion vermutet wird, könnte eine frühe vollständige Blutuntersuchung und möglicherweise bakteriologische Kulturen in Betracht gezogen werden.

5.6 Körpererwärmung zur Behandlung von Anorexia nervosa, Hyperaktivität und Bewegungssucht

Strategien zur Körpererwärmung sind bekannt dafür, Patienten mit Anorexia nervosa effektiv zu behandeln, und teilweise wird angenommen, dass die Therapie zu einer klinischen Verbesserung führt, indem sie die Neigung zur Hyperaktivität verringert. Emilio Gutierrez identifizierte die Erwärmung als Behandlung für Anorexia nervosa, nachdem er den ersten klinischen Bericht gelesen hatte, der Anorexia nervosa beschreibt [76–81]. William Gull, der Anorexia nervosa erstmals berichtete, war Arzt von Königin Victoria und ein Chirurg und Psychiater. Er besaß psychiatrische Krankenhäuser (Sanatorien), in denen er psychiatrische Patienten durch Erwärmung oder Kühlung behandelte. Die psychiatrischen Patienten, die er als an Anorexia nervosa leidend identifizierte, zeigten einen deutlichen Nutzen von der Erwärmung.

Emilio Gutierrez verwendete zuerst Saunen zur Behandlung von Patienten mit Anorexia nervosa und beobachtete eine Verbesserung bei den Patienten. Emilio, Peter Beumont und ich berichteten dann über die Vorteile einer Erwärmungsversuchsreihe bei hospitalisierten Anorexia-nervosa-Patienten. Wie unten detailliert beschrieben, haben Forscher am Karolinska-Institut seitdem ähnliche Ergebnisse berichtet, einschließlich bei Patienten mit Bulimia nervosa. Wie unten detailliert beschrieben, hat sich gezeigt, dass die Erwärmungsbehandlung die Geschwindigkeit und die Chancen der Genesung von Anorexia nervosa erhöht.

Zum Beispiel führte in einer RCT mit 1428 Patienten mit Essstörungen (d. h. Anorexia nervosa, Bulimia nervosa, nicht näher bezeichnete Essstörung) in 6 Kliniken ein Therapiepaket, bestehend aus dem Mandometer (d. h. tragbare Computer-Feedback-Technologie), Umgebungserwärmung und eingeschränkter körperlicher Aktivität [82], zu einer Verringerung der körperlichen Aktivität bei den Patienten. Eine Remission wurde bei geschätzten 75 % der Patienten nach einer medianen Therapiedauer von 12,5 Monaten erreicht und war mit einer reduzierten Rückfallrate nach 5 Jahren verbunden. In einer kleinen Studie fanden jedoch Birmingham et al. [79], dass die Therapie (Heizweste auf mittlerer Stufe für 3 Stunden/Tag für 21 Tage) nicht mit einer Gewichtserholung bei Anorexia-nervosa-Patienten in Verbindung stand im Vergleich zu Kontrollpatienten, die eine nicht beheizte Weste trugen, jedoch waren mit niedrigeren Angstniveaus und verbesserter Compliance verbunden. Darüber hinaus zeigte eine kleine Studie [83], dass Umgebungserwärmung (d. h. warme Umgebung, intermittierender Gebrauch einer thermischen Weste oder Saunabäder in einer Infrarotkabine) zu einer Verringerung von Angst und Depression bei Anorexia-nervosa-Patienten führte, die der Körpergewichtserholung vorausging, sowie ihre Hyperaktivität reduzierte. Die Studie hatte jedoch keine Kontrollgruppe. Dennoch zeigte eine weitere größere Studie [84] kürzlich, dass Umgebungserwärmung anxiolytische Effekte auf Anorexia-nervosa-Patienten ausübte. Insbesondere wurde die postprandiale Angst bei Patienten, die sich unmittelbar nach dem Mittagessen 30 Minuten lang in einem auf 32 °C beheizten Raum ausruhten, im Vergleich zu höheren präprandialen Angstniveaus reduziert.

Daher scheinen Strategien zur Körpererwärmung den klinischen Verlauf von Essstörungen, einschließlich Anorexia nervosa, einschließlich des Gewichts des Patienten, der Hyperaktivität und der affektiven Symptome (z. B. Angst, Depression), erheblich zu verbessern. Die Bereitstellung von Strategien zur Körpererwärmung kann jedoch in der Praxis, außerhalb des klinischen Umfelds, etwas schwierig sein, obwohl Patienten oft berichten, dass ein Umzug in ein warmes Klima für eine bestimmte Zeit oder der Besuch eines Behandlungszentrums in einem warmen Klima hilfreich ist. Der einfachste und kostengünstigste Behandlungsansatz besteht darin, ein elektrisches Wärmekissen auf mittlerer Stufe für eine Stunde dreimal täglich zu verwenden, das auf die Oberschenkel, den Bauch oder den Rücken aufgetragen wird. Die Strategie ist am effektivsten, wenn sie zu den Mahlzeiten verwendet wird, da die Erwärmung die Darmaktivität erhöht und dadurch Gefühle von Völlegefühl und Verstopfung reduziert. Eine andere Methode der Körpererwärmung ist eine trockene (Infrarot-)Sauna, die auf eine Temperatur zwischen 30 und 35 °C für 10 Minuten einmal täglich eingestellt ist. Schließlich kann das Aufrechterhalten der Wärme in der Wohnung oder im Haus des Patienten bei 30–35 °C bei ambulanten Patienten mit Essstörungen angewendet werden. Erwärmungsstrategien sollten während der Gewichtszunahmephase der Genesung verwendet werden, um Gefühle von Angst bei Patienten in jedem Stadium zu reduzieren, und um übermäßige Bewegung zu reduzieren oder Bewegungssucht zu behandeln. Selbst der Gepard hört auf zu laufen, wenn seine innere Temperatur zu hoch steigt. Ähnlich neigen Menschen dazu, weniger zu trainieren, wenn sie bereits sehr warm sind.

Bei der Anwendung von Körpererwärmung bei Patienten mit Essstörungen müssen mehrere praktische Aspekte beachtet werden: Schlagen Sie nicht die Verwendung von Hitze vor, die als „heiß" empfunden wird, da dies vom Körper als Stressor wahrgenommen wird. Wenn ein elektrisches Wärmekissen verwendet wird, warnen Sie davor, nur eine einzige Körperregion zu erwärmen, da nach Wochen oder Monaten lokal angewendeter Wärme eine Hyperpigmentierung der Haut auftreten wird. Verwenden Sie keine Heißwasserflaschen oder heiße Steine, da diese in der Regel zu Beginn zu heiß sind und schnell zu kühl werden. Im Gegensatz dazu kann das Heizen einer Wohnung oder eines Hauses für die anderen Mitbewohner unakzeptabel sein.

Dennoch ist unklar, wie genau der Ansatz der Wärmetherapie funktioniert. Er könnte funktionieren, indem effektiv die SPA und die damit verbundene NEAT verringert wird, oder es könnte das Ergebnis einer erhöhten parasympathischen Tonus (gemessen an der Herzfrequenzvariabilität oder der Veränderung der Herzfrequenzvariabilität) oder einer Veränderung der Gehirnrezeptoraktivität oder vielleicht eine Kombination aus all diesen sein [9]. Unabhängig von den Mechanismen ist offensichtlich, dass die Körpererwärmung positive Auswirkungen auf die Verbesserung der physischen und psychischen Gesundheitsergebnisse bei Patienten mit Essstörungen hat.

5.7 Andere medizinische Behandlungen für Anorexia nervosa

Rita Bakan berichtete über das Auftreten von Anorexia-nervosa-ähnlichen Symptomen und Anzeichen bei afrikanischen Menschen, die in den 1970er- bis 1980er-Jahren an Zinkmangel litten [85–88]. Sie bat Elliot Goldner und mich, ihr bei der Überprüfung der Hypothese zu helfen, dass *Zinkmangel* eine kausale Rolle bei Anorexia nervosa spielen kann. In unseren Studien [87, 88] berichteten wir, dass die Ernährung von Anorexia-nervosa-Patienten typischerweise zinkarm war, die Geschmacksanomalien, die oft bei Zinkmangel auftreten, bei Anorexia nervosa vorhanden waren und Fallberichte und Fallserien aus der ganzen Welt die klinischen Vorteile einer Zinkergänzung bei Anorexia-nervosa-Patienten unterstützten [89]. Schließlich führten wir eine randomisierte, doppelblinde, placebokontrollierte Studie bei stationären Patienten mit Anorexia nervosa durch. Patienten, die eine Zinkergänzung erhielten, nahmen schneller an BMI zu als diejenigen, die die Ergänzung nicht erhielten [90, 91]. Seit dieser Zeit wurde die Rolle von Zink bei Mangelernährung besser erkannt, und es wird auch anerkannt, dass die Erholung bei Anorexia-nervosa-Patienten, die eine Zinkergänzung erhalten, schneller sein kann.

Klinisch kann ein Zinkmangel im Gehirn schnell auftreten, da das Gehirn keinen Zinkspeicher hat. Bei Hunden können sich die Fressvorlieben bereits nach wenigen Tagen einer zinkarmen Diät ändern. Zink ist typischerweise an Fasern gebunden, und bei älteren Menschen kann ein Zinkmangel durch eine ballaststoffreiche Ernährung verursacht werden, da sie schnell durch den Darm transportiert wird [92, 93]. Zink und Kupfer werden über die gleichen Wege im proximalen Dünndarm aufgenommen, sodass es möglich ist, dass eine Kupferergänzung zu einem Zinkmangel beitragen könnte [94]. Die Hauptquelle für Zink in der westlichen Ernährung ist Kuhmilch – ein Lebensmittel, das oft von Patienten mit Essstörungen gemieden wird. Daher sollten Patienten mit Essstörungen mit oralem Zink behandelt werden, wenn sie Milchprodukte meiden oder Symptome eines Zinkmangels wie trockene Haut, langsam oder unzureichend heilende Haut oder Dysgeusie (d. h. abnormale Geschmacksempfindung) haben.

Dysgeusien sind bei Patienten mit Essstörungen häufig, aber sie neigen dazu, sie nicht zu erwähnen, es sei denn, sie werden speziell danach gefragt. Alternativ bemerken sie möglicherweise keine Veränderung ihres Geschmacks. Eine kürzlich bei mir behandelte Patientin mit Zinkmangel leugnete jede Geschmacksveränderung, sagte aber, dass sie, wenn sie Gewürze auf ihr Essen gibt, eine große Menge davon verwenden muss, um es schmecken zu können, was eindeutig abnormal ist. Klinisch sollten Sie den Patienten fragen, ob er mehr Gewürze oder andere Würzmittel benötigt, um den Geschmack zu erleben, oder ob er einen metallischen Geschmack im Mund hat oder weniger Geschmack als üblich von Lebensmitteln hat. Wenn Sie nicht aktiv danach fragen, könnten Sie die Diagnose von Dysgeusie übersehen. Geschmackstest-Kits sind in meiner Erfahrung unzuverlässig und das Serumzink spiegelt in der Regel nicht die Gehirnzinkwerte bei Patienten wider. Bei Patienten mit vermutetem Zinkmangel geben Sie 50 mg elementares Zink als Zinkcitrat für die ersten 90 Tage und danach 14 mg elementares Zink, es sei denn, ihre Zinkaufnahme ist normalisiert (z. B. Trinken von normalen Mengen an Milchprodukten oder Essen von viel rotem Fleisch).

Schließlich wurde berichtet, dass viele verschiedene Gehirnregionen bei Anorexia-nervosa-Patienten abnormal funktionieren, einschließlich der Amygdala, der Insel, des Frontallappens, des Precuneus und des Okzipitallappens [95]. Unsere klinische Praxis nutzt seit vielen Jahren LORETA-Bildgebung, um die elektrische Funktion des Gehirns in Ruhe und während der Stimulation zu beurteilen. Darüber hinaus kann es das operante Konditionieren spezifischer Gehirnregionen und Frequenzbänder bei Patienten erleichtern [96]. Das EEG misst die elektrische Aktivität auf der Oberfläche der Kopfhaut, die die elektrische Aktivität des Gehirns widerspiegelt. Die niederfrequente elektromagnetische Tomographie (LORETA) wurde 1990 vom KEY-Institut in der

Schweiz entwickelt. LORETA berechnet mathematisch ein dreidimensionales Bild des Gehirns aus dem Ausgang eines standardmäßigen digitalen 19-Leiters. Die Daten können mit bekannten Daten über die Netzwerke und Symptomregionen des Gehirns verglichen werden, um auf Komorbiditäten zu prüfen (z. B. Aufmerksamkeitsstörungen, Major Depressive Disorder, Angst, posttraumatische Störung und Gehirnerschütterung).

LORETA-Neurofeedback verwendet operante Konditionierungsverfahren, um die abnormale Gehirnaktivität bei Patienten mit Essstörungen zu reduzieren. In unserer Klinik wird das operante Konditionieren verwendet, um den Probanden zu belohnen, wenn sie eine bestimmte Reaktion erfolgreich ändern, speziell eine Veränderung der Gehirnwellen des Patienten (d. h. Biofeedback). Allgemeiner gesagt, kann Biofeedback sich auf Veränderungen in jedem physiologischen Index konzentrieren (z. B. Herzfrequenz, Atemfrequenz). Wenn beispielsweise ein Patient mit Anorexia nervosa eine erhöhte Aktivität in der Amygdala, der Insel, dem Precuneus oder dem vorderen Zingulum zeigt, kann er belohnt werden, wenn die Aktivität in diesen Bereichen abnimmt. Belohnungen in diesem Kontext beinhalten typischerweise das Abspielen von Musik, Linien, die sich normalisieren, ein farbiges Licht, das erscheint, oder das Spielen von Videospielen.

Die Amygdala, die Teil des limbischen Systems ist, ist verantwortlich für die Erkennung von emotionaler Valenz in der Reizanordnung, einschließlich Angst auslösender Reize. Allgemeiner gesagt, ist sie verantwortlich für die Wahrnehmung von Emotionen, einschließlich Angst/Angst, Wut und Traurigkeit, ist an der Kontrolle von Aggression beteiligt und spielt eine Rolle bei sexueller Aktivität und Libido [97]. Im Gegensatz dazu wird angenommen, dass der insuläre Cortex, der ebenfalls Teil des limbischen Systems ist, konvergente Informationen verarbeitet, um eine emotional relevante Reaktion auf sensorische Erfahrungen zu erzeugen. Das heißt, es wird angenommen, dass er Wahrnehmungsinformationen von exterozeptiven (z. B. visuelle Verarbeitung) und interozeptiven (z. B. Körperempfindungen) Eingaben integriert, um die Körperhomöostase aufrechtzuerhalten [98–100], und eine Inseldysfunktion mit der Diagnose affektiver Störungen verbunden ist (z. B. Angst- und Depressionsstörungen) [101, 102]. Daher zielen wir mit LORETA-

Neurofeedback auf diese Regionen ab, da sie mit Gefühlen von Furcht, Angst und schlechter Stimmung verbunden sind, die alle bei Patienten mit Essstörungen häufig sind. Obwohl dies noch empirisch getestet werden muss, ist es möglich, dass dieser klinische Ansatz affektive Belastungen bei Patienten mit Essstörungen herunterregulieren kann, insbesondere wenn es keine offensichtliche proximale (oder erinnerte) Ursache für die Belastung gibt.

Literatur

1. American Psychiatric Association. *Diagnostic and statistical manual of mental disorders (DSM-5)*. 5th ed. Washington, DC: American Psychiatric Association; 2013.
2. Pedersen CB, Mors O, Bertelsen A, et al. A comprehensive nationwide study of the incidence rate and lifetime risk for treated mental disorders. *JAMA Psychiatry*. 2014;71(5):573–581. https://doi.org/10.1001/jamapsychiatry.2014.16.
3. Eisenberg D, Nicklett EJ, Roeder K, Kirz NE. Eating disorder symptoms among college students: Prevalence, persistence, correlates, and treatment-seeking. *Journal of American College Health*. 2011;59(8):700–707. https://doi.org/10.1080/07448481.2010.546461.
4. Birmingham CL, Su J, Hlynsky JA, Goldner EM, Gao M. The mortality rate from anorexia nervosa. *International Journal of Eating Disorders*. 2005;38(2):143–146. https://doi.org/10.1002/eat.20164.
5. Harbottle EJ, Birmingham CL, Sayani F. Anorexia nervosa: A survival analysis. *Eating and Weight Disorders: EWD*. 2008;13(2):e32–e34.
6. Allison KC, Spaeth A, Hopkins CM. Sleep and eating disorders. *Current Psychiatry Reports*. 2016;18(10). https://doi.org/10.1007/s11920-016-0728-8.
7. Lombardo C, Battagliese G, Baglioni C, David M, Violani C, Riemann D. Severity of insomnia, disordered eating symptoms, and depression in female university students. *Clinical Psychologist*. 2014;18(3):108–115. https://doi.org/10.1111/cp.12023.
8. Schenck CH, Mahowald MW. Review of nocturnal sleep-related eating disorders. *International Journal of Eating Disorders*. 1994;15(4):343–356. https://doi.org/10.1002/eat.2260150405.

9. Birmingham CL, Treasure J. *Medical management of eating disorders.* 3rd ed: Cambridge Univeristy Press; 2019.
10. Herpertz-Dahlmann B, Seitz J, Baines J. Food matters: How the microbiome and gut-brain interaction might impact the development and course of anorexia nervosa. *European Child and Adolescent Psychiatry.* 2017;26(9):1031–1041. https://doi.org/10.1007/s00787-017-0945-7.
11. Mason BL. Feeding systems and the gut microbiome: Gut-brain interactions with relevance to psychiatric conditions. *Psychosomatics.* 2017;58(6):574–580. https://doi.org/10.1016/j.psym.2017.06.002.
12. Requena T, Martinez-Cuesta MC, Pelaez C. Diet and microbiota linked in health and disease. *Food & Function.* 2018;9(2):688–704. https://doi.org/10.1039/c7fo01820g.
13. Seitz J, Trinh S, Herpertz-Dahlmann B. The microbiome and eating disorders. *Psychiatric Clinics of North America.* 2019;42(1):93–103. https://doi.org/10.1016/j.psc.2018.10.004.
14. Birmingham CL. Eating disorders. In: Association CP, ed. *Compendium of therapeutic choices.* 8th ed. Canada: Canadian Pharmacists Association; 2019:1–13.
15. Boden MT. Prevalence of mental disorders and related functioning and treatment engagement among people with diabetes. *Journal of Psychosomatic Research.* 2018;106:62–69. https://doi.org/10.1016/j.jpsychores.2018.01.001.
16. Braun DL, Sunday SR, Halmi KA. Psychiatric comorbidity in patients with eating disorders. *Psychological Medicine.* 1994;24(4):859–867.
17. Campos RN, Dos Santos DJ, Cordas TA, Angst J, Moreno RA. Occurrence of bipolar spectrum disorder and comorbidities in women with eating disorders. *International Journal of Bipolar Disorders.* 2013;1:25. https://doi.org/10.1186/2194-7511-1-25.
18. Cederlof M, Thornton LM, Baker J, et al. Etiological overlap between obsessive-compulsive disorder and anorexia nervosa: A longitudinal cohort, multigenerational family and twin study. *World Psychiatry.* 2015;14(3):333–338. https://doi.org/10.1002/wps.20251.
19. Citrome L. Binge-Eating Disorder and Comorbid Conditions: Differential Diagnosis and Implications for Treatment. *Journal of Clinical Psychiatry.* 2017;78 Suppl 1:9–13. https://doi.org/10.4088/jcp.sh16003su1c.02.
20. Fernandez-Aranda F, Pinheiro AP, Thornton LM, et al. Impulse control disorders in women with eating disorders. *Psychiatry Re-*

search. 2008;157(1–3):147–157. https://doi.org/10.1016/j.psychres.2007.02.011.
21. Halmi KA, Eckert E, Marchi P, Sampugnaro V, Apple R, Cohen J. Comorbidity of psychiatric diagnoses in anorexia nervosa. *Archives of General Psychiatry.* 1991;48(8):712–718.
22. Herpertz-Dahlmann B. Adolescent eating disorders: Update on definitions, symptomatology, epidemiology, and comorbidity. *Child and Adolescent Psychiatric Clinics of North America.* 2015;24(1):177–196. https://doi.org/10.1016/j.chc.2014.08.003.
23. Jordan J, Joyce PR, Carter FA, et al. Anxiety and psychoactive substance use disorder comorbidity in anorexia nervosa or depression. *International Journal of Eating Disorders.* 2003;34(2):211–219. https://doi.org/10.1002/eat.10177.
24. Kerr-Gaffney J, Harrison A, Tchanturia K. Social anxiety in the eating disorders: A systematic review and meta-analysis. *Psychological Medicine.* 2018;48(15):2477–2491. https://doi.org/10.1017/s0033291718000752.
25. Martin J, Arostegui I, Lorono A, Padierna A, Najera-Zuloaga J, Quintana JM. Anxiety and depressive symptoms are related to core symptoms, general health outcome, and medical comorbidities in eating disorders. *European Eating Disorders Review.* 2019. https://doi.org/10.1002/erv.2677.
26. Marucci S, Ragione LD, De Iaco G, et al. Anorexia Nervosa and Comorbid Psychopathology. *Endocrine, Metabolic & Immune Disorders—Drug Targets.* 2018;18(4):316–324. https://doi.org/10.2174/1871530318666180213111637.
27. Meier SM, Bulik CM, Thornton LM, Mattheisen M, Mortensen PB, Petersen L. Diagnosed anxiety disorders and the risk of subsequent anorexia nervosa: A Danish population register study. *European Eating Disorders Review.* 2015;23(6):524–530. https://doi.org/10.1002/erv.2402.
28. Mitchell KS, Wells SY, Mendes A, Resick PA. Treatment improves symptoms shared by PTSD and disordered eating. *Journal of Traumatic Stress.* 2012;25(5):535–542. https://doi.org/10.1002/jts.21737.
29. Plana-Ripoll O, Pedersen CB, Holtz Y, et al. Exploring comorbidity within mental disorders among a Danish national population. *JAMA Psychiatry.* 2019;76(3):259–270. https://doi.org/10.1001/jamapsychiatry.2018.3658.
30. Sallet PC, de Alvarenga PG, Ferrao Y, et al. Eating disorders in patients with obsessive-compulsive disorder: Prevalence and clinical correlates.

International Journal of Eating Disorders. 2010;43(4):315–325. https://doi.org/10.1002/eat.20697.
31. Smith KE, Mason TB, Leonard RC, et al. Affective predictors of the severity and change in eating psychopathology in residential eating disorder treatment: The role of social anxiety. *Eating Disorders.* 2018;26(1):66–78. https://doi.org/10.1080/10640266.2018.1418314.
32. Tsai MC, Gan ST, Lee CT, Liang YL, Lee LT, Lin SH. National population-based data on the incidence, prevalence, and psychiatric comorbidity of eating disorders in Taiwanese adolescents and young adults. *International Journal of Eating Disorders.* 2018;51(11):1277–1284. https://doi.org/10.1002/eat.22970.
33. Udo T, Grilo CM. Psychiatric and medical correlates of DSM-5 eating disorders in a nationally representative sample of adults in the United States. *International Journal of Eating Disorders.* 2019;52(1):42–50. https://doi.org/10.1002/eat.23004.
34. Van Ameringen M, Mancini C, Styan G, Donison D. Relationship of social phobia with other psychiatric illness. *Journal of Affective Disorders.* 1991;21(2):93–99. https://doi.org/10.1016/0165-0327(91)90055-w.
35. Wilksch SM, O'Shea A, Wade TD. Depressive symptoms, alcohol and other drug use, and suicide risk: Prevention and treatment effects from a two-country online eating disorder risk reduction trial. *International Journal of Eating Disorders.* 2019;52(2):132–141. https://doi.org/10.1002/eat.23005.
36. Al-Mosaiwi M, Johnstone T. In an absolute state: Elevated use of absolutist words is a marker specific to anxiety, depression, and suicidal ideation. *Clinical Psychological Science.* 2018;6(4):529–542. https://doi.org/10.1177/2167702617747074.
37. Weigel TJ, Wang SB, Thomas JJ, et al. Residential eating disorder outcomes associated with screening positive for substance use disorder and borderline personality disorder. *International Journal of Eating Disorders.* 2019;52(3):309–313. https://doi.org/10.1002/eat.23028.
38. Smith AR, Ortiz SN, Forrest LN, Velkoff EA, Dodd DR. Which comes first? An examination of associations and shared risk factors for eating disorders and suicidality. *Current Psychiatry Reports.* 2018;20(9):77. https://doi.org/10.1007/s11920-018-0931-x.
39. Braun DL, Sunday SR, Halmi KA. Psychiatric comorbidity in patients with eating disorders. *Psychological Medicine.* 1994;24(4):859–867. https://doi.org/10.1017/s0033291700028956.

40. Halmi KA, Eckert E, Marchi P, Sampugnaro V, Apple R, Cohen J. Comorbidity of psychiatric diagnoses in anorexia nervosa. *Archives of General Psychiatry.* 1991;48(8):712–718. https://doi.org/10.1001/archpsyc.1991.01810320036006.
41. Alvarez Ruiz EM, Gutierrez-Rojas L. Comorbidity of bipolar disorder and eating disorders. *Journal of Psychiatry and Mental Health.* 2015;8(4):232–241. https://doi.org/10.1016/j.rpsm.2014.12.001.
42. Zerbe KJ, Marsh SR, Coyne L. Comorbidity in an inpatient eating disordered population: Clinical characteristics and treatment implications. *The Psychiatric Hospital.* 1993;24(1–2):3–8.
43. Gagnon C, Aime A, Belanger C, Markowitz JT. Comorbid diabetes and eating disorders in adult patients: Assessment and considerations for treatment. *The Diabetes Educator.* 2012;38(4):537–542. https://doi.org/10.1177/0145721712446203.
44. Citrome L. Binge-eating disorder and comorbid conditions: Differential diagnosis and implications for treatment. *The Journal of Clinical Psychiatry.* 2017;78(Suppl 1):9–13. https://doi.org/10.4088/jcp.sh16003su1c.02.
45. Marucci S, Ragione LD, De Iaco G, et al. Anorexia nervosa and comorbid psychopathology. *Endocrine, Metabolic & Immune Disorders-Drug Targets (Formerly Current Drug Targets-Immune, Endocrine & Metabolic Disorders).* 2018;18(4):316–324. https://doi.org/10.2174/18715303186 66180213111637.
46. Alvarez Ruiz EM, Gutierrez-Rojas L. Comorbidity of bipolar disorder and eating disorders. *Rev Psiquiatr Salud Ment.* 2015;8(4):232–241. https://doi.org/10.1016/j.rpsm.2014.12.001.
47. Barbee JG. Topiramate in the treatment of severe bulimia nervosa with comorbid mood disorders: A case series. *International Journal of Eating Disorders.* 2003;33(4):468–472. https://doi.org/10.1002/eat.10154.
48. Clave-Brule M, Mazloum A, Park RJ, Harbottle EJ, Birmingham CL. Managing anxiety in eating disorders with knitting. *Eating and Weight Disorders—Studies on Anorexia, Bulimia and Obesity.* 2009 14(1):e1–e5. https://doi.org/10.1007/bf03354620.
49. Brewerton TD, Alexander J, Schaefer J. Trauma-informed care and practice for eating disorders: Personal and professional perspectives of lived experiences. *Eating and Weight Disorders—Studies on Anorexia Bulimia and Obesity.* 2019;24(2):329–338. https://doi.org/10.1007/s40519-018-0628-5.

50. Amodeo G, Cuomo A, Bolognesi S, et al. Pharmacotherapeutic strategies for treating binge eating disorder: Evidence from clinical trials and implications for clinical practice. *Expert Opinion on Pharmacotherapy.* 2019;20(6):679–690. https://doi.org/10.1080/14656566.2019.1571041.
51. Fleck DE, Eliassen JC, Guerdjikova AI, et al. Effect of lisdexamfetamine on emotional network brain dysfunction in binge eating disorder. *Psychiatry Research-Neuroimaging.* 2019;286:53–59. https://doi.org/10.1016/j.pscychresns.2019.03.003.
52. Quilty LC, Allen TA, Davis C, Knyahnytska Y, Kaplan AS. A randomized comparison of long acting methylphenidate and cognitive behavioral therapy in the treatment of binge eating disorder. *Psychiatry Research.* 2019;273:467–474. https://doi.org/10.1016/j.psychres.2019.01.066.
53. Bello NT, Yeomans BL. Safety of pharmacotherapy options for bulimia nervosa and binge eating disorder. *Expert Opinion on Drug Safety.* 2018;17(1):17–23. https://doi.org/10.1080/14740338.2018.1395854.
54. Himmerich H, Treasure J. Psychopharmacological advances in eating disorders. *Expert Review of Clinical Pharmacology.* 2018;11(1):95–108. https://doi.org/10.1080/17512433.2018.1383895.
55. Ward K, Citrome L. Lisdexamfetamine: Chemistry, pharmacodynamics, pharmacokinetics, and clinical efficacy, safety, and tolerability in the treatment of binge eating disorder. *Expert Opinion on Drug Metabolism & Toxicology.* 2018;14(2):229–238. https://doi.org/10.1080/17425255.2018.1420163.
56. Gagnon C, Aime A, Belanger C, Markowitz JT. Comorbid diabetes and eating disorders in adult patients: Assessment and considerations for treatment. *Diabetes Education.* 2012;38(4):537–542. https://doi.org/10.1177/0145721712446203.
57. Leffler DA, Dennis M, Edwards George JB, Kelly CP. The interaction between eating disorders and celiac disease: An exploration of 10 cases. *European Journal of Gastroenterology and Hepatology.* 2007;19(3):251–255. https://doi.org/10.1097/meg.0b013e328012db37.
58. Lawson EA, Klibanski A. Endocrine abnormalities in anorexia nervosa. *Nature Clinical Practice Endocrinology & Metabolism.* 2008;4(7):407–414. https://doi.org/10.1038/ncpendmet0872.
59. Brown RF, Bartrop R, Beumont P, Birmingham CL. Bacterial infections in anorexia nervosa: Delayed recognition increases complications. *International Journal of Eating Disorders.* 2005;37(3):261–265. https://doi.org/10.1002/eat.20135.

60. Chudecka M, Lubkowska A. Thermal imaging of body surface temperature distribution in women with anorexia nervosa. *European Eating Disorders Review.* 2016;24(1):57–61. https://doi.org/10.1002/erv.2388.
61. Gutierrez E, Carrera O, Vazquez R, Birmingham CL. Climate might be considered as a risk factor for anorexia nervosa? A hypothesis worth another look. *Eating Behaviors.* 2013;14(3):278–280. https://doi.org/10.1016/j.eatbeh.2013.05.006.
62. Carrera O, Gutiérrez E. Hyperactivity in anorexia nervosa: To warm or not to warm. That is the question (a translational research one). *Journal of Eating Disorders.* 2018;6(1):4. https://doi.org/10.1186/s40337-018-0190-6.
63. Bradbury PA, Fox RH, Goldsmith R, Hampton IFG. The effect of exercise on temperature regulation. *The Journal of Physiology.* 1964;171(3):384.
64. Mostardi R, Kubica R, Veicsteinas A, Margaria R. The effect of increased body temperature due to exercise on the heart rate and on the maximal aerobic power. *European Journal of Applied Physiology and Occupational Physiology.* 1974;33(3):237–245. https://doi.org/10.1007/bf00421151.
65. Waterhouse J, Drust B, Weinert D, et al. The circadian rhythm of core temperature: Origin and some implications for exercise performance. *Chronobiology International.* 2005;22(2):207–225. https://doi.org/10.1081/cbi-200053477.
66. Esparza J, Fox C, Harper IT, et al. Daily energy expenditure in Mexican and USA Pima Indians: Low physical activity as a possible cause of obesity. *International Journal of Obesity and Related Metabolic Disorders.* 2000;24(1).
67. Levine JA, Eberhardt NL, Jensen MD. Role of nonexercise activity thermogenesis in resistance to fat gain in humans. *Science.* 1999;283(5399):212–214. https://doi.org/10.1126/science.283.5399.212.
68. Ravussin E, Lillioja S, Anderson TE, Christin L, Bogardus C. Determinants of 24-hour energy expenditure in man: Methods and results using a respiratory chamber. *Journal of Clinical Investigation.* 1986;78(6):1568. https://doi.org/10.1172/jci112749.
69. Ravussin E, Bogardus C. Energy balance and weight regulation: genetics versus environment. *British Journal of Nutrition.* 2000;83(S1):S17–S20. https://doi.org/10.1017/s0007114500000908.

70. Alahmadi M, Hills AP, King NA, Byrne NM. Exercise intensity influences NEAT in overweight and obese adults. *Medicine & Science in Sports & Exercise.* 2011:1–28. https://doi.org/10.1249/mss.0b013e3181f7a0cb.
71. Hunter GR, McCarthy JP, Bamman MM. Effects of resistance training on older adults. *Sports Medicine.* 2004;34(5):329–348. https://doi.org/10.2165/00007256-200434050-00005.
72. Hlynsky J, Birmingham CL, Johnston M, Gritzner S. The agreement between the MedGem indirect calorimeter and a standard indirect calorimeter in anorexia nervosa. *Eating and Weight Disorders: EWD.* 2005;10(4):e83–e87.
73. Birmingham CL, Hlynsky J, Whiteside L, Geller J. Caloric requirement for refeeding inpatients with anorexia nervosa: The contribution of anxiety exercise, and cigarette smoking. *Eating and Weight Disorders—Studies on Anorexia, Bulimia and Obesity.* 2005;10(1):e6–e9. https://doi.org/10.1007/bf03354660.
74. Mazloum A, Johnston M, Lundrigan M, Birmingham CL. The interrater reliability of rating non-exercise activity of inpatients with eating disorders using a visual analogue scale. *Eating and Weight Disorders: EWD.* 2008;13(4):e100–e102.
75. Birmingham CL, Hodgson DM, Fung J, et al. Reduced febrile response to bacterial infection in anorexia nervosa patients. *International Journal of Eating Disorders.* 2003;34(2):269–272. https://doi.org/10.1002/eat.10189.
76. Gutierrez E, Vazquez R. Heat in the treatment of patients with anorexia nervosa. *Eating and Weight Disorders—Studies on Anorexia, Bulimia and Obesity.* 2001;6(1):49–52. https://doi.org/10.1007/bf03339752.
77. Gutierrez E, Vazquez R, Beumont PJ. Do people with anorexia nervosa use sauna baths? A reconsideration of heat-treatment in anorexia nervosa. *Eating Behaviors.* 2002;3(2):133–142. https://doi.org/10.1016/s1471-0153(01)00051-4.
78. Gutierrez E, Vazquez R, Boakes RA. Activity-based anorexia: Ambient temperature has been a neglected factor. *Psychonomic Bulletin & Review.* 2002;9(2):239–249. https://doi.org/10.3758/bf03196278.
79. Birmingham CL, Gutierrez E, Jonat L, Beumont P. Randomized controlled trial of warming in anorexia nervosa. *International Journal of Eating Disorders.* 2004;35(2):234–238. https://doi.org/10.1002/eat.10246.
80. Gutierrez E, Cerrato M, Carrera O, Vazquez R. Heat reversal of activity-based anorexia: Implications for the treatment of anorexia nervosa. *Inter-*

national Journal of Eating Disorders. 2008;41(7):594–601. https://doi.org/10.1002/eat.20535.
81. Gutierrez E, Churruca I, Zarate J, et al. High ambient temperature reverses hypothalamic MC4 receptor overexpression in an animal model of anorexia nervosa. *Psychoneuroendocrinology.* 2009;34(3):420–429. https://doi.org/10.1016/j.psyneuen.2008.10.003.
82. Bergh C, Callmar M, Danemar S, et al. Effective treatment of eating disorders: Results at multiple sites. *Behavioral Neuroscience.* 2013;127(6):878–889. https://doi.org/10.1037/a0034921.
83. Gutierrez E, Vazquez R. Heat in the treatment of anorexia nervosa patients. *Eating and Weight Disorders.* 2001;6:49–52.
84. Zandian M, Holmstedt E, Larsson A, Bergh C, Brodin U, Södersten P. Anxiolytic effect of warmth in anorexia nervosa. *Acta Psychiatrica Scandinavica.* 2017;135(3):266–267. https://doi.org/10.1111/acps.12691.
85. Bakan R. The role of zinc in anorexia nervosa: Etiology and treatment. *Medical Hypotheses.* 1979;5(7):731–736. https://doi.org/10.1016/0306-9877(79)90034-3.
86. Bakan R. Comments on an article on zinc deficiency in anorexia nervosa. *Journal of Adolescent Health Care.* 1989;10(4):340.
87. Bakan R, Birmingham CL, Aeberhardt L, Goldner EM. Dietary zinc intake of vegetarian and nonvegetarian patients with anorexia nervosa. *International Journal of Eating Disorders.* 1993;13(2):229–233. https://doi.org/10.1002/1098-108x(199303)13:2<229::aid-eat2260130211>3.0.co;2-1.
88. Birmingham CL, Goldner EM, Bakan R. Controlled trial of zinc supplementation in anorexia nervosa. *International Journal of Eating Disorders.* 1994;15(3):251–255. https://doi.org/10.1002/1098-108x(199404)15:3<251::aid-eat2260150308>3.0.co;2-#.
89. Bryce-Smith D, Simpson RI. Case of anorexia nervosa responding to zinc sulphate. *The Lancet.* 1984;2(8398):350. https://doi.org/10.1016/s0140-6736(84)92717-x.
90. Birmingham CL, Gritzner S. How does zinc supplementation benefit anorexia nervosa? *Eating and Weight Disorders—Studies on Anorexia, Bulimia and Obesity.* 2006;11(4):e109–e111. https://doi.org/10.1007/bf03327573.
91. Aigner M, Treasure J, Kaye W, Kasper S. World Federation of Societies of Biological Psychiatry (WFSBP) guidelines for the pharmacological treatment of eating disorders. *The World Journal of Biological Psychiatry.* 2011;12(6):400–443. https://doi.org/10.3109/15622975.2011.602720.

92. Bakan R, Birmingham CL, Aeberhardt L, Goldner EM. Dietary zinc intake of vegetarian and nonvegetarian patients with anorexia nervosa. *International Journal of Eating Disorders.* 1993;13(2):229–233.
93. Birmingham CL, Goldner EM, Bakan R. Controlled trial of zinc supplementation in anorexia nervosa. *International Journal of Eating Disorders.* 1994;15(3):251–255.
94. Nishito Y, Kambe T. Absorption mechanisms of iron, copper, and zinc: An overview. *Journal of Nutritional Science and Vitaminology.* 2018;64(1):1–7. https://doi.org/10.3177/jnsv.64.1.
95. Kaye WH, Fudge JL, Paulus M. New insights into symptoms and neurocircuit function of anorexia nervosa. *Nature Reviews Neuroscience.* 2009;10(8):573–584. https://doi.org/10.1038/nrn2682.
96. Birmingham CL, Sidhu S, Anderson J. Pilot study: Is the fear response the same in anorexia nervosa as in controls? *Eating and Weight Disorders—Studies on Anorexia, Bulimia and Obesity.* 2018. https://doi.org/10.1007/s40519-018-0494-1.
97. Rupp HA, James TW, Ketterson ED, Sengelaub DR, Ditzen B, Heiman JR. Lower sexual interest in postpartum women: Relationship to amygdala activation and intranasal oxytocin. *Hormones and Behavior.* 2013;63(1):114–121. https://doi.org/10.1016/j.yhbeh.2012.10.007.
98. Felix-Ortiz AC, Tye KM. Amygdala inputs to the ventral hippocampus bidirectionally modulate social behavior. *Journal of Neuroscience.* 2014;34(2):586–595. https://doi.org/10.1523/jneurosci.4257-13.2014.
99. Hanson JL, Nacewicz BM, Sutterer MJ, et al. Behavioral problems after early life stress: Contributions of the hippocampus and amygdala. *Biological Psychiatry.* 2015;77(4):314–323. https://doi.org/10.1016/j.biopsych.2014.04.020.
100. Janak PH, Tye KM. From circuits to behaviour in the amygdala. *Nature.* 2015;517(7534):284–292. https://doi.org/10.1038/nature14188.
101. Romaniuk L, Sussmann J, Stewart T, et al. Reduced inhibitory influence of insula cortex upon the limbic system in individuals at high familial risk of mood disorder with depression. *Biological Psychiatry.* 2017;81(10):S160–S161. https://doi.org/10.1016/j.biopsych.2017.02.410.
102. Ellard K, Zimmerman J, Zorowitz S, et al. Resting-state functional connectivity of anterior insula differentiates bipolar and unipolar depression. *Neuropsychopharmacology.* 2015;40:S496–S497.

6 Komorbide psychiatrische Erkrankungen

Einar Thorsteinsson und Rhonda Brown

6.1 Komorbidität zwischen Angst- und Depressionsstörung

Feinstein [1] definierte Komorbidität als das Vorhandensein einer zusätzlichen Störung, die gleichzeitig mit der ersten Störung auftritt. Zum Beispiel hat ein Klient mit einer Major Depressive Disorder (MDD) und einer generalisierten Angststörung (GAD) komorbide Störungen, und deren Symptome werden gleichzeitig erlebt. Wie im Kap. 1 dargestellt, ist Komorbidität bei einer Vielzahl von Störungen [2–4] üblich, einschließlich Angststörungen, depressiver Störungen und posttraumatischer Belastungsstörungen (PTSD). Wie in den Kap. 1, 2 und 8 aus-

E. Thorsteinsson (✉)
University of New England, Armidale, NSW, Australien
E-Mail: ethorste@une.edu.au

R. Brown
Australian National University, Canberra, ACT, Australien
E-Mail: rhonda.brown@anu.edu.au

R. Brown und E. Thorsteinsson (Hrsg.), *Komorbidität*,
https://doi.org/10.1007/978-3-031-55637-1_6

führlich beschrieben, ist die hohe Komorbidität zwischen Angst- und Depressionsstörungen aufgrund der erheblichen Überschneidung in ihren Definitionen, diagnostischen Kriterien und Symptomen zu erwarten. Jede Störung wird im Folgenden definiert.

MDD wird definiert als der Verlust von Interesse/Freude an allen Aktivitäten, der mindestens 2 Wochen anhält und mit mindestens fünf anderen Symptomen einhergeht. Diese Symptome können vegetative oder somatische Symptome (z. B. Veränderungen im Appetit, Schlaf, Müdigkeit), neuropsychologische Veränderungen (z. B. Schwierigkeiten beim Denken, Konzentrieren, Entscheidungen treffen) und affektive/kognitive Veränderungen (z. B. Gefühle der Wertlosigkeit/Schuld, Suizidgedanken) umfassen [5]. *Angststörungen* zeichnen sich durch übermäßige Sorgen aus, die schwer zu kontrollieren sind, länger als 6 Monate andauern und sich als spezifische Störung wie Panikstörung oder GAD manifestieren. Damit eine Diagnose einer Angststörung gestellt werden kann, muss die Angst von zusätzlichen Symptomen begleitet sein, wie somatischen Symptomen (z. B. Unruhe, Muskelspannung, gestörter Schlaf, leichtes Ermüden), neuropsychologischen Symptomen (z. B. Schwierigkeiten beim Konzentrieren) oder affektiven/kognitiven Symptomen (z. B. Reizbarkeit, Katastrophisieren) [5]. Die diagnostischen Kriterien für depressive und Angststörungen beinhalten somit somatische Symptome (z. B. Veränderung im Appetit, Schlaf, Müdigkeit), neuropsychologische Veränderungen (z. B. Schwierigkeiten beim Denken und Konzentrieren) und affektive/kognitive Veränderungen, aber nur im letzteren Fall (d. h. affektive/kognitive Veränderungen) sind die Symptome der Störungen erheblich unterschiedlich. Etwas anders ist die *PTSD*, eine Art von Angststörung, die durch die Exposition gegenüber einem spezifischen traumatischen Ereignis (z. B. Vergewaltigung, körperliche Gewalt, emotionale Misshandlung) verursacht wird und auf der Grundlage von acht Kriterien (A–H) diagnostiziert wird, einschließlich Symptome wie aufdringliche Gedanken, Flashbacks und Albträume [5].

In Australien haben etwa 45 % der erwachsenen Bevölkerung (16–85 Jahre alt) mindestens einmal in ihrem Leben eine oder mehrere psychische Probleme (z .B. Angststörungen, depressive Episoden, bipolare affektive Störung, schädlicher Alkoholkonsum, Drogengebrauchsstörung) erlebt [6]. Darüber hinaus leiden zu jedem gegebenen Zeitpunkt etwa

20 % der erwachsenen australischen Bevölkerung unter einer psychischen Störung [6]. Ähnlich wird berichtet, dass 43,4 % der erwachsenen Bevölkerung in Großbritannien irgendwann in ihrem Leben eine psychische Gesundheitsstörung erlebt haben, einschließlich 51,2 % der Frauen und 35,2 % der Männer (OR = 1,45) [7]. Bei jüngeren Erwachsenen haben Frauen eine deutlich höhere Prävalenzschätzung als Männer (26 % vs. 9 %, OR = 2,89) für ein psychisches Gesundheitsproblem [7]. Das heißt, fast die Hälfte aller Erwachsenen wird im Laufe ihres Lebens wahrscheinlich ein psychisches Gesundheitsproblem entwickeln, einschließlich mindestens der Hälfte aller Frauen und eines Drittels aller Männer.

Darüber hinaus wurden Symptome von Angst, Depression und traumabezogenem Stress in prospektiven Längsschnittstudien bei Kriegsveteranen beobachtet, die wahrscheinlich die Krankheitslast für den einzelnen Patienten erhöht haben [8]. Es werden auch typischerweise bidirektionale Beziehungen zwischen Depression und Angststörungen berichtet (d. h. ICD-10). Zum Beispiel schätzte eine WHO-Studie über psychische Störungen in der primären Gesundheitsversorgung in verschiedenen Ländern (z. B. UK, Indien, Deutschland, Brasilien, USA, China und Italien), dass die Komorbidität zwischen Angst- und Depressionsstörungen etwa 50 % betrug, das heißt, etwa die Hälfte der Patienten mit Angst oder Depression hatte beide Störungen gleichzeitig [9]. Darüber hinaus schätzte eine Übersichtsstudie, die Kinder und Jugendliche einschloss, dass die Komorbiditätsrate zwischen Angst und Depression zwischen 15,9 und 61,9 % lag [10]. Allerdings haben nicht alle Studien eine bidirektionale Beziehung zwischen den Störungen berichtet. Zum Beispiel zeigte eine Längsschnittstudie, dass Angst später Depressionen zu anderen Zeitpunkten vorhersagte ($r = ,29 - ,61$), aber nicht umgekehrt [11]. Das Ergebnis deutet also darauf hin, dass Bidirektionalität typischerweise, aber nicht immer beobachtet wird.

Wie im Kap. 1 diskutiert, hat ein erheblicher Anteil der Patienten mit einer psychischen Erkrankung auch eine andere körperliche oder psychische Erkrankung. Zum Beispiel hatte fast die Hälfte (46 %) der britischen Teilnehmer, die ein psychisches Problem hatten, auch ein chronisches körperliches Gesundheitsproblem, während weniger (30 %)

von ihnen, die eine chronische körperliche Erkrankung hatten, auch ein psychisches Gesundheitsproblem hatten [12]. Dies deutet darauf hin, dass psychische Erkrankungen ein häufiges komorbides Gesundheitsproblem sind, das Auswirkungen auf die körperliche Gesundheit hat. Darüber hinaus kann die Komorbidität die Krankheitslast bei einzelnen Patienten erheblich erhöhen, wie in der Global Burden of Disease Study [13] gezeigt wurde, die die akute und chronische Krankheits- und Verletzungsbelastung bei Patienten in 188 Ländern (1990–2013) anhand der Jahre mit Behinderung (YLD) bewertete. Insbesondere ist bekannt, dass Depression eine der Hauptursachen für die globale Krankheitslast (GBD) auf der Grundlage von YLD und Disability-adjusted-life-years (DALY) ist, insbesondere in Bezug auf Suizid und Herz-Kreislauf-Erkrankungen [14]. Darüber hinaus sind Angst und Depression mit einem erhöhten Sterberisiko verbunden. Zum Beispiel wurde berichtet, dass Menschen mit Angst/Depression 7,9 Jahre früher sterben als Menschen ohne diese Symptome (HR = 1,6; US National Health Interview Survey, 1999–2011) [15] und ein erhöhtes Sterberisiko und/oder eine erhöhte Wiederaufnahmerate im Krankenhaus (OR = 2,0) aufweisen [15]. In einer Studie [16] mit mehr als 5 Millionen US-Veteranen, von denen 850.000 depressiv waren, wurde eine Depression zu Beginn mit einem um 17 % erhöhten Risiko für eine allgemeine Sterblichkeit und erhöhten spezifischen Sterberisiken durch Herzkrankheiten, Atemwegserkrankungen, zerebrovaskuläre Erkrankungen, Unfälle, Diabetes, Nephritis, Influenza, Alzheimer-Krankheit, Sepsis, Suizid, Parkinson-Krankheit und Bluthochdruck in Verbindung gebracht. Es gab jedoch ein geringeres Risiko für den Tod durch Krebs und Lebererkrankungen nach Kontrolle der demografischen und klinischen Ausgangsmerkmale. Es ist also klar, dass Angst und Depression mit einem erhöhten Sterberisiko verbunden sind, obwohl nur wenige Studien die Komorbidität von Angst/Depression in Bezug auf das Sterberisiko untersucht haben, sodass unklar ist, wie die Effekte in diesem Fall interagieren.

Angst, Depression und damit verbundene Symptome (z. B. Müdigkeit) sind auch in nicht klinischen Populationen häufig. Es ist daher wichtig, das Auftreten dieser Symptome in nicht klinischen Populationen sowie bei Personen mit schweren psychischen Störungen zu untersuchen [17]. Um die Komplexität des Themas noch zu erhöhen, kann die Komorbidität potenziell zu Fehldiagnosen führen. Zum Beispiel werden Personen mit einer Autismus-Spektrum-Störung (ASD) eher mit einer psychischen Erkrankung diagnostiziert als Personen ohne ASD, da die Merkmale der Störung oft mit den Merkmalen einiger psychischer Störungen übereinstimmen. Insbesondere werden Personen mit ASD eher mit einer Angststörung diagnostiziert, einschließlich Panikstörung, spezifischer Phobie und sozialer Angststörung, und eine Doppeldiagnose von ASD und einer Angststörung ist gängige Praxis [18], obwohl dies problematisch sein könnte. So ist es möglich, dass ein gemeinsamer Mechanismus die Entwicklung von ASD und Angststörungen untermauert. Eine beeinträchtigte Interozeption (Wahrnehmung von Körperempfindungen und physiologischem Feedback vom Körper), die zu Alexithymie (Unfähigkeit, die eigenen Emotionen zu identifizieren und zu beschreiben) führt, wurde als Grundlage für die Kernmerkmale von ASD sowie für die affektiven Symptome/Störungen (z. B. Angststörungen), die häufig damit verbunden sind, vorgeschlagen. In diesem Zusammenhang haben Hatfield et al. [19] kürzlich eine neue integrierte Theorie vorgestellt, die besagt, dass Menschen mit ASD eine reduzierte Fähigkeit zur Interpretation interozeptiver Informationen haben werden, was zu einer eingeschränkten Aufmerksamkeit für den Körper und reduzierten motivationalen und verhaltensbezogenen Antrieben führen könnte.

Schließlich wird, wie im Kap. 9 detailliert beschrieben, die Komorbidität wahrscheinlich die Behandlung jeder Störung komplizieren, da die Therapien vermutlich unterschiedliche Behandlungsansätze beinhalten und verschiedene Gesundheitsfachleute oder Gesundheitsteams einsetzen. Eine kürzlich durchgeführte Metaanalyse, zum Beispiel [20], deutete darauf hin, dass die starke Beziehung zwischen Drogen- oder Alkoholkonsum und MDD und Angststörungen wahrscheinlich die Behandlung jeder Störung komplizieren wird. Wenn jedoch die komorbiden Zustände gemeinsame mutmaßliche Risikofaktoren/Ursachen haben, könnte es klug sein, diese gemeinsamen Risikofaktoren bei der Behandlung von unterschiedlichen, aber verwandten Zuständen gleichzeitig anzugehen. So hat beispielsweise frühere Forschung darauf hingewiesen, dass die Komorbidität zwischen Aufmerksamkeitsdefizit-Hyperaktivitätsstörung (ADHS) und Angststörungen teilweise durch Schlafprobleme verursacht werden kann [21], was darauf hindeutet, dass die Behandlung von Schlafproblemen in der Therapie sowohl zu einer Reduzierung der ADHS- als auch der Angstsymptome führen kann.

6.2 Beziehungen zwischen Stress, Depression, Angst und gestörtem Schlaf

Ähnlich wie in der klinischen Literatur wird angenommen, dass Stress, einschließlich belastender Lebensereignisse (z. B. Verlust eines geliebten Menschen), chronischer Stressoren (z. B. Armut, Behinderung, Arbeitsstress) und wahrgenommenen (oder psychologischen) Stresses ein potenzieller Beitrag zur Entwicklung von psychischen Störungen und Symptomen wie Angst und Depression sein könnte. Stress kann über einen oder mehrere biologische Prozesse zur psychischen Erkrankung beitragen. Zum Beispiel sind anhaltender und wiederholter Stress und MDD mit deutlichen Veränderungen im zerebralen Stoffwechsel und zerebralen Blutfluss sowie strukturellen Anomalien in einer Reihe von Gehirnregionen (z. B. Hippocampus) verbunden [22, 23]. Stress kann auch zu Schlafstörungen beitragen [24], und zusammen können er und dessen Auswirkungen zur Entwicklung von psychischen Problemen beitragen [24]. Beispielsweise kann eine anhaltende Schwierigkeit beim Einschlafen zu einer Schlafstörungsdiagnose führen (z. B. Insomnie), die wiederum zur Entwicklung von Stress- und Angstsymptomen beiträgt [25]. In einer Studie mit mehr als 2000 jungen Erwachsenen wurde gezeigt, dass stressbedingte Schlafprobleme mit einer Zunahme der Depressionssymptome verbunden sind [26], und in anderen Studien wurde eine schlechte Schlafqualität mit psychischen Gesundheitsindikatoren wie Depression, Angst und Stresssymptomen in Verbindung gebracht [24]. Darüber hinaus erhöhen Schlafprobleme nicht nur das Risiko von depressiven Symptomen, sondern können auch die Behandlung von Depressionen beeinträchtigen, wobei eine Studie berichtet, dass Schlafprobleme am Ende der Depressionsbehandlung das Risiko eines Rückfalls der Depression erhöhen können [27]. Ein möglicher ‚Teufelskreis' wird endgültig erreicht, wenn Depression auch zu Schlafproblemen beiträgt, indem sie die Schlafqualität reduziert [28].

Es gibt also starke Hinweise auf eine bidirektionale Beziehung zwischen Angst, Depression und gestörtem Schlaf, die als bidirektionale kausale Wege interpretiert werden könnten, die Angst und Depression als Ursachen für gestörten Schlaf sowie Schlafprobleme ausmachen, welche möglicherweise später zu Angst und Depression führen [25]. Es ist auch wahrscheinlich, dass stress- oder angstbedingtes Grübeln den Schlafbeginn stört [29], im Laufe der Zeit führt dies zu einer Schlafstörungsdiagnose. Das Schlafproblem könnte dann zu spezifischen schlafbezogenen Ängsten und Grübeleien beitragen, die den Schlaf weiter stören, und könnte später zu einer Angststörung führen.

Die wahrscheinlichen kausalen Mechanismen, die diesen bidirektionalen Wegen zugrunde liegen, sind nicht immer klar, und es wurden mehrere Mechanismen vorgeschlagen, um diese Beziehungen zu erklären. Um die Komplexität weiter zu erhöhen, wie im Kap. 3 detailliert beschrieben, ist es möglich, dass Fettleibigkeit (oder einer oder mehrere Risikofaktoren für Fettleibigkeit, z. B. nächtliches Essen oder stress- oder angstbedingtes Essen) zu gestörtem Schlaf beitragen kann. Eine kürzlich durchgeführte Übersichtsarbeit unterstützt diese Vorstellung und berichtet, dass sowohl epidemiologische als auch Laborstudien eine Beziehung zwischen Fettleibigkeit und gestörtem Schlaf (d. h. kürzere Schlafdauer, weniger Schlafqualität) anzeigen.

Traumatische Stressereignisse können dazu führen, dass Menschen eine PTBS entwickeln. Eine Übersichtsarbeit von Olff et al. [30] legt nahe, dass etwa die Hälfte der Bevölkerung im Laufe ihres Lebens ein traumatisches Ereignis erleben wird und als Ergebnis davon einer von zwanzig Männern (5 %) und eine von zehn Frauen (10 %) im Laufe ihres Lebens eine PTBS entwickeln werden. PTBS tritt typischerweise auf, nachdem eine Person ein traumatisches Ereignis erlebt hat, einschließlich belastender Kindheitserfahrungen (z. B. Missbrauch). Sie ist gekennzeichnet durch Symptome wie kognitive Eingriffe, Vermeidung und Veränderungen in Kognition und Stimmung, die länger als einen Monat andauern. Es ist unklar, warum einige Menschen nach einem Trauma eine PTBS entwickeln, während andere dies nicht tun. Es wird jedoch angenommen, dass unterschiedliche Stile der kognitiven Bewertung und Bewältigung dies erklären können [30]. Das zentrale Nervensystem (ZNS) und das periphere sympathische Nervensystem (SNS) werden beide aktiviert, wenn eine Person ein traumatisches Ereignis erlebt, was den Kampf oder die Flucht ermöglicht, wenn dies notwendig ist, während das Hypothalamus-Hypophysen-Nebennierenrinden (HPA)-System typischerweise den Körper innerhalb von Minuten nach dem traumatischen Ereignis beeinflusst [30]. Eine Dysregulation der beiden Systeme wurde berichtet, um die PTBS zu untermauern, zum Beispiel niedrige oder hohe Cortisolspiegel und hohe oder niedrige Sensitivität auf Cortisolantworten [30].

PTBS ist auch hochkomorbid mit anderen psychischen Problemen (z. B. Angststörung, depressive Erkrankung) [31]. Daher ist es wahrscheinlich, dass PTBS in der Therapie zusammen mit anderen psychischen Zuständen behandelt werden muss, obwohl derzeit keine Protokolle für die Kombinationsbehandlung der Störungen vorliegen. Dennoch legt die bestehende Forschung nahe, dass die biologischen Stresssysteme eines PTBS-Klienten möglicherweise verwaltet werden müssen, möglicherweise indem die Art und Weise, wie sie ihre Symptome bewerten oder damit umgehen (z. B. kognitive Eingriffe), geändert wird. Alternativ könnten achtsamkeitsbasierte Interventionen (MBI) oder akzeptanzbasierte Therapieansätze (z. B. Akzeptanz- und Commitment-Therapie [ACT]) zur Behandlung der Symptome eingesetzt werden, indem die Person dazu ermutigt wird, die Symptome zu akzeptieren, wenn sie auftreten, ohne emotional auf sie zu reagieren oder sie kognitiv auf eine nicht hilfreiche Weise zu etikettieren. Forschungsergebnisse legen nahe, dass ACT bei der Behandlung von PTBS helfen kann [32], während MBI dies möglicherweise nicht kann [33]. Eine systematische Übersichtsarbeit [34] über ACT deutet auf einige vielversprechende Ergebnisse hin, weist jedoch auf den Mangel an randomisierten Kontrollstudien hin. Eine andere systematische Übersichtsarbeit zu MBI [35] legt nahe, dass MBI die psychische Gesundheit, insbesondere Depression, verbessern kann. ACT könnte besonders hilfreich bei der Behandlung der Symptome einer Person sein, falls sie diese nicht kontrollieren kann, und ein solcher Ansatz wurde zuvor bei der Behandlung von chronischen Schmerzen [36], Tinnitus-Belastung [37], Angst [38], Depression [39], Schlafproblemen [40] und Erschöpfung

(Fibromyalgie) [41] eingesetzt. Schließlich kann PTBS, da sie sich auf Familienmitglieder und Pflegepersonen von Menschen mit PTBS auswirken kann, auch die psychische Gesundheit der Pflegepersonen negativ beeinflussen [42, 43], daher muss jede PTBS-Intervention erweitert werden, um die Bedürfnisse der Pflegepersonen und Familienmitglieder des PTBS-Betroffenen abzudecken.

6.3 Risiko- und Schutzfaktoren für psychische Erkrankungen

Viele komorbide psychische Störungen teilen nicht nur überlappende Symptome, sondern auch gemeinsame Risiko- und Schutzfaktoren. Einige der Faktoren (z. B. die Verwendung von Bewältigungsstrategien) sind wahrscheinlich zumindest teilweise unter unserer eigenen Kontrolle, aber andere Faktoren sind unkontrollierbar und unveränderlich (z. B. Behinderung). Lazarus und Folkman [44] behaupten, dass unkontrollierbare und unveränderliche Stressoren die schwierigsten Stressoren für Menschen sind, mit denen sie umgehen müssen, und sie führen typischerweise zur Verwendung von emotionsfokussierter Bewältigung (z. B. Vermeidungsbewältigung) anstatt problemfokussierter Bewältigung (z. B. problemlösende Bewältigung). Eine umfassende Bewertung aller bekannten Risiko- und Schutzfaktoren für psychische Erkrankungen geht über den Rahmen dieses Kapitels hinaus, daher werden hier nur die am konsequentesten dokumentierten Faktoren bei Patienten mit chronischen Krankheiten detailliert beschrieben.

Schlaflosigkeit/beeinträchtigter Schlaf ist stark komorbid mit Depressionen und anderen psychischen Störungen (z. B. Angststörungen) [24, 25]. Zum Beispiel sind stressbedingte Schlafprobleme mit schlimmeren Depressionssymptomen verbunden [26]. Wie im Kap. 2 erwähnt, wird angenommen, dass beeinträchtigter Schlaf und niedrige Stimmung (z. B. Depression) bidirektional und kausal miteinander verbunden sind, sodass beeinträchtigter Schlaf die Stimmung negativ beeinflusst und umgekehrt niedrige Stimmung zu beeinträchtigtem Schlaf beiträgt [25], obwohl, wie unten detailliert beschrieben, die Beziehung wahrscheinlich indirekt ist, zum Beispiel vermittelt durch grüblerisches Denken [29, 45] oder HPA-Achsen-Hyperaktivität [46, 47]. Im Gegensatz dazu kann guter Schlaf dazu beitragen, gegen die potenziellen Auswirkungen von Stress auf die psychische Gesundheit zu puffern [29], und wenn der Schlaf einer Person verbessert werden kann, könnte dies auch die psychische Gesundheit verbessern. Die Ergebnisse einer Pilotstudie zur Alptraumintervention bei PTSD-Patienten unterstützen diese Hypothese [48].

Übergewicht/Fettleibigkeit wurde positiv mit Angst [49, 50] und Depression [51, 52] in Verbindung gebracht, wobei der BMI positiv mit Nachtessen assoziiert ist [53]. Eine Literaturübersicht zeigt, dass Nachtessen umfangreiche Assoziationen mit psychiatrischen Erkrankungen hat, einschließlich Anorexie, Schlafproblemen, Angst, Depression und Substanzgebrauch [54]. Bei Universitätsstudenten scheint Nachtessen durch Stress und maladaptive Bewältigungsstrategien verursacht zu werden [55]. Andere Essstörungen wie Anorexie und Bulimie nervosa haben auch mehrere komorbide Bedingungen. Eine Studie [56] berichtete, dass 55 % der Anorexie-Patienten und 68 % der Bulimie-Patienten mindestens eine Angststörung hatten. Binge-Eating wurde mit Diabetes mellitus Typ II in Verbindung gebracht. Nachtessen in Kombination mit Diabetes mellitus Typ II – unter Kontrolle von Alter, Geschlecht, Rasse und MDD – wurde mit einem erhöhten Risiko für Fettleibigkeit (OR = 2,6), Hämoglobin A1c >7 % (OR = 2,2) und Diabeteskomplikationen (OR = 2,6) assoziiert [57]. Darüber hinaus ist Diabetes mellitus Typ II mit einem erhöhten Risiko für Depressionen (OR = 2,0) unabhängig vom Geschlecht assoziiert [58], und es ist auch mit einem erhöhten Risiko für Angst assoziiert [59]. Siehe weitere Diskussionen in den Kap. 3–5.

Körperliche Aktivität kann dazu beitragen, gegen die negativen Auswirkungen von Stress auf die psychische Gesundheit zu schützen. Zum Beispiel legen die Ergebnisse einer randomisierten kontrollierten Studie nahe, dass Bewegung das Wohlbefinden verbessern und das Erleben von Stress, Belastung und Burnout reduzieren kann [60]. Darüber hinaus hat eine große Metaanalyse gezeigt, dass Bewegung große Auswirkungen auf die Reduzierung von Symptomen von Depressionen (1,11 standardisierte mittlere Differenz [SMD]-Einheiten) [61],

Angst (SMD = 0,58) [62] und Schlafproblemen (SMD = 0,50) haben kann [63]. Im scharfen Kontrast dazu wird berichtet, dass ein *sitzender Lebensstil* sich negativ auf die Gesundheit auswirkt, einschließlich des Schlafs [64], und er ist schwach mit Arbeitsbelastung korreliert [65] und bidirektional mit der Schwere der Depression assoziiert [66]. Dies deutet darauf hin, dass körperliche Inaktivität zu beeinträchtigtem Schlaf und Stress/emotionaler Belastung beitragen kann, ebenso wie niedrige Stimmung und beeinträchtigter Schlaf zur körperlichen Inaktivität beitragen können.

Bei Patienten mit chronischen Krankheiten sind *medizinische Krankheitsfaktoren* [67] bekanntermaßen Risikofaktoren für psychische Krankheiten. Dies wurde in Bezug auf zahlreiche medizinische Gesundheitszustände angezeigt, einschließlich körperlicher Behinderung, Symptomstärke (z. B. Schmerz) [67, 68], Entstellung, Verlust von Vitalität und schlechter Prognose [69, 70]. Darüber hinaus wurde gezeigt, dass Depression und Angst späteren Schmerz und schmerzbedingte Behinderung vorhersagen, aber nicht umgekehrt [71]. *Behinderung* kann die Fähigkeit einer Person einschränken, entweder geistig oder körperlich oder beides, in ihrer aktuellen Umgebung angemessen zu funktionieren [72], was sich negativ auf verschiedene Aspekte ihres Lebens auswirken kann, einschließlich sozialer Interaktion und sozialer Rollen [73]. Im Vergleich zu körperlichen Gesundheitszuständen können psychische Gesundheitszustände die Wahrscheinlichkeit einer schweren Behinderung in stärkerem Maße erhöhen [74], und die Wahrscheinlichkeit, eine schwere Behinderung zu erleben, ist mehr als additiv, wenn Patienten sowohl psychische als auch körperliche Gesundheitszustände haben [74]. Darüber hinaus neigen die Auswirkungen von Behinderungen dazu, sich über das Individuum hinaus auf die Familieneinheit und die breitere Gemeinschaft auszudehnen, daher können die Auswirkungen von Behinderungen umfangreich sein. Zum Beispiel sind behinderte Patienten wahrscheinlicher als nicht behinderte Patienten auf größere Unterstützungsanforderungen angewiesen (z. B. Bedarf an einem Pfleger), und die Behinderung kann ihre Fähigkeit zur Arbeit beeinträchtigen, was möglicherweise finanziellen Stress verursacht, der die psychische Gesundheit des Patienten weiter verschlechtern könnte.

Die Nutzung elektronischer Geräte wird als Risikofaktor für psychische Gesundheitsprobleme angeführt. Zum Beispiel kann die Nutzung des Internets und sozialer Medien eine Person mit Online-Mobbern oder ‚Trollen' in Kontakt bringen, oder sie kann eine Plattform bieten, um zu viel Geld für Online-Shopping oder Glücksspiel auszugeben. Problematische (oder übermäßige) Internetnutzung wird im Allgemeinen mit negativen Auswirkungen auf die psychische Gesundheit in Verbindung gebracht und wird in der Therapie oft als eine Form von süchtigem Verhalten angesehen, obwohl sie im DSM-5 nicht als solche anerkannt ist [5]. Insbesondere zeigte eine Studie mit 449 Teilnehmern (16–71 Jahre alt), dass problematische Internetnutzung mit stärkerer emotionsfokussierter und Vermeidungsverhalten bei Erwachsenen und stärkerer Grübelei und weniger Selbstfürsorge bei Jugendlichen verbunden war [75]. Ähnlich berichtete eine Metaanalyse von 23 unabhängigen Stichproben über eine Beziehung zwischen problematischer Facebook-Nutzung und Belastung ($r = ,34$) und Wohlbefinden ($r = -,22$) [76]. Eine weitere Metaanalyse [77], basierend auf 67 unabhängigen Stichproben, zeigte jedoch, dass die Beziehung zwischen der auf sozialen Netzwerkseiten verbrachten Zeit und Indikatoren für die psychische Gesundheit (z. B. Wohlbefinden, Lebenszufriedenheit, Depression und Einsamkeit) im Allgemeinen gering ist ($r < |,12|$), was darauf hindeutet, dass die auf sozialen Netzwerkseiten verbrachte Zeit problematisches Internetverhalten möglicherweise nicht ausreichend erfasst. Ähnlich berichtete eine kürzlich durchgeführte 12-monatige Nachbeobachtungs-Pilotstudie, die Jugendliche über *reduzierte* Depressionsniveaus in Bezug auf Instant Messaging und die Nutzung sozialer Netzwerke befragte [78]. Insgesamt legen die Ergebnisse nahe, dass die Internetnutzung nicht gleichbedeutend mit psychischen Gesundheitsproblemen ist, und die gemischten Ergebnisse deuten darauf hin, dass die Forscher noch viel über die Auswirkungen der Internetnutzung auf die psychische Gesundheit lernen müssen. Andere Arten von elektronischen Geräten (z. B. elektronische Lesegeräte, Computernutzung) werden in Bezug auf psychische Gesundheit, Schlaf und körperliche Gesundheit ausführlicher im Kap. 7 untersucht.

Die Nutzung von Bewältigungsstrategien ist ein weiterer bekannter Risikofaktor (oder Schutzfaktor) für psychische Gesundheitsprobleme, abhängig davon, ob die Strategie adaptiv (z. B. Suche nach sozialer Unterstützung) [79] oder maladaptiv (z. B. ‚Ausagieren' mit Drogen-/Alkoholkonsum) ist [80, 81]. Daher fördert adaptive Bewältigung eine gute psychische Gesundheit, während maladaptive Bewältigung zu psychischen Gesundheitsproblemen beitragen kann [80, 82, 83]. Zum Beispiel wurde in einer Stichprobe von 510 australischen Jugendlichen festgestellt, dass eine größere soziale Unterstützung (d. h. Zufriedenheit mit sozialer Unterstützung und Anzahl der Unterstützungen) mit einer reduzierten Auswirkung von Stress auf Depressionen verbunden war, während maladaptive Bewältigung (d. h. Grübeln, Ausagieren einschließlich Drogenkonsum) die potenzielle Auswirkung von Stress auf Depressionen erhöhte [84]. Ähnlich deutete eine Studie mit 128 Jungen und Mädchen (im Alter von 13–19 Jahren) in Botswana auf die Bedeutung der Ablenkung und der Suche nach sozialer Unterstützung hin, um die potenzielle Auswirkung von negativem Lebensereignisstress auf Belastung (z. B. wahrgenommener Stress, Schlafprobleme) zu reduzieren [85]. Daher ist es wichtig, dass Kliniker feststellen, ob Patienten maladaptive Bewältigungsstrategien anwenden, insbesondere Drogen- und Alkoholkonsum, da dies zu affektiver Belastung (z. B. Angst, Depression) im Vergleich zu Personen, die keine illegalen Drogen oder Alkohol als Bewältigungsmechanismus verwenden, beitragen kann [20]. Es ist auch wichtig, das Niveau der sozialen Unterstützung eines Patienten zu ermitteln, da dies auch Auswirkungen auf seine psychische Gesundheit haben kann.

Schließlich ist es im Hinblick auf psychische Gesundheitsprobleme bemerkenswert, dass die Risikofaktoren für affektive Belastung (z. B. Angst, Depression) ähnlich sind wie die Risikofaktoren für Schlaflosigkeit/beeinträchtigten Schlaf (Kap. 2 und 7) und Übergewicht/Fettleibigkeit (Kap. 3), affektive Belastung ist auch ein Risikofaktor für die beiden letztgenannten Zustände und umgekehrt. Das heißt, die Risikofaktoren und Schutzfaktoren für die Zustände überschneiden sich erheblich. Daher ist es möglich, wie in den Kap. 7 und 9 detailliert beschrieben, dass (i) ein einzelner Risikofaktor zu mehr als einem Zustand beitragen könnte (z. B. könnte übermäßige Nutzung elektronischer Geräte zu Übergewicht/Fettleibigkeit und beeinträchtigtem Schlaf führen, teilweise durch körperliche Inaktivität), und (ii) zwei oder mehr Risikofaktoren zusammenwirken könnten, um die erwarteten Auswirkungen auf die psychische Gesundheit zu verstärken oder abzuschwächen. Allerdings haben nach Kenntnis der Autoren nur wenige Studien die möglichen Beiträge dieser interagierenden Risikofaktoren zu klinischen Ergebnissen untersucht.

6.4 Kausale Modelle für die Entwicklung von Depression und Angst

Es wurden unzählige verschiedene Faktoren vorgeschlagen, die zur Entwicklung von depressiven Erkrankungen beitragen können, einschließlich belastender Lebensereignisse, Anfälligkeit für Depressionen (z. B. Nutzung maladaptiver Bewältigungsstrategien, hohe Trait-Angst), mangelnder sozialer Unterstützung, beeinträchtigten Schlafs, viraler Infektionen, chemischen Ungleichgewichts, körperlicher Inaktivität, Zytokinaktivität, Genetik, unzureichender Ernährung (z. B. Mangel an Omega-3, zu viel Zucker, Mangel an Vitamin D_3), Darmdysfunktion und zirkadianer Rhythmusstörungen, und in vielen Fällen werden dieselben Faktoren auch zur Erklärung der Entwicklung von Angststörungen herangezogen. Insbesondere gibt es so viele Theorien zur Ursache von Depressionen, dass es schwierig ist, zu erklären, wie alle von ihnen eine sparsame Erklärung für die zugrunde liegenden Prozesse der Störung liefern könnten. Darüber hinaus sind Angst, Depression und Erschöpfung oft schwer in longitudinalen Vorhersagestudien zu trennen, das heißt, Depression ist ein starker Prädiktor für Angst und Erschöpfung, und Depression wird stark von Angst und Erschöpfung vorhergesagt [86], was darauf hindeutet, dass Angst, Depression und Erschöpfung auch kausal miteinander verbunden sein könnten. Eine weitere Komplikation ergibt sich in der klinischen Praxis, wo Angst und Depression sich nur als stärkere somatische Beschwerden, einschließlich Erschöpfung, manifestieren können (siehe Kap. 8). Angesichts des hohen Überschneidungsgrades zwischen den Zuständen (z. B. gleichzeitiges Auftreten von Symptomen) und der wahrscheinlichen Komplexität der Ursachen affektiver Störungen [87] ist es nicht überraschend, dass die kausalen Hypothesen für die drei Störungen ebenfalls tendenziell übereinstimmen.

Wie jedoch von Borsboom et al. [88, 89] und Brown et al. [90] dargelegt, dürften viele verschiedene mögliche Wege zur Komorbidität existieren, und die bei einer bestimmten Person auftretenden Wege können von persönlichen Merkmalen (z. B. Lebenserfahrungen, Bewältigungsstrategien, Vorhandensein von Infektionen) und der spezifischen Lebenssituation abhängen. Im Folgenden wird eine kurze Zusammenfassung einiger der dominierenden Theorien zur Ursache von affektiven Störungen, einschließlich psychosozialer und biologischer Theorien, gegeben. Aufgrund des umfangreichen Charakters der relevanten Literatur wird der Fokus hier auf mögliche Ursachen von depressiver Stimmung anstatt auf Angst, Erschöpfung oder andere Störungen gelegt.

6.4.1 Psychologische Modelle

Lebensereignisstress geht zuverlässig der Entstehung von MDD voraus und wird als kausal damit in Verbindung gebracht [91]. Die *Camberwell Collaborative Depression Study* fand heraus, dass Stressoren bei depressiven Patienten 2,5-mal häufiger vorkamen als bei Kontrollpersonen, und dass große Lebensereignisse in Gemeinschaftsstichproben 80 % der Depressionen vorangegangen waren. Daher wurde Lebensstress häufig mit der Diagnose Depression in Verbindung gebracht, aber die meisten Menschen wurden nicht depressiv, nachdem sie ein großes stressiges Lebensereignis erlebt hatten. Dieses Ergebnis spiegelt wahrscheinlich wider, dass einige Menschen eine besondere Anfälligkeit haben, eine Depression zu entwickeln, wie im nächsten Abschnitt detailliert beschrieben. In Fällen, in denen Individuen eine Depression entwickeln, gehen zwischenmenschliche Verlustereignisse (z. B. Trauer, Trennung), chronischer Beziehungsstress (z. B. eheliche Auseinandersetzungen) und abhängige Stressoren (d. h. Stressoren, zu denen eine Person beigetragen haben könnte, wie Arbeitsplatzverlust aufgrund unerklärter Abwesenheiten) am konsequentesten der Depression voraus. Darüber hinaus sind chronische Stressoren (z. B. chronische Krankheit, eheliche Unstimmigkeiten) einschließlich sozialer Benachteiligung (z. B. Armut) stärkere Prädiktoren für die Schwere der Depression als akute Stressoren [92]. Es ist jedoch nicht genau klar, wie Stress zur Depression beiträgt, obwohl mehrere Faktoren, einschließlich sozialer Rückzug, grüblerisches Denken, maladaptive Bewältigung, gestörter Schlaf und stressinduzierte Immunsuppression, die zu infektiösen Krankheiten führt, alle als Vermittler der Beziehung zwischen Stress und depressiver Stimmung vorgeschlagen wurden.

Nur einige Menschen, die ein großes stressiges Lebensereignis erleben, werden eine Depression entwickeln, was darauf hindeutet, dass die *Anfälligkeit für Depressionen* eine Rolle bei der Entwicklung von Depressionen spielt. Es gibt jedoch unzählige verschiedene potenzielle Anfälligkeiten, die eine Person zur Entwicklung von Depressionen prädisponieren könnten, wie in der psychologischen Literatur detailliert beschrieben, einschließlich der Verwendung maladaptiver Bewältigungsstrategien (z. B. vermeidende Bewältigung), vererbter Persönlichkeitsmerkmale/störungen (z. B. Borderline-Persönlichkeitsstörung, Dysthymie), Entwicklungsmerkmale (z. B. Stress im Mutterleib), sozialen Modelllernens (z. B. das Kind lernt, übermäßig auf Stress von den Eltern zu reagieren) und genetischer oder anderer biologischer Faktoren [93]. Daher ist unklar, was genau die Anfälligkeit beinhalten könnte. Es ist jedoch bemerkenswert, dass ein starker Prädiktor für depressive Stimmung eine vorherige Vorgeschichte einer psychischen Erkrankung und/oder eine Familienanamnese einer solchen ist [94–96]. Die Beziehung könnte darauf hindeuten, dass es eine genetische oder biologische Grundlage für die Störung gibt, aber es ist ebenso plausibel, dass die Familienmitglieder die gleiche benachteiligte soziale Umgebung teilten, den gleichen Stressoren ausgesetzt waren und/oder dass sie auf stressige Situationen auf ähnliche Weise reagierten.

Im Gegensatz dazu schlägt das *Tripartite-Modell* [97, 98] vor, dass die Komorbidität zwischen Angst und Depression teilweise durch einen gemeinsamen *negativen Affekt* erklärt werden kann, der von Angst und Depression geteilt wird. Eine Überprüfung [97] des Modells legt jedoch nahe, dass Angst klinisch von depressiver Stimmung abgrenzbar ist, da Angst hauptsächlich mit Hyperarousal verbunden ist, während Depression mit niedrigem positiven Affekt verbunden ist. Eine solche Behauptung wird durch die Ergebnisse einer 3-Monats-Nachbeobachtungsstudie unterstützt, in der hohe Depressionswerte durch negativen Affekt vorhergesagt wurden, während niedrige Depression durch positiven Affekt vorhergesagt wurde, wobei Resilienz die Effekte in gewissem Maße vermittelte [99]. Daher ist es möglich, dass Angst und Depression eine gemeinsame Ursache haben, aber es ist wahrscheinlich, dass separate Prozesse den Ausdruck dieser affektiven Symptome untermauern könnten.

Die Bereitstellung ausreichender *sozialer Unterstützung* und die Zufriedenheit mit der Unterstützung ist bekannt dafür, bessere Ergebnisse für die psychische Gesundheit vorherzusagen (z. B. besseres Wohlbefinden, weniger affektive Symptome), während unzureichende Unterstützung (oder die Wahrnehmung unzureichender Unterstützung) schlechtere psychische Gesundheit vorhersagt (z. B. Schwere der Depression) [100]. Dies wird durch Ergebnisse untermauert, die darauf hinweisen, dass eine bessere körperliche Gesundheit (einschließlich besserer medizinischer Ergebnisse bei medizinischen Patienten) mit ausreichender sozialer Unterstützung verbunden ist, während eine schlechtere körperliche Gesundheit mit unzureichender sozialer Unterstützung (d. h. Einsamkeit und soziale Isolation) verbunden ist [101], oder zumindest die Wahrnehmung davon. Die Literatur besteht hauptsächlich aus Querschnittstudien, daher ist unklar, ob unzureichende Unterstützung die Gesundheit negativ beeinflusst, ob die Gesundheit die sozialen Unterstützungsmechanismen negativ beeinflusst, oder ob beides wahrscheinlich zutrifft. Dennoch gibt es mehrere Theorien zur sozialen Unterstützung (z. B. Stresspuffer-Hypothese) [102], die im Großen und Ganzen vorschlagen, dass die Bereitstellung sozialer Unterstützung ein Individuum vor dem Erleben von Belastungen schützen kann.

Ebenso wird berichtet, dass *soziale Isolation* die Morbiditätsrate einer Person erhöht [101], obwohl die Forschung zu diesem Thema begrenzt ist. Sie und das Gefühl der Einsamkeit stehen in starkem Zusammenhang mit depressiver Stimmung [103], obwohl Einsamkeit ein besserer Prädiktor sein kann als soziale Unterstützung, wobei Einsamkeit unabhängig vom Niveau der sozialen Unterstützung die Depressionsniveaus vorhersagt [103], aber es sind mehr Studien erforderlich, um mögliche bidirektionale Beziehungen, die mit Depressionen die fehlende soziale Unterstützung und Einsamkeit vorhersagen könnten, zu modellieren.

Es ist nicht schwer zu verstehen, dass sich das Gefühl der Einsamkeit wahrscheinlich negativ auf das Denken und die Stimmung einer Person auswirken wird, und dass sie möglicherweise nicht viel Lust auf Sozialisierung haben, wenn sie sich depressiv fühlen. Interessanterweise wurde, wie im Kap. 7 detailliert beschrieben, soziale Ausgrenzung mit dem Gefühl von Kälte in Verbindung gebracht [104] und einem Abfall der Körpertemperatur, der mit dem Gefühl von Kälte verbunden ist [105], während die Verbesserung der Wahrnehmung von Wärme die soziale Nähe und das Gefühl von Nähe erhöht [106]. Daher können soziale Isolation und ein tatsächlicher oder wahrgenommener Mangel an Unterstützung zur Entwicklung von depressiver Stimmung beitragen.

In ähnlicher Weise hat Martin Seligman vorgeschlagen, dass die aktuelle globale Depressionsepidemie teilweise durch soziokulturelle Veränderungen angetrieben wird, die in der *modernen Gesellschaft* stattgefunden haben. Zum Beispiel schlägt er vor, dass unsere Kultur des Individualismus, die Bewegung für Selbstwertgefühl und der Zusammenbruch von Gemeinschaftsstrukturen der Gesellschaft zu einem Mangel an Verbundenheit, weniger Rollen/Verantwortlichkeiten, sozialer Isolation und einem Mangel an Lebenssinn geführt haben, was wahrscheinlich das Risiko für die Entwicklung eines psychischen Problems erhöht hat. Seine neuesten Bücher (z. B. *Learned Optimism*) [107] konzentrieren sich auf das Erlernen, wie man optimistischer wird und authentisches Glück und Blühen erreicht, teilweise durch die Konzentration auf den Erwerb von Charakterstärken (z. B. Ausdauer, Mut), die dazu beitragen können, Gefühle von Belastung abzupuffern, die zu depressiver Stimmung führen könnten [108, 109].

6.4.2 Biologische Modelle

Stressbedingte Immunsuppression, die das Risiko einer *Infektion* erhöht, wird als Grundlage für die Entwicklung von Depressionen angenommen. Psychischer Stress führt typischerweise zur Freisetzung von Stresshormonen (z. B. Cortisol), die potenziell die Funktion des Immunsystems unterdrücken können, wodurch möglicherweise die Anfälligkeit einer Person für Infektionen erhöht wird [110–113], was dann zu depressiver Stimmung führen kann. Depressionen sind auch mit Immunsuppression und einem erhöhten Risiko für Infektionen, insbesondere Lungenentzündung und Infektionen der oberen Atemwege, verbunden [114]. Ergebnisse einer Metaanalyse von 38 Depression-Immun-Studien [115] legen nahe, dass klinische Depressionen auch zuverlässig mit beeinträchtigter Immunfunktion verbunden sind, wobei die stärksten Assoziationen bei älteren Menschen und stationären Patienten gefunden wurden. Depressive Menschen entwickeln auch wahrscheinlicher eine Infektion und bleiben länger krank [116]. Bei älteren Menschen war die Anzahl der depressiven Symptome positiv mit den Plasmalevels von Interleukin-6 assoziiert, was zu erhöhter Entzündung und entzündungsbedingten Gesundheitsproblemen beiträgt [117]. Darüber hinaus ist bekannt, dass virale und bakterielle Infektionen einer depressiven Stimmung vorausgehen oder gleichzeitig mit ihr auftreten, und Depressionen sind mit dem subjektiven Gefühl von Infektion, Erschöpfung, Magen-Darm-Beschwerden, autonomer Erregung [118] und häufigeren Infektionen [116] verbunden, einschließlich spezifischer viraler [119–121] und bakterieller Infektionen [118] im Vergleich zu gesunden Kontrollpersonen. Daher kann eine Infektion oder ihre Auswirkungen (z. B. Zytokinantwort auf Infektion) zur depressiven Stimmung beitragen. Eine kürzlich durchgeführte Metaanalyse [122] zeigte jedoch, dass statistisch signifikante Assoziationen nur zwischen Depressionen und Borna-Krankheitsvirus, Herpes-simplex-Virus-1, Varizella-Zoster-Virus, Epstein-Barr-Virus und *Chlamydophila* trachomatis bestehen. Es gibt also vorläufige Hinweise darauf, dass eine depressive Stimmung durch virale und andere Infektionen ausgelöst werden könnte. Die Mechanismen, durch die dieser Zustand sich entwickeln könnte, werden unten untersucht, einschließlich der Auswirkungen von Fieber/erhöhter Körpertemperatur (BT), Gehirnentzündung und Zytokinsekretion.

Eine erhöhte BT und *zirkadiane Rhythmusstörungen* wurden als Grundlage für die Entwicklung von depressiver Stimmung vorgeschlagen. Zum Beispiel ist positive Stimmung mit dem normalen zirkadianen Rhythmus der Kern-BT verbunden [90], während ihre Dysregulation mit affektiven Störungen, einschließlich depressiver Stimmung, verbunden ist [90]. Zum Beispiel haben mehrere Studien gezeigt, dass die BT (einschließlich nächtlicher BT) bei depressiven Personen höher ist als bei gesunden Kontrollpersonen [90], was zu einem flacheren und verzögerten zirkadianen Rhythmus der Kern-BT und einer Phasenverschiebung im Schlaf-Wach-Zyklus führt, sowie zu einem frühen Morgenanstieg der BT, der mit frühem Erwachen verbunden ist [90]. Darüber hinaus weisen mehrere charakteristische Merkmale der depressiven Stimmung auf eine Störung des zirkadianen Rhythmus hin, einschließlich erhöhter nächtlicher BT, Phasenvorlauf im Kern-BT-Rhythmus (z. B. Spitzenwerte von Cortisol und Melatonin treten später in der Nacht auf), frühes Morgenwachen, das von einem frühen Anstieg der BT vorangeht, tageszeitliche Stimmungsschwankungen, zirkannualer Stimmungsrhythmus und Veränderungen in der Schlafarchitektur (z. B. kurze REM-Latenz) [90]. Wie im Kap. 2 detailliert beschrieben, kann es, wenn die BT einer Person am Abend nicht schnell genug sinkt, aufgrund von Prozessen, die dem entgegenwirken (z. B. erhöhte BT im Zusammenhang mit depressiver Stimmung), potenziell zu Schlafstörungen kommen, insbesondere zur Unfähigkeit, einzuschlafen. Wie jedoch unten detailliert beschrieben, könnte die erhöhte BT bei depressiven Personen alternativ durch andere biologische Prozesse erklärt werden.

Rausch et al. [123] schlagen vor, dass die BT-Veränderungen bei depressiven Personen die *entzündliche Theorie der Depression* unterstützen, die besagt, dass depressive Stimmung durch Aktivierung des entzündlichen Reaktionssystems verursacht wird. Zum Beispiel könnte eine erhöhte BT auf eine *Fieberreaktion* bei depressiven Menschen hinweisen, die möglicherweise auf eine Infektion zurückzuführen ist. Im Einklang mit dieser Theorie wurde gezeigt, dass Antidepressiva (z. B. selektive Serotonin-Wiederaufnahmehemmer [SSRI]) *entzündungshemmende* Wirkungen haben, das heißt, sie reduzieren die Freisetzung von Stickstoffmonoxid und proinflammatorischen Zytokinen (z. B. Interferon-γ, Tumornekrosefaktor-α [TNF-α] und Interleukin-6 [IL-6]), die alle im Serum und im Gehirn von depressiven Personen nachgewiesen werden [124, 125]. Darüber hinaus wurde gezeigt, dass entzündungshemmende Verbindungen wie Aspirin depressive Symptome reduzieren, entweder allein eingenommen, zur Blutplättchenhemmung oder zur Reduzierung des Risikos eines Herzinfarkts [126] oder in Kombination mit SSRI im Vergleich zu SSRI allein [127] Es gibt jedoch andere mögliche Erklärungen für die erhöhte BT und die abnormale Zytokinsekretion bei depressiven Menschen. Wie in den Kap. 7 und 9 erwähnt, werden Zytokine auch in Reaktion auf Bewegung [128], körperlichen Stress [129], Kälte [130] und Wärmestimulation freigesetzt [131, 132], und die Zytokinantworten auf Fieber/Infektion sind weitgehend nicht zu unterscheiden von denen, die in Reaktion auf Überhitzung/Hitzschlag, Stress/autonome Erregung und Bewegung/körperliche Aktivität ausgeschüttet werden [132–134]. Es gibt also Prozesse, die nicht mit Infektionen zusammenhängen, wie autonome Erregung und Überhitzung (oder erhöhte BT), die alternativ die BT-Veränderungen bei depressiven Personen erklären könnten.

In verwandter Forschung wurde gezeigt, dass anhaltender Stress und Depression mit *Gehirnveränderungen* in Verbindung stehen (z. B. reduzierter zerebraler Blutfluss, reduzierter zerebraler Stoffwechsel, strukturelle Anomalien). Insbesondere wurde mittels fMRT gezeigt, dass Depression mit einem reduzierten zerebralen Blutfluss verbunden ist [135], und mittels Positronen-Emissions-Tomographie wurde gezeigt, dass der zerebrale Stoffwechsel im präfrontalen Kortex und im Hippocampus reduziert ist [136]. Parallel zu den Veränderungen wurde gezeigt, dass die postmortale Gehirngröße bei depressiven Menschen reduziert ist (d. h. Atrophie) [137] und dass es eine reduzierte Konnektivität und/oder Atrophie im Hippocampus, im anterioren Zingulum, im orbitofrontalen Kortex und im dorsolateralen und subgenualen präfrontalen Kortex bei depressiven Patienten gibt [137–139]. Die Prozesse, die diesen Gehirnveränderungen zugrunde liegen, sind jedoch nicht genau klar, obwohl es wahrscheinlich ist, dass die Gehirnatrophie bei MDD-Patienten sekundär zu einer Gehirnentzündung auftritt [140–142]. Diese Interpretation ist konsistent mit früheren Forschungen, die zeigen, dass Patienten, die eine Zytokintherapie erhalten, depressive Symptome entwickeln können [143, 144], experimentell induzierte Entzündungen können eine Stimmungsverschlechterung bei gesunden Probanden fördern [145], erhöhte Entzündungsmarker prognostizieren eine schlechtere Reaktion auf Antidepressiva, und depressive Patienten, die nicht auf Antidepressiva ansprechen, zeigen anhaltend erhöhte Entzündungswerte [146].

Ähnlich wie das Entzündungsmodell der Depression postuliert die *Zytokintheorie der Depression,* dass Depression durch eine Entzündung ausgelöst werden kann, die sekundär zur Zytokinsekretion auftritt [118]. Zytokine sind Proteine, die von den meisten Immunzellen zur Kommunikation zwischen ihnen ausgeschüttet werden, nicht unähnlich Neurotransmittern und Neuromodulatoren im Nervensystem, sodass Zytokine an spezifische Rezeptorstellen auf der äußeren Oberfläche von Immunzellen binden können, um so die Abwehr des Immunsystems gegen eindringende Pathogene zu unterstützen [147, 148]. In den letzten Jahren wurden Zytokine mit verschiedenen Krankheiten in Verbindung gebracht, darunter rheumatoide Arthritis [149], entzündliche Darmerkrankungen [150], Herz-Kreislauf-Erkrankungen [151], Diabetes [152] und auch psychische Erkrankungen wie Psychosen [153] und Zwangsstörungen [154]. Speziell postuliert die Zytokintheorie der Depression, dass das entzündliche Reaktionssystem durch externe (z. B. Infektion) *oder* interne Stressoren (z. B. Cortisol, psychosoziale Stressoren) aktiviert werden kann, um die Produktion von *proentzündlichen Zytokinen* und oxidativen Prozessen (z. B. Stickstoffmonoxid, Superoxid) zu bewirken, die direkt Proteine, Membranen und Gene schädigen und letztendlich zu Depression führen [118]. Konsistent mit der Theorie ist die oben erwähnte Forschung, die zeigt, dass Antidepressiva (z. B. SSRI) entzündungshemmende Wirkungen haben [124, 125, 155, 156], und entzündungshemmende Verbindungen (z. B. Aspirin) depressive Symptome verbessern können [126, 127]. Alternativ könnte es möglich sein, dass die Veränderungen in der Gehirnfunktion eine Reflexion der zirkadianen Rhythmusdysfunktion sind, obwohl diese Hypothese bisher nicht untersucht wurde.

Schließlich wird vorgeschlagen, dass Störungen in der *Darm-Gehirn-Achse* die Entwicklung von Depressionen untermauern. Die GBA ermöglicht eine bidirektionale Kommunikation zwischen dem Nervensystem (z. B. über den Vagusnerv), Neurotransmittern, die im Darm produziert werden (z. B. Serotonin, Gamma-Aminobuttersäure [GABA]), und dem Immunsystem [157], und sie ist mit etwa 1 kg Bakterien im Verdauungstrakt verbunden [158]. Zum Beispiel zeigten Patienten mit MDD erhöhte Antikörper gegen Infektionen, nämlich IgM- und IgA-Antworten auf Lipopolysaccharid (LPS), das ein Toxin in der Zellwand von gramnegativen Bakterien ist (z. B. *Salmonella* und *Escherichia-coli*-Arten). Die Patienten erlebten auch häufig subjektive Gefühle von Infektion, Müdigkeit, GIT-Symptomen und autonomer Erregung [118]. Insgesamt deuten die Ergebnisse darauf hin, dass ein *Leaky-Gut-Syndrom* (d. h. physische Störung oder erhöhte Durchlässigkeit des Darmtrakts), das zur bakteriellen Translokation führt (d. h. Flucht der einheimischen bakteriellen Flora aus dem GIT zu sterilen extra-intestinalen Orten, z. B. Leber, mesenteriale Lymphknoten, Blutstrom), das Phänomen erklären könnte. Einfach ausgedrückt, ist bekannt, dass die bakterielle Translokation aus dem Darm zur systemischen Freisetzung von pro-entzündlichen Zytokinen führt, die eine ständige Quelle für die Zytokinsekretion liefern könnten, um die Gehirnentzündung der depressiven Person zu befeuern [118].

Es wurde gezeigt, dass Stress mit einer intestinalen Mukosadysfunktion (z. B. Darmbakterieninfektion) verbunden ist und extreme Stressoren (z. B. Verbrennungen, Operationen) zur bakteriellen Translokation führen können [159, 160]. Daher könnte die Translokation von Darmbakterien (und assoziierten Toxinen) einen Mechanismus darstellen, durch den die oben erwähnte Gehirnentzündung auftritt [161], und dies könnte mit dem Vorhandensein von entzündlichen Darmerkrankungen oder Reizdarmsyndrom verbunden sein [162]. Allerdings deuten die Ergebnisse von zwei Tierstudien darauf hin, dass die „stressinduzierte bakterielle Translokation" unwahrscheinlich die Beziehung zwischen Darmdysfunktion und Depression erklärt. Ando et al. [163] zeigten, dass eine kurzfristige Restriktion bei Mäusen die Translokation von einheimischen grampositiven Bakterien nur bei einem kleinen Anteil der Mäuse induzierte, aber die Translokation von gramnegativen Bakterien nicht auftrat, obwohl sie kurzfristige Erhöhungen des Plasmacorticosterons und des Gehirnaminestoffwechsels induzierte. Im Gegensatz dazu trat die bakterielle Translokation langsamer auf und hielt an, nachdem die HPA-Achsen- und neurochemischen Reaktionen abgeklungen waren. Wenn jedoch Mäuse mit *Salmonella* typhimurium infiziert wurden, trat eine spontane Translokation auf, und das Plasmacortison, Interleukin-6 und der Gehirnkatecholamin- und Indolaminstoffwechsel waren erhöht. Ähnlich zeigten Dunn et al. [164], dass Restriktionsstress *nicht* zuverlässig eine bakterielle Translokation induzierte, außer in Gegenwart einer Darmbakterieninfektion, während normale neurochemische Reaktionen auf Restriktion bei keimfreien Ratten auftraten. Insgesamt deuten die Ergebnisse darauf hin, dass die bakterielle Translokation mit der Aktivierung der HPA-Achse und des Gehirnaminestoffwechsels verbunden ist, ähnlich wie die Auswirkungen von Restriktionsstress, aber die letzteren Auswirkungen können nicht durch das Vorhandensein von bakterieller Translokation erklärt werden.

Schließlich, in Bezug auf die Dysfunktion der Darm-Hirn-Achse, ist bekannt, dass medizinisch unerklärte GIT-Symptome mit Angst und Depression verbunden sind. Wenn eine Person eines oder mehrere GIT-Symptome hat, besteht für sie ein doppelt so hohes Risiko, an MDD zu erkranken, und eine dreimal höhere Wahrscheinlichkeit, eine Panikstörung oder Agoraphobie zu erleben, und das Risiko für Psychopathologie steigt mit mehr GIT-Symptomen im Verhältnis zu ihrer Prävalenz in der Allgemeinbevölkerung (z. B. 25–40 %) [165]. Angst ist am häufigsten mit GIT-Symptomen verbunden, insbesondere Übelkeit, Sodbrennen, Verstopfung, obere Dysmotilität und Durchfall [166, 167]. Ebenso ist gestörter Schlaf bei Patienten mit gastrointestinalen Problemen häufig, ebenso wie Angst und/oder depressive Stimmung, letztere Zustände stören vermutlich den Schlaf, was zu weiteren gastrointestinalen Symptomen führt [168]. Darmdysfunktion (z. B. Mangel an mikrobieller Vielfalt, Darmentzündung, undichter Darm) wird auch in Zusammenhang mit Schizophrenie und bipolarer Störung gebracht [169–171], während das Vorhandensein bestimmter pathogener Darmbakterien und Darmbeschwerden mit ASD in Verbindung gebracht wird [172].

Im Gegensatz dazu können Probiotika die Auswirkungen von Stress auf den Darm möglicherweise durch eine Reduzierung der Stressreaktivität und eine verminderte Funktion der HPA-Achse und des SNS mildern, was zu einer Verbesserung der Depression führt [173]. Ein systematischer Überblick [174] über 10 RCTs (klinische und nicht klinische) legt nahe, dass es vorläufige Unterstützung für Probiotika gibt, die Angst- und Depressionssymptome reduzieren [174], ähnlich den Ergebnissen einer RCT-Studie [175], in der Probiotika, die über 8 Wochen an 40 Patienten mit MDD verabreicht wurden, zu reduzierten Depressionswerten führten (Hedges' $g = 0{,}73$) [175]. Die Verwendung von Probiotika hat jedoch nicht gezeigt, dass sie die Ergebnisse bei Schizophrenie verbessern [176]. Schließlich wurde gezeigt, dass eine schlechte Ernährung mit depressiver Stimmung verbunden ist und man denkt, dass sie kausal damit zusammenhängt, während eine bessere Ernährung (z. B. Mittelmeerdiät) die Depressionswerte verbessern kann [177], obwohl nur wenige Studien die Ernährung in Bezug auf Depression untersucht haben [178]. Es scheint also, dass Darmgesundheit und Ernährung auch zur psychischen Gesundheit beitragen können, obwohl dies ein relativ neues Forschungsgebiet ist.

6.4.3 Integrierte Modelle der Depressionserzeugung

Eine Vielzahl verschiedener soziopsychologischer und biologischer Faktoren wird angenommen, zur Entwicklung depressiver Störungen beizutragen, einschließlich Stressoren, Anfälligkeit für Depressionen (z. B. hohe Trait-Angst), mangelnder sozialer Unterstützung, gestörten Schlafs, viraler Infektionen, chemischen Ungleichgewichts, körperlicher Inaktivität, Zytokinaktivität, Genetik, unzureichender Ernährung, Darmdysfunktion, Störung des zirkadianen Rhythmus und Komorbidität (z. B. mit Angst und/oder Erschöpfung). Unterstützende Theorien artikulieren größtenteils, dass *einzelne* Prozesse die Entwicklung von Depressionen untermauern. Das heißt, nur wenige, wenn überhaupt, der Theorien adressieren angemessen den „Elefanten im Raum" – die häufige Präsenz von psychischen und somatischen Komorbiditäten. Dennoch haben jüngste biologische Theorien (z. B. Zytokintheorie der Depression) versucht, psychologische und biologische Faktoren in dasselbe Modell zu integrieren. Was also sollen wir von all den unterschiedlichen Theorien und ihrer unterstützenden empirischen Forschung halten? Gibt es einen Weg nach vorne?

Offensichtlich besteht die Notwendigkeit, bestehende Theorien zur Depression in komplexere realitätsnahe Modelle der Depressionserzeugung zu integrieren. Wittenborn et al. [87] haben kürzlich versucht, genau dies zu tun, indem sie die wahrscheinlich existierenden multiplen Feedbackschleifen zwischen verschiedenen psychosozialen Risikofaktoren und biologischen Prozessen aufgezeichnet haben. Aber das Modell ist in seiner Komplexität beunruhigend, und es ist unklar, wo die stärksten Verbindungen zwischen den verschiedenen Pfaden bestehen. Es besteht jedoch Hoffnung auf eine „große vereinheitlichte Theorie" der

Depressionserzeugung, die die wahrscheinlichen psychologischen und biologischen Vorläufer verknüpft, ihre wahrscheinlichen Interaktionen aufzeichnet und die Hauptursachenwege in der Depressionserzeugung vorhersagt. Das heißt, es wird ein Depressionsmodell benötigt, das die verschiedenen Risikofaktoren, Interaktionen zwischen ihnen und Depressionsergebnisse auf sinnvolle Weise miteinander verknüpfen kann und dabei auch die Komorbidität berücksichtigt.

Wie in den Kap. 2 und 9 detailliert beschrieben, haben nur zwei Modelle dies sinnvoll versucht. Die Nützlichkeit der beiden Modelle bei der Integration der verschiedenen einzelnen Depressionstheorien wird daher kurz untersucht. Zunächst postuliert das *Netzwerkmodell der komorbiden Symptomentwicklung* [88, 89, 179] im Großen und Ganzen, dass es viele verschiedene kausale Wege zur Komorbidität geben kann, einschließlich der Entwicklung spezifischer Störungen (z. B. Depression) bei verschiedenen Individuen und beim selben Individuum im Laufe der Zeit, oder alternativ könnten mehrere verschiedene Kausalereignisse zur komorbiden Krankheit bei einigen Individuen beitragen. Dennoch behauptet das Modell, dass die *gemeinsamen Symptome* der komorbiden Störungen am wahrscheinlichsten kausal mit der Entwicklung der Komorbidität verknüpft sind. Ähnlich behauptet unsere *klinische Theorie der gleichzeitigen Symptomentwicklung,* dass es mehrere potenzielle Wege zur Komorbidität geben kann, und die gemeinsamen Symptome der Störungen werden am wahrscheinlichsten zur Komorbidität beitragen. Beide Modelle behaupten auch, dass bestimmte Symptomgruppen (z. B. gestörter Schlaf, körperliche Inaktivität) am wahrscheinlichsten über homöostatische Wege (z. B. Hypothalamus-Hypophysen-Nebennieren-Achse, sympathisches Nervensystem) zur Komorbidität beitragen, die von menschlichen zirkadianen Uhren reguliert werden.

Wie in Abschn. 6.2 diskutiert, sind eine erhöhte nächtliche Körpertemperatur (BT) und die Störung des zirkadianen Rhythmus der Kern-BT mit einem erhöhten Risiko für affektive Störungen, einschließlich bipolarer Störung [123, 180, 181], verbunden, während positive Affekte mit einem normalen zirkadianen Rhythmus der Kern-BT verbunden sind [182]. Darüber hinaus können viele der charakteristischen Merkmale der depressiven Stimmung möglicherweise durch eine Störung des zirkadianen Rhythmus, insbesondere eine Phasenvorverlagerung des zirkadianen Rhythmus der Kern-BT und des Schlaf-Wach-Zyklus, parsimonisch erklärt werden. Es gibt also breite Unterstützung für die Behauptungen der beiden Modelle. Aber können die beiden Modelle die verschiedenen einzelnen Theorien der Depressionserzeugung in Einklang bringen? Unser Modell berücksichtigt viele der einzelnen Theorien, insofern es behauptet, dass ein komplexer *biopsychoverhaltensmäßiger Mechanismus* der Entwicklung von Komorbidität, einschließlich der Depressionserzeugung, zugrunde liegt. Es behauptet auch, dass gestörter Schlaf eine zentrale und bidirektionale Rolle bei der Verursachung, Verschlechterung und/oder Aufrechterhaltung einiger komorbider Zustände spielt durch eine Erhöhung der nächtlichen BT. In dieser Hinsicht könnte das Modell eine gewisse Nützlichkeit haben, indem es einen Rahmen für die systematische Strukturierung der verschiedenen Risikofaktoren und Theorien der Depression bietet. Das heißt, es verknüpft psychologische Risikofaktoren mit körperlichen Symptomen, schlafstörendem Verhalten und homöostatischen Wegen (z. B. SNS, HPA-Achse), zirkadianem Rhythmus der Kern-BT und dem Schlaf-Wach-Zyklus. Im weiteren Sinne könnte das klinische Modell möglicherweise Theorien aufnehmen, die sich auf Stress, psychologische Verletzlichkeit, Infektion, Gehirnentzündung, Störung des zirkadianen Rhythmus und Darm-Hirn-Dysfunktion beziehen, durch Veränderungen in BT und zirkadianer Rhythmusfunktion, wie in diesem Kapitel und im Kap. 7 belegt, abgesehen von der Berücksichtigung von physischen und psychischen Komorbiditäten. In ähnlichem Maße kann das Netzwerkmodell der komorbiden Symptomentwicklung die Wahrscheinlichkeit mehrerer kausaler Wege aufnehmen.

Schließlich haben die beiden Theorien Auswirkungen auf die Behandlung der depressiven Stimmung. Erstens kann eine Depression mitbehandelt werden, indem das komorbide Schlafproblem einer Person behandelt wird (wie im Kap. 9 detailliert). Zweitens kann die Beseitigung von Hindernissen für eine normale Funktion des zirkadianen Rhythmus die Depression (und andere verwandte) Ergebnisse verbessern. Drittens könnten Therapien, die bekanntermaßen die Funktion des zirkadianen Rhythmus normalisieren, bei der Behandlung von Depressionen nützlich sein. Zum Beispiel ist die Lichttherapie wirksam bei der Behandlung von saisonalen affektiven Störungen [183] mit Licht, das heller ist als normales Licht, und das die Melatoninsekretion, BT und die Funktion des zirkadianen Rhythmus verändern kann [184]. Helles Licht, das am frühen Morgen verabreicht wird, kann Melatonin unterdrücken und den zirkadianen Rhythmus so vorverlegen, dass das BT-Tief früher am Tag auftritt, während es, wenn es abends verwendet wird, den zirkadianen Rhythmus verzögert, sodass das BT-Tief später am Tag auftritt [185]. Dennoch können beide Komorbiditätstheorien auch andere Modelle der Depressionserzeugung aufnehmen, die spezifische Auswirkungen auf die Therapie haben könnten.

Literatur

1. Feinstein AR. The pre-therapeutic classification of co-morbidity in chronic disease. *Journal of Chronic Diseases.* 1970;23(7):455–468. https://doi.org/10.1016/0021-9681(70)90054-8.
2. Richards CS, O'Hara MW, eds. *The Oxford handbook of depression and comorbidity.* New York, NY: Oxford University Press; 2014.
3. Eaton WW, ed. *Medical and psychiatric comorbidity over the course of life.* London, UK: American Psychiatric Publishing; 2007.
4. Virdis A. *Hypertension and comorbidities.* Cham, Switzerland: Springer; 2016.
5. American Psychiatric Association. *Diagnostic and statistical manual of mental disorders (DSM-5).* 5th ed. Washington, DC: American Psychiatric Association; 2013.
6. Australian Bureau of Statistics. *Australian social trends, March 2009.* Canberra, ACT, Australia: Author; 2009. 4102.0.
7. Mental Health Foundation. *Fundamental facts about mental health 2016.* London, UK: Mental Health Foundation; 2016.
8. Ginzburg K, Ein-Dor T, Solomon Z. Comorbidity of posttraumatic stress disorder, anxiety and depression: A 20-year longitudinal study of war veterans. *Journal of Affective Disorders.* 2010;123(1):249–257. https://doi.org/10.1016/j.jad.2009.08.006.
9. Sartorius N, Üstün TB, Lecrubier Y, Wittchen H-U. Depression comorbid with anxiety: Results from the WHO study on psychologi-

cal disorders in primary health care. *The British Journal of Psychiatry.* 1996;168(S30):38–43. https://doi.org/10.1192/s0007125000298395.
10. Brady EU, Kendall PC. Comorbidity of anxiety and depression in children and adolescents. *Psychological Bulletin.* 1992;111(2):244–255. https://doi.org/10.1037/0033-2909.111.2.244.
11. Cole DA, Peeke LG, Martin JM, Truglio R, Seroczynski AD. A longitudinal look at the relation between depression and anxiety in children and adolescents. *Journal of Consulting and Clinical Psychology.* 1998;66(3):451–460.
12. Naylor C, Parsonage M, McDaid D, Knapp M, Fossey M, Galea A. *Long-term conditions and mental health: The cost of co-morbidities.* London, UK: The King's Fund; 2012.
13. Global Burden of Disease Study 2013 Collaborators. Global, regional, and national incidence, prevalence, and years lived with disability for 301 acute and chronic diseases and injuries in 188 countries, 1990–2013: A systematic analysis for the Global Burden of Disease Study 2013. *The Lancet.* 2015;386(9995):743–800. https://doi.org/10.1016/s0140-6736(15)60692-4.
14. Ferrari AJ, Charlson FJ, Norman RE, et al. Burden of depressive disorders by country, sex, age, and year: Findings from the Global Burden of Disease Study 2010. *PLoS Medicine.* 2013;10(11):e1001547. https://doi.org/10.1371/journal.pmed.1001547.
15. Pederson JL, Warkentin LM, Majumdar SR, McAlister FA. Depressive symptoms are associated with higher rates of readmission or mortality after medical hospitalization: A systematic review and meta-analysis. *Journal of Hospital Medicine.* 2016;11(5):373–380. https://doi.org/10.1002/jhm.2547.
16. Zivin K, Yosef M, Miller EM, et al. Associations between depression and all-cause and cause-specific risk of death: A retrospective cohort study in the Veterans Health Administration. *Journal of Psychosomatic Research.* 2015;78(4):324–331. https://doi.org/10.1016/j.jpsychores.2015.01.014.
17. Kessler RC, McGonagle KA, Zhao S, et al. Lifetime and 12-month prevalence of DSM-III-R psychiatric disorders in the United States: Results from the National Comorbidity Survey. *Archives of General Psychiatry.* 1994;51(1):8–19. https://doi.org/10.1001/archpsyc.1994.03950010008002.
18. Au-Yeung SK, Bradley L, Robertson AE, Shaw R, Baron-Cohen S, Cassidy S. Experience of mental health diagnosis and perceived misdiagno-

sis in autistic, possibly autistic and non-autistic adults. *Autism.* 2018. https://doi.org/10.1177/1362361318818167.

19. Hatfield TR, Brown RF, Giummarra MJ, Lenggenhager B. Autism spectrum disorder and interoception: Abnormalities in global integration? *Autism.* 2019;23(1):212–222. https://doi.org/10.1177/1362361317738392.
20. Lai HMX, Cleary M, Sitharthan T, Hunt GE. Prevalence of comorbid substance use, anxiety and mood disorders in epidemiological surveys, 1990–2014: A systematic review and meta-analysis. *Drug and Alcohol Dependence.* 2015;154:1–13. https://doi.org/10.1016/j.drugalcdep.2015.05.031.
21. Bériault M, Turgeon L, Labrosse M, et al. Comorbidity of ADHD and anxiety disorders in school-age children: Impact on sleep and response to a cognitive-behavioral treatment. *Journal of Attention Disorders.* 2018;22(5):414–424. https://doi.org/10.1177/1087054715605914.
22. Bryan RM, Jr. Cerebral blood flow and energy metabolism during stress. *American Journal of Physiology-Heart and Circulatory Physiology.* 1990;259(2):H269–H280. https://doi.org/10.1152/ajpheart.1990.259.2.h269.
23. Hull AM. Neuroimaging findings in post-traumatic stress disorder: Systematic review. *British Journal of Psychiatry.* 2018;181(2):102–110. https://doi.org/10.1192/bjp.181.2.102.
24. Zochil ML, Thorsteinsson EB. Exploring poor sleep, mental health, and help-seeking intention in university students. *Australian Journal of Psychology.* 2018;70(1):41–47. https://doi.org/10.1111/ajpy.12160.
25. Jansson-Fröjmark M, Lindblom K. A bidirectional relationship between anxiety and depression, and insomnia? A prospective study in the general population. *Journal of Psychosomatic Research.* 2008;64(4):443–449. https://doi.org/10.1016/j.jpsychores.2007.10.016.
26. Vargas I, Friedman NP, Drake CL. Vulnerability to stress-related sleep disturbance and insomnia: Investigating the link with comorbid depressive symptoms. *Translational Issues in Psychological Science.* 2015;1(1):57–66. https://doi.org/10.1037/tps0000015.
27. Kennard BD, Mayes TL, Chahal Z, Nakonezny PA, Moorehead A, Emslie GJ. Predictors and moderators of relapse in children and adolescents with major depressive disorder. *The Journal of Clinical Psychiatry.* 2018;79(2). https://doi.org/10.4088/jcp.15m10330.

28. Valpiani EM, Brown RF, Thorsteinsson EB, Hine DW. Poor sleep quality mediates between depression to fatigue in a university student sample. *Psychology and Education.* 2011;48(1&2):59–71.
29. Thorsteinsson EB, Brown RF, Owens MT. Modelling the effects of stress, anxiety, and depression on rumination, sleep, and fatigue in a nonclinical sample. *The Journal of Nervous and Mental Disease.* 2019;207(5):355–359. https://doi.org/10.1097/nmd.0000000000000973.
30. Olff M, Langeland W, Gersons BP. Effects of appraisal and coping on the neuroendocrine response to extreme stress. *Neuroscience & Biobehavioral Reviews.* 2005;29(3):457–467. https://doi.org/10.1016/j.neubiorev.2004.12.006.
31. Kessler RC, Sonnega A, Bromet E, Hughes M, Nelson CB. Posttraumatic stress disorder in the National Comorbidity Survey. *Archives of General Psychiatry.* 1995;52(12):1048–1060. https://doi.org/10.1001/archpsyc.1995.03950240066012.
32. Orsillo SM, Batten SV. Acceptance and commitment therapy in the treatment of posttraumatic stress disorder. *Behavior Modification.* 2005;29(1):95–129. https://doi.org/10.1177/0145445504270876.
33. Kearney DJ, McDermott K, Malte C, Martinez M, Simpson TL. Effects of participation in a mindfulness program for veterans with posttraumatic stress disorder: A randomized controlled pilot study. *Journal of Clinical Psychology.* 2013;69(1):14–27.
34. Graham CD, Gouick J, Krahé C, Gillanders D. A systematic review of the use of acceptance and commitment therapy (ACT) in chronic disease and long-term conditions. *Clinical Psychology Review.* 2016;46:46–58. https://doi.org/10.1016/j.cpr.2016.04.009.
35. Strauss C, Cavanagh K, Oliver A, Pettman D. Mindfulness-based interventions for people diagnosed with a current episode of an anxiety or depressive disorder: A meta-analysis of randomised controlled trials. *PLoS One.* 2014;9(4):e96110. https://doi.org/10.1371/journal.pone.0096110.
36. Hann KE, McCracken LM. A systematic review of randomized controlled trials of acceptance and commitment therapy for adults with chronic pain: Outcome domains, design quality, and efficacy. *Journal of Contextual Behavioral Science.* 2014;3(4):217–227. https://doi.org/10.1016/j.jcbs.2014.10.001.
37. Hesser H, Gustafsson T, Lundén C, et al. A randomized controlled trial of internet-delivered cognitive behavior therapy and acceptance and commitment therapy in the treatment of tinnitus. *Journal of Consulting*

and Clinical Psychology. 2012;80(4):649–661. https://doi.org/10.1037/a0027021.
38. Swain J, Hancock K, Hainsworth C, Bowman J. Acceptance and commitment therapy in the treatment of anxiety: A systematic review. *Clinical Psychology Review.* 2013;33(8):965–978. https://doi.org/10.1016/j.cpr.2013.07.002.
39. Forman EM, Herbert JD, Moitra E, Yeomans PD, Geller PA. A randomized controlled effectiveness trial of acceptance and commitment therapy and cognitive therapy for anxiety and depression. *Behavior Modification.* 2007;31(6):772–799. https://doi.org/10.1177/0145445507302202.
40. Dalrymple KL, Fiorentino L, Politi MC, Posner D. Incorporating principles from acceptance and commitment therapy into cognitive-behavioral therapy for insomnia: A case example. *Journal of Contemporary Psychotherapy.* 2010;40(4):209–217. https://doi.org/10.1007/s10879-010-9145-1.
41. Wicksell RK, Kemani M, Jensen K, et al. Acceptance and commitment therapy for fibromyalgia: A randomized controlled trial. *European Journal of Pain.* 2013;17(4):599–611. https://doi.org/10.1002/j.1532-2149.2012.00224.x.
42. MacDonell GV, Bhullar N, Thorsteinsson EB. Depression, anxiety, and stress in partners of Australian combat veterans and military personnel: A comparison with Australian population norms. *PeerJ.* 2016;4:e2373. https://doi.org/10.7717/peerj.2373.
43. MacDonell GV, Thorsteinsson EB, Bhullar N, Hine DW. Psychological functioning of partners of Australian combat veterans: Contribution of veterans' PTSD symptoms and partners' caregiving distress. *Australian Psychologist.* 2014;49(5):305–312. https://doi.org/10.1111/ap.12069.
44. Lazarus RS, Folkman S. *Stress, appraisal and coping.* New York, NY: Springer; 1984.
45. Thomsen DK, Mehlsen MY, Christensen S, Zachariae R. Rumination—Relationship with negative mood and sleep quality. *Personality and Individual Differences.* 2003;34(7):1293–1301. https://doi.org/10.1016/s0191-8869(02)00120-4.
46. Arborelius L, Owens MJ, Plotsky PM, Nemeroff CB. The role of corticotropin-releasing factor in depression and anxiety disorders. *The Journal of Endocrinology.* 1999;160(1):1–12. https://doi.org/10.1677/joe.0.1600001.

47. Antonijevic I, Antonijevic I. HPA axis and sleep: Identifying subtypes of major depression. *Stress.* 2008;11(1):15–27. https://doi.org/10.1080/10253890701378967.
48. Ulmer CS, Edinger JD, Calhoun PS. A multi-component cognitive-behavioral intervention for sleep disturbance in veterans with PTSD: A pilot study. *Journal of Clinical Sleep Medicine.* 2011;7(1):57–68.
49. Amiri S, Behnezhad S. Obesity and anxiety symptoms: A systematic review and meta-analysis. *Neuropsychiatrie.* 2019:1–18. https://doi.org/10.1007/s40211-019-0302-9.
50. Gariepy G, Nitka D, Schmitz N. The association between obesity and anxiety disorders in the population: A systematic review and meta-analysis. *International Journal of Obesity.* 2010;34(3):407–419. https://doi.org/10.1038/ijo.2009.252.
51. Mozaffarian D, Hao T, Rimm EB, Willett WC, Hu FB. Changes in diet and lifestyle and long-term weight gain in women and men. *New England Journal of Medicine.* 2011;364(25):2392–2404. https://doi.org/10.1056/nejmoa1014296.
52. Stice E, Presnell K, Shaw H, Rohde P. Psychological and behavioral risk factors for obesity onset in adolescent girls: A prospective study. *Journal of Consulting and Clinical Psychology.* 2005;73(2):195–202.
53. Colles SL, Dixon JB, O'Brien PE. Night eating syndrome and nocturnal snacking: Association with obesity, binge eating and psychological distress. *International Journal of Obesity.* 2007;31:1722–1730. https://doi.org/10.1038/sj.ijo.0803664.
54. Vander Wal JS. Night eating syndrome: A critical review of the literature. *Clinical Psychology Review.* 2012;32(1):49–59. https://doi.org/10.1016/j.cpr.2011.11.001.
55. Wichianson JR, Bughi SA, Unger JB, Spruijt-Metz D, Nguyen-Rodriguez ST. Perceived stress, coping and night-eating in college students. *Stress and Health.* 2009;25(3):235–240. https://doi.org/10.1002/smi.1242.
56. Kaye WH, Bulik CM, Thornton L, Barbarich N, Masters K, Group PFC. Comorbidity of anxiety disorders with anorexia and bulimia nervosa. *American Journal of Psychiatry.* 2004;161(12):2215–2221. https://doi.org/10.1176/appi.ajp.161.12.2215.
57. Morse SA, Ciechanowski PS, Katon WJ, Hirsch IB. Isn't this just bedtime snacking? The potential adverse effects of night-eating symptoms

on treatment adherence and outcomes in patients with diabetes. *Diabetes Care.* 2006;29(8):1800–1804. https://doi.org/10.2337/dc06-0315.
58. Anderson RJ, Freedland KE, Clouse RE, Lustman PJ. The prevalence of comorbid depression in adults with diabetes: A meta-analysis. *Diabetes Care.* 2001;24(6):1069–1078. https://doi.org/10.2337/diacare.24.6.1069.
59. Peyrot M, Rubin RR. Levels and risks of depression and anxiety symptomatology among diabetic adults. *Diabetes Care.* 1997;20(4):585–590. https://doi.org/10.2337/diacare.20.4.585.
60. Bretland RJ, Thorsteinsson EB. Reducing workplace burnout: The relative benefits of cardiovascular and resistance exercise. *PeerJ.* 2015;3:e891. https://doi.org/10.7717/peerj.891.
61. Schuch FB, Vancampfort D, Richards J, Rosenbaum S, Ward PB, Stubbs B. Exercise as a treatment for depression: A meta-analysis adjusting for publication bias. *Journal of Psychiatric Research.* 2016;77:42–51. https://doi.org/10.1016/j.jpsychires.2016.02.023.
62. Stubbs B, Vancampfort D, Rosenbaum S, et al. An examination of the anxiolytic effects of exercise for people with anxiety and stress-related disorders: A meta-analysis. *Psychiatry Research.* 2017;249:102–108. https://doi.org/10.1016/j.psychres.2016.12.020.
63. Kelley GA, Kelley KS. Exercise and sleep: A systematic review of previous meta-analyses. *Journal of Evidence-Based Medicine.* 2017;10(1):26–36. https://doi.org/10.1111/jebm.12236.
64. Foley D, Ancoli-Israel S, Britz P, Walsh J. Sleep disturbances and chronic disease in older adults: Results of the 2003 National Sleep Foundation Sleep in America Survey. *Journal of Psychosomatic Research.* 2004;56(5):497–502. https://doi.org/10.1016/j.jpsychores.2004.02.010.
65. Lallukka T, Lahelma E, Rahkonen O, et al. Associations of job strain and working overtime with adverse health behaviors and obesity: Evidence from the Whitehall II Study, Helsinki Health Study, and the Japanese Civil Servants Study. *Social Science & Medicine.* 2008;66(8):1681–1698. https://doi.org/10.1016/j.socscimed.2007.12.027.
66. Jerstad SJ, Boutelle KN, Ness KK, Stice E. Prospective reciprocal relations between physical activity and depression in adolescent females. *Journal of Consulting and Clinical Psychology.* 2010;78(2):268–272. https://doi.org/10.1037/a0018793.
67. Katon W, Lin EHB, Kroenke K. The association of depression and anxiety with medical symptom burden in patients with chronic medical

illness. *General Hospital Psychiatry.* 2007;29(2):147–155. https://doi.org/10.1016/j.genhosppsych.2006.11.005.
68. Wu LR, Parkerson GR, Doraiswamy PM. Health perception, pain, and disability as correlates of anxiety and depression symptoms in primary care patients. *Journal of the American Board of Family Medicine.* 2002;15(3):183–190.
69. National Collaborating Centre for Mental Health (UK). 2 Depression in adults with a chronic physical health problem. *Depression in adults with a chronic physical health problem: Treatment and management.* NICE Clinical Guidelines, No. 91 ed. Leicester, UK: British Psychological Society; 2010.
70. Goldberg D. The detection and treatment of depression in the physically ill. *World Psychiatry.* 2010;9(1):16–20. https://doi.org/10.1002/j.2051-5545.2010.tb00256.x.
71. Lerman SF, Rudich Z, Brill S, Shalev H, Shahar G. Longitudinal associations between depression, anxiety, pain, and pain-related disability in chronic pain patients. *Psychosomatic Medicine.* 2015;77(3):333–341. https://doi.org/10.1097/psy.0000000000000158.
72. World Health Organization. *International classification of functioning, disability and health: ICF.* Geneva, Switzerland: World Health Organization; 2001.
73. Kurawa SS. The impact of disability on self and society: An agenda for research on rehabilitation of disabled in Nigeria. *Procedia-Social and Behavioral Sciences.* 2010;5:1804–1810. https://doi.org/10.1016/j.sbspro.2010.07.368.
74. Scott K, Von Korff M, Alonso J, et al. Mental–physical co-morbidity and its relationship with disability: Results from the World Mental Health Surveys. *Psychological Medicine.* 2009;39(1):33–43. https://doi.org/10.1017/s0033291708003188.
75. McNicol ML, Thorsteinsson EB. Internet addiction, psychological distress, and coping responses among adolescents and adults. *Cyberpsychology, Behavior, and Social Networking.* 2017;20(5):296–304. https://doi.org/10.1089/cyber.2016.0669.
76. Marino C, Gini G, Vieno A, Spada MM. The associations between problematic Facebook use, psychological distress and well-being among adolescents and young adults: A systematic review and meta-analysis. *Journal of Affective Disorders.* 2018;226:274–281. https://doi.org/10.1016/j.jad.2017.10.007.

77. Chiungjung H. Time spent on social network sites and psychological well-being: A meta-analysis. *Cyberpsychology, Behavior, and Social Networking.* 2017;20(6):346–354. https://doi.org/10.1089/cyber.2016.0758.
78. Thorsteinsson EB, Davey L. Adolescents' compulsive Internet use and depression: A longitudinal study. *Open Journal of Depression.* 2014;3(1):13–17. https://doi.org/10.4236/ojd.2014.31005.
79. Sveinbjornsdottir S, Thorsteinsson EB. Adolescent coping scales: A critical psychometric review. *Scandinavian Journal of Psychology.* 2008;49:533–548. https://doi.org/10.1111/j.1467-9450.2008.00669.x.
80. Sveinbjornsdottir S, Thorsteinsson EB, Lingam GI. Model fit and comparisons for the Measure of Adolescent Coping Strategies (MACS): Fiji, Iceland, and Australia. *Journal of Pacific Rim Psychology.* 2017;11:e12. https://doi.org/10.1017/prp.2017.20.
81. Sveinbjornsdottir S, Thorsteinsson EB. Psychometric properties of the Measure of Adolescent Coping Strategies (MACS). *Psychology.* 2014;5(2):142–147. https://doi.org/10.4236/psych.2014.52022.
82. Brown SP, Westbrook RA, Challagalla G. Good cope, bad cope: Adaptive and maladaptive coping strategies following a critical negative work event. *Journal of Applied Psychology.* 2005;90(4):792–798. https://doi.org/10.1037/0021-9010.90.4.792.
83. Moritz S, Jahns AK, Schröder J, et al. More adaptive versus less maladaptive coping: What is more predictive of symptom severity? Development of a new scale to investigate coping profiles across different psychopathological syndromes. *Journal of Affective Disorders.* 2016;191:300–307. https://doi.org/10.1016/j.jad.2015.11.027.
84. Thorsteinsson EB, Ryan S, Sveinbjornsdottir S. The mediating effects of social support and coping on the stress-depression relationship in rural and urban adolescents. *Open Journal of Depression.* 2013;2(1):1–6. https://doi.org/10.4236/ojd.2013.21001.
85. Thorsteinsson EB, Sveinbjornsdottir S, Dintsi M, Rooke SE. Negative life events, distress, and coping among adolescents in Botswana. *Australian Journal of Educational & Developmental Psychology.* 2013;13:75–86.
86. Brown RF, Valpiani EM, Tennant CC, et al. Longitudinal assessment of anxiety, depression and fatigue in people with multiple sclerosis. *Psychology & Psychotherapy: Theory, Research & Practice.* 2009;82:41–56. https://doi.org/10.1348/147608308x345614.
87. Wittenborn AK, Rahmandad H, Rick J, Hosseinichimeh N. Depression as a systemic syndrome: Mapping the feedback loops of major depres-

sive disorder. *Psychological Medicine.* 2016;46(3):551–562. https://doi.org/10.1017/s0033291715002044.
88. Borsboom D, Cramer AOJ, Schmittmann VD, Epskamp S, Waldorp LJ. The small world of psychopathology. *PLoS One.* 2011;6(11):e27407. https://doi.org/10.1371/journal.pone.0027407.
89. Cramer AOJ, Waldorp LJ, van der Maas HLJ, Borsboom D. Comorbidity: A network perspective. *Behavioral and Brain Sciences.* 2010;33(2–3):137–150. https://doi.org/10.1017/s0140525x09991567.
90. Brown RF, Thorsteinsson EB, Smithson M, Birmingham CL, Aljarallah H, Nolan C. Can body temperature dysregulation explain the co-occurrence between overweight/obesity, sleep impairment, late-night eating, and a sedentary lifestyle? *Eating and Weight Disorders—Studies on Anorexia, Bulimia and Obesity.* 2017;22(4):599–608. https://doi.org/10.1007/s40519-017-0439-0.
91. Bebbington PE, Brugha T, MacCarthy B, et al. The Camberwell Collaborative Depression Study I. Depressed probands: Adversity and the form of depression. *The British Journal of Psychiatry.* 1988;152(6):754–765. https://doi.org/10.1192/bjp.152.6.754.
92. Hammen C. Stress and depression. *Annual Review of Clinical Psychology.* 2005;1(1):293–319. https://doi.org/10.1146/annurev.clinpsy.1.102803.143938.
93. Kujawa A, Burkhouse KL. Vulnerability to depression in youth: Advances from affective neuroscience. *Biological Psychiatry: Cognitive Neuroscience and Neuroimaging.* 2017;2(1):28–37. https://doi.org/10.1016/j.bpsc.2016.09.006.
94. Haworth JE, Moniz-Cook E, Clark AL, Wang M, Waddington R, Cleland JGF. Prevalence and predictors of anxiety and depression in a sample of chronic heart failure patients with left ventricular systolic dysfunction. *European Journal of Heart Failure.* 2005;7(5):803–808. https://doi.org/10.1016/j.ejheart.2005.03.001.
95. Lima MP, Longatto-Filho A, Osório FL. Predictor variables and screening protocol for depressive and anxiety disorders in cancer outpatients. *PLoS One.* 2016;11(3):e0149421. https://doi.org/10.1371/journal.pone.0149421.
96. Reinherz HZ, Paradis AD, Giaconia RM, Stashwick CK, Fitzmaurice G. Childhood and adolescent predictors of major depression in the transition to adulthood. *American Journal of Psychiatry.* 2003;160(12):2141–2147.

97. Anderson ER, Hope DA. A review of the tripartite model for understanding the link between anxiety and depression in youth. *Clinical Psychology Review.* 2008;28(2):275–287. https://doi.org/10.1016/j.cpr.2007.05.004.
98. Clark LA, Watson D. Tripartite model of anxiety and depression: Psychometric evidence and taxonomic implications. *Journal of Abnormal Psychology.* 1991;100(3):316–336.
99. Loh JMI, Schutte NS, Thorsteinsson EB. Be happy: The role of resilience between characteristic affect and symptoms of depression. *Journal of Happiness Studies.* 2014;15(5):1125–1138. https://doi.org/10.1007/s10902-013-9467-2.
100. Kawachi I, Berkman LF. Social ties and mental health. *Journal of Urban Health.* 2001;78(3):458–467.
101. Otto CM. Heartbeat: Lonely hearts. *Heart.* 2016;102(13):985–986. https://doi.org/10.1136/heartjnl-2016-310034.
102. Cohen S, Wills TA. Stress, social support, and the buffering hypothesis. *Psychological Bulletin.* 1985;98(2):310–357. https://doi.org/10.1037/0033-2909.98.2.310.
103. Matthews T, Danese A, Wertz J, et al. Social isolation, loneliness and depression in young adulthood: A behavioural genetic analysis. *Social Psychiatry and Psychiatric Epidemiology.* 2016;51(3):339–348. https://doi.org/10.1007/s00127-016-1178-7.
104. Zhong C-B, Leonardelli GJ. Cold and lonely: Does social exclusion literally feel cold? *Psychological Science.* 2008;19(9):838–842. https://doi.org/10.1111/j.1467-9280.2008.02165.x.
105. IJzerman H, Gallucci M, Pouw WTJL, Weißgerber SC, Van Doesum NJ, Williams KD. Cold-blooded loneliness: Social exclusion leads to lower skin temperatures. *Acta Psychologica.* 2012;140(3):283–288. https://doi.org/10.1016/j.actpsy.2012.05.002.
106. IJzerman H, Semin GR. The thermometer of social relations: Mapping social proximity on temperature. *Psychological Science.* 2009;20(10):1214–1220. https://doi.org/10.1111/j.1467-9280.2009.02434.x.
107. Seligman MEP. *Learned optimism: How to change your mind and your life.* Sydney, NSW, Australia: Random House; 2011.
108. Seligman MEP. Why is there so much depression today? The waxing of the individual and the waning of the commons. In: Ingram RE, ed. *Con-*

temporary psychological approaches to depression: Theory, research, and treatment. Boston, MA: Springer; 1990:1–9.
109. Seligman MEP. Learned helplessness. *Annual Review of Medicine*. 1972;23(1):407–412.
110. Glaser R, Kiecolt-Glaser JK. Stress-induced immune dysfunction: Implications for health. *Nature Reviews Immunology*. 2005;5(3):243–251. https://doi.org/10.1038/nri1571.
111. Cohen S, Tyrrell DA, Smith AP. Negative life events, perceived stress, negative affect, and susceptibility to the common cold. *Journal of Personality and Social Psychology*. 1993;64:131–140.
112. Sheridan JF, Dobbs CM. Stress, viral pathogenesis, and immunity. In: Glaser R, Kiecolt-Glaser JK, eds. *Handbook of human stress and immunity*. San Diego, CA, USA: Academic Press; 1994:101–123.
113. Grinde B. Is chronic fatigue syndrome caused by a rare brain infection of a common, normally benign virus? *Medical Hypotheses*. 2008;71(2):270–274. https://doi.org/10.1016/j.mehy.2008.03.014.
114. Doering LV, Martínez-Maza O, Vredevoe DL, Cowan MJ. Relation of depression, natural killer cell function, and infections after coronary artery bypass in women. *European Journal of Cardiovascular Nursing*. 2008;7(1):52–58. https://doi.org/10.1016/j.ejcnurse.2007.07.004.
115. Herbert TB, Cohen S. Stress and immunity in humans: A meta-analytic review. *Psychosomatic Medicine*. 1993;55:364–379.
116. Kiecolt-Glaser JK, Glaser R. Depression and immune function: Central pathways to morbidity and mortality. *Journal of Psychosomatic Research*. 2002;53(4):873–876. https://doi.org/10.1016/s0022-3999(02)00309-4.
117. Glaser R, Robles TF, Sheridan J, Malarkey WB, Kiecolt-Glaser JK. Mild depressive symptoms are associated with amplified and prolonged inflammatory responses after influenza virus vaccination in older adults. *Archives of General Psychiatry*. 2003;60(10):1009–1014. https://doi.org/10.1001/archpsyc.60.10.1009.
118. Maes M. The cytokine hypothesis of depression: Inflammation, oxidative & nitrosative stress (IO&NS) and leaky gut as new targets for adjunctive treatments in depression. *Neuroendocrinology Letters*. 2008;29(3):287–291.
119. Amsterdam JD, Winokur A, Dyson W, et al. Borna disease virus: A possible etiologic factor in human affective disorders? *Archives of General Psychiatry*. 1985;42(11):1093–1096. https://doi.org/10.1001/archpsyc.1985.01790340077011.

120. DeLisi LE, Nurnberger JI, Goldin LR, Simmons-Alling S, Gershon ES. Epstein-Barr virus and depression. *Archives of General Psychiatry.* 1986;43(8):815–816. https://doi.org/10.1001/archpsyc.1986.01800080101016.
121. Murray KO, Resnick M, Miller V. Depression after infection with West Nile virus. *Emerging Infectious Diseases.* 2007;13(3):479–481.
122. Wang X, Zhang L, Lei Y, et al. Meta-analysis of infectious agents and depression. *Scientific Reports.* 2014;4:4530. https://doi.org/10.1038/srep04530.
123. Rausch JL, Johnson ME, Corley KM, et al. Depressed patients have higher body temperature: 5-HT transporter long promoter region effects. *Neuropsychobiology.* 2003;47(3):120–127. https://doi.org/10.1159/000070579.
124. Diamond M, Kelly JP, Connor TJ. Antidepressants suppress production of the Th 1 cytokine interferon-γ, independent of monoamine transporter blockade. *European Neuropsychopharmacology.* 2006;16(7):481–490. https://doi.org/10.1016/j.euroneuro.2005.11.011.
125. Kubera M, Lin A-H, Kenis G, Bosmans E, van Bockstaele D, Maes M. Anti-inflammatory effects of antidepressants through suppression of the interferon-γ/interleukin-10 production ratio. *Journal of Clinical Psychopharmacology.* 2001;21(2):199–206. https://doi.org/10.1097/00004714-200104000-00012.
126. Almeida OP, Flicker L, Yeap B, Alfonso H, McCaul K, Hankey GJ. Aspirin decreases the risk of depression in older men with high plasma homocysteine. *Translational Psychiatry.* 2012;2(8):e151. https://doi.org/10.1038/tp.2012.79.
127. Davis A, Gilhooley M, Agius M. Using non-steroidal anti-inflammatory drugs in the treatment of depression. *Psychiatria Danubina.* 2010;22(Suppl 1):S49–S52.
128. Pedersen BK. Exercise and cytokines. *Immunology and Cell Biology.* 2000;78(5):532–535. https://doi.org/10.1111/j.1440-1711.2000.t01-11-.x.
129. Koelsch S, Boehlig A, Hohenadel M, Nitsche I, Bauer K, Sack U. The impact of acute stress on hormones and cytokines, and how their recovery is affected by music-evoked positive mood. *Scientific Reports.* 2016;6:23008 https://doi.org/10.1038/srep23008.

130. Brenner IKM, Castellani JW, Gabaree C, et al. Immune changes in humans during cold exposure: Effects of prior heating and exercise. *Journal of Applied Physiology.* 1999;87(2):699–710.
131. Rhind SG, Gannon GA, Shephard RJ, Buguet A, Shek PN, Radomski MW. Cytokine induction during exertional hyperthermia is abolished by core temperature clamping: Neuroendocrine regulatory mechanisms. *International Journal of Hyperthermia.* 2004;20(5):503–516. https://doi.org/10.1080/02656730410001670651.
132. DuBose DA, Balcius J, Morehouse D. Heat stress and/or endotoxin effects on cytokine expression by human whole blood. *Shock.* 2002;17(3):217–221.
133. Leon LR. Heat stroke and cytokines. *Progress in Brain Research.* 2007;162:481–524. https://doi.org/10.1016/s0079-6123(06)62024-4.
134. Mastorakos G, Pavlatou M, Diamanti-Kandarakis E, Chrousos GP. Exercise and the stress system. *Hormones.* 2005;4(2):73–89.
135. Liao W, Wang Z, Zhang X, et al. Cerebral blood flow changes in remitted early-and late-onset depression patients. *Oncotarget.* 2017;8(44):76214–76222. https://doi.org/10.18632/oncotarget.19185.
136. Su L, Cai Y, Xu Y, Dutt A, Shi S, Bramon E. Cerebral metabolism in major depressive disorder: A voxel-based meta-analysis of positron emission tomography studies. *BMC Psychiatry.* 2014;14(1):321. https://doi.org/10.1186/s12888-014-0321-9.
137. Manji HK, Drevets WC, Charney DS. The cellular neurobiology of depression. *Nature Medicine.* 2001;7(5):541–547. https://doi.org/10.1038/87865.
138. Öngür D, Drevets WC, Price JL. Glial reduction in the subgenual prefrontal cortex in mood disorders. *Proceedings of the National Academy of Science of the United States of America.* 1998;95(22):13290–13295. https://doi.org/10.1073/pnas.95.22.13290.
139. Rajkowska G, Miguel-Hidalgo JJ, Wei J, et al. Morphometric evidence for neuronal and glial prefrontal cell pathology in major depression. *Biological Psychiatry.* 1999;45(9):1085–1098. https://doi.org/10.1016/s0006-3223(99)00041-4.
140. Morris A, Zhao L, Ahmed Y, et al. Association between depression and inflammation–differences by race and sex: The META-Health study. *Psychosomatic Medicine.* 2011;73(6):462–468. https://doi.org/10.1097/psy.0b013e318222379c.

141. Dowlati Y, Herrmann N, Swardfager W, et al. A meta-analysis of cytokines in major depression. *Biological Psychiatry.* 2010;67(5):446–457. https://doi.org/10.1016/j.biopsych.2009.09.033.
142. Haapakoski R, Mathieu J, Ebmeier KP, Alenius H, Kivimäki M. Cumulative meta-analysis of interleukins 6 and 1β, tumour necrosis factor α and C-reactive protein in patients with major depressive disorder. *Brain, Behavior, and Immunity.* 2015;49:206–215. https://doi.org/10.1016/j.bbi.2015.06.001..
143. Raison CL, Capuron L, Miller AH. Cytokines sing the blues: Inflammation and the pathogenesis of depression. *Trends in Immunology.* 2006;27(1):24–31. https://doi.org/10.1016/j.it.2005.11.006.
144. Udina M, Hidalgo D, Navinés R, et al. Prophylactic antidepressant treatment of interferon-induced depression in chronic hepatitis C: A systematic review and meta-analysis. *The Journal of Clinical Psychiatry.* 2014;75(10):e1113–e1121. https://doi.org/10.4088/jcp.13r08800.
145. Engler H, Brendt P, Wischermann J, et al. Selective increase of cerebrospinal fluid IL-6 during experimental systemic inflammation in humans: Association with depressive symptoms. *Molecular Psychiatry.* 2017;22(10):1448–1454. https://doi.org/10.1038/mp.2016.264.
146. Strawbridge R, Arnone D, Danese A, Papadopoulos A, Vives AH, Cleare AJ. Inflammation and clinical response to treatment in depression: A meta-analysis. *European Neuropsychopharmacology.* 2015;25(10):1532–1543. https://doi.org/10.1016/j.euroneuro.2015.06.007.
147. Mogensen TH. Pathogen recognition and inflammatory signaling in innate immune defenses. *Clinical Microbiology Reviews.* 2009;22(2):240–273. https://doi.org/10.1128/cmr.00046-08.
148. McDonald DR, Levy O. Innate immunity. *Clinical immunology: Principles and practice.* 5th ed. Amsterdam, The Netherlands: Elsevier; 2019:39–53. e31.
149. Brennan FM, McInnes IB. Evidence that cytokines play a role in rheumatoid arthritis. *The Journal of Clinical Investigation.* 2008;118(11):3537–3545. https://doi.org/10.1172/jci36389.
150. McClane SJ, Rombeau JL. Cytokines and inflammatory bowel disease: A review. *Journal of Parenteral and Enteral Nutrition.* 1999;23:S20–S24. https://doi.org/10.1177/014860719902300506.
151. Mehra VC, Ramgolam VS, Bender JR. Cytokines and cardiovascular disease. *Journal of Leukocyte Biology.* 2005;78(4):805–818. https://doi.org/10.1189/jlb.0405182.

152. King GL. The role of inflammatory cytokines in diabetes and its complications. *Journal of Periodontology.* 2008;79:1527–1534. https://doi.org/10.1902/jop.2008.080246.
153. Upthegrove R, Manzanares-Teson N, Barnes NM. Cytokine function in medication-naive first episode psychosis: A systematic review and meta-analysis. *Schizophrenia Research.* 2014;155(1–3):101–108. https://doi.org/10.1016/j.schres.2014.03.005.
154. Fontenelle LF, Barbosa IG, Luna JV, de Sousa LP, Abreu MNS, Teixeira AL. A cytokine study of adult patients with obsessive-compulsive disorder. *Comprehensive Psychiatry.* 2012;53(6):797–804. https://doi.org/10.1016/j.comppsych.2011.12.007.
155. Maes M. The immunoregulatory effects of antidepressants. *Human Psychopharmacology: Clinical and Experimental.* 2001;16(1):95–103. https://doi.org/10.1002/hup.191.
156. Maes M, Kenis G, Kubera M, De Baets M, Steinbusch H, Bosmans E. The negative immunoregulatory effects of fluoxetine in relation to the cAMP-dependent PKA pathway. *International Immunopharmacology.* 2005;5(3):609–618. https://doi.org/10.1016/j.intimp.2004.11.008.
157. Mazzoli R, Pessione E. The neuro-endocrinological role of microbial glutamate and GABA signaling. *Frontiers in Microbiology.* 2016;7:e1934. https://doi.org/10.3389/fmicb.2016.01934.
158. Li Q, Han Y, Dy ABC, Hagerman RJ. The gut microbiota and autism spectrum disorders. *Front in Cellular Neuroscience.* 2017;11:120. https://doi.org/10.3389/fncel.2017.00120.
159. Salman FT, Buyruk MN, Gürler N, Celik A. The effect of surgical trauma on the bacterial translocation from the gut. *Journal of Pediatric Surgery.* 1992;27(7):802–804. https://doi.org/10.1016/0022-3468(92)90368-h.
160. Berg RD, Wommack E, Deitch EA. Immunosuppression and intestinal bacterial overgrowth synergistically promote bacterial translocation. *Archives of Surgery.* 1988;123(11):1359–1364. https://doi.org/10.1001/archsurg.1988.01400350073011.
161. Maes M, Kubera M, Leunis J-C. The gut-brain barrier in major depression: Intestinal mucosal dysfunction with an increased translocation of LPS from gram negative enterobacteria (leaky gut) plays a role in the inflammatory pathophysiology of depression. *Neuroendocrinology Letters.* 2008;29(1):117–124.

162. Kelly JR, Kennedy PJ, Cryan JF, Dinan TG, Clarke G, Hyland NP. Breaking down the barriers: The gut microbiome, intestinal permeability and stress-related psychiatric disorders. *Frontiers in Cellular Neuroscience.* 2015;9:e392. https://doi.org/10.3389/fncel.2015.00392.
163. Ando T, Brown RF, Berg RD, Dunn AJ. Bacterial translocation can increase plasma corticosterone and brain catecholamine and indoleamine metabolism. *American Journal of Physiology-Regulatory, Integrative and Comparative Physiology.* 2000;279(6):R2164–R2172. https://doi.org/10.1152/ajpregu.2000.279.6.r2164.
164. Dunn AJ, Ando T, Brown RF, Berg RD. HPA axis activation and neurochemical responses to bacterial translocation from the gastrointestinal tract. *Annals of the New York Academy of Sciences.* 2003;992(1):21–29. https://doi.org/10.1111/j.1749-6632.2003.tb03134.x.
165. Walker EA, Katon WJ, Jemelka RP, Roy-Byrne PP. Comorbidity of gastrointestinal complaints, depression, and anxiety in the Epidemiologic Catchment Area (ECA) Study. *The American Journal of Medicine.* 1992;92(1):S26–S30. https://doi.org/10.1016/0002-9343(92)90133-v.
166. Bener A, Dafeeah EE. Impact of depression and anxiety disorders on gastrointestinal symptoms and its prevalence in the general population. *Biomedical Research.* 2011;22(4):407–415.
167. Haug TT, Mykletun A, Dahl AA. The prevalence of nausea in the community: Psychological, social and somatic factors. *General Hospital Psychiatry.* 2002;24(2):81–86. https://doi.org/10.1016/s0163-8343(01)00184-0.
168. Goldsmith G, Levin JS. Effect of sleep quality on symptoms of irritable bowel syndrome. *Digestive Diseases and Sciences.* 1993;38(10):1809–1814. https://doi.org/10.1007/bf01296103.
169. Severance EG, Yolken RH, Eaton WW. Autoimmune diseases, gastrointestinal disorders and the microbiome in schizophrenia: More than a gut feeling. *Schizophrenia Research.* 2016;176(1):23–35. https://doi.org/10.1016/j.schres.2014.06.027.
170. Nermani K, Ghomi RH, McCormick B, Fan X. Schizophrenia and the gut–brain axis. *Progress in Neuro-Psychopharmacology and Biological Psychiatry.* 2015;56:155–160. https://doi.org/10.1016/j.pnpbp.2014.08.018.
171. Nguyen TT, Kosciolek T, Eyler LT, Knight R, Jeste DV. Overview and systematic review of studies of microbiome in schizophrenia and bipo-

lar disorder. *Journal of Psychiatric Research.* 2018;99:50–61. https://doi.org/10.1016/j.jpsychires.2018.01.013.

172. Krajmalnik-Brown R, Lozupone C, Kang D-W, Adams JB. Gut bacteria in children with autism spectrum disorders: Challenges and promise of studying how a complex community influences a complex disease. *Microbial Ecology in Health and Disease.* 2015;26(1):26914. https://doi.org/10.3402/mehd.v26.26914.
173. Luna RA, Foster JA. Gut brain axis: Diet microbiota interactions and implications for modulation of anxiety and depression. *Current Opinion in Biotechnology.* 2015;32:35–41. https://doi.org/10.1016/j.copbio.2014.10.007.
174. Pirbaglou M, Katz J, de Souza RJ, Stearns JC, Motamed M, Ritvo P. Probiotic supplementation can positively affect anxiety and depressive symptoms: A systematic review of randomized controlled trials. *Nutrition Research.* 2016;36(9):889–898. https://doi.org/10.1016/j.nutres.2016.06.009.
175. Akkasheh G, Kashani-Poor Z, Tajabadi-Ebrahimi M, et al. Clinical and metabolic response to probiotic administration in patients with major depressive disorder: A randomized, double-blind, placebo-controlled trial. *Nutrition.* 2016;32(3):315–320. https://doi.org/10.1016/j.nut.2015.09.003.
176. Dickerson FB, Stallings C, Origoni A, et al. Effect of probiotic supplementation on schizophrenia symptoms and association with gastrointestinal functioning: A randomized, placebo-controlled trial. *The Primary Care Companion for CNS Disorders.* 2014;16(1). https://doi.org/10.4088/pcc.13m01579.
177. Sanchez-Villegas A, Henriquez P, Bes-Rastrollo M, Doreste J. Mediterranean diet and depression. *Public Health Nutrition.* 2006;9(8A):1104–1109. https://doi.org/10.1017/s1368980007668578.
178. Sanchez-Villegas A, Martínez-González MA. Diet, a new target to prevent depression? *BMC Medicine.* 2013;11(1):3. https://doi.org/10.1186/1741-7015-11-3.
179. Schmittmann VD, Cramer AOJ, Waldorp LJ, Epskamp S, Kievit RA, Borsboom D. Deconstructing the construct: A network perspective on psychological phenomena. *New Ideas in Psychology.* 2013;31(1):43–53. https://doi.org/10.1016/j.newideapsych.2011.02.007.
180. Bicakova-Rocher A, Gorceix A, Reinberg A, Ashkenazi II, Ticher A. Temperature rhythm of patients with major affective disorders: Reduced or-

cadian period length. *Chronobiology International.* 1996;13(1):47–57. https://doi.org/10.3109/07420529609040841.
181. Nikitopoulou G, Crammer JL. Change in diurnal temperature rhythm in manic-depressive illness. *British Medical Journal.* 1976;1(6021):1311–1314. https://doi.org/10.1136/bmj.1.6021.1311.
182. Murray G, Allen NB, Trinder J. Mood and the circadian system: Investigation of a circadian component in positive affect. *Chronobiology International.* 2002;19(6):1151–1169. https://doi.org/10.1081/cbi-120015956.
183. Terman M, Terman JS. Light therapy for seasonal and nonseasonal depression: Efficacy, protocol, safety, and side effects. *CNS Spectrums.* 2005;10(8):647–663. https://doi.org/10.1017/s1092852900019611.
184. Gammack JK. Light therapy for insomnia in older adults. *Clinics in Geriatric Medicine.* 2008;24(1):139–149. https://doi.org/10.1016/j.cger.2007.08.013.
185. Chesson AL, Jr., Littner M, Davila D, et al. Practice parameters for the use of light therapy in the treatment of sleep disorders. *Sleep.* 1999;22(5):641–660. https://doi.org/10.1093/sleep/22.5.641.

Erregungszustände, Symptome, Verhalten, Schlaf und Körpertemperatur

Rhonda Brown und Einar Thorsteinsson

7.1 Erregungszustände und erhöhte Körpertemperatur

In diesem Abschnitt untersuchen wir das Ausmaß des gleichzeitigen Auftretens von Erregungszuständen (z. B. Stress, Angst), bestimmten Symptomen (z. B. Müdigkeit, chronische Schmerzen) und Veränderungen der Körpertemperatur (BT). Die Komorbidität von Depressionen wird im Hinblick auf die BT in Kap. 6 diskutiert.

Autonome Erregungszustände (z. B. psychologischer Stress) wurden als *funktional* mit einer erhöhten BT in Verbindung stehend gezeigt, durch

Die Originalversion des Kapitels wurde revidiert. Ein Erratum ist verfügbar unter https://doi.org/10.1007/978-3-031-55637-1_10

R. Brown (✉)
Australian National University, Canberra, ACT, Australien
E-Mail: rhonda.brown@anu.edu.au

E. Thorsteinsson
University of New England, Armidale, NSW, Australien
E-Mail: ethorste@une.edu.au

R. Brown und E. Thorsteinsson (Hrsg.), *Komorbidität*,
https://doi.org/10.1007/978-3-031-55637-1_7

die Produktion von Körperwärme, die als natürliches Nebenprodukt der autonomen Erregung auftritt [1]. Zum Beispiel wurden Prüfungsstress und Angst mit einer erhöhten BT in Verbindung gebracht, vor (d. h. antizipatorischer Stress) und während einer Prüfung (z. B. Anstieg der mittleren Mundtemperatur um 0,6 °C 10–15 Minuten vor der Prüfung) [2]. Ebenso zeigten junge Boxer eine erhöhte BT (1,06 °F) vor einem Boxkampf im Vergleich zu den mittleren BT-Werten, die vor dem Training gemessen wurden, was 1,44 °F höher war als die mittleren BT-Werte zu Hause [3]. Auch Medizinstudenten zeigten eine höhere axilläre BT 5–10 Minuten vor einer jährlichen Prüfung im Vergleich zu einer ruhigen Situation 2–3 Wochen später (37,0 vs. 36,4 °C) bei allen 22 Teilnehmern in einem Raum mit einer Umgebungstemperatur von 23 °C. Dieser Anstieg der BT wurde durch einen Anstieg der Herzfrequenz (90,6 vs. 67,9 Schläge/min) und des diastolischen (72,2 vs. 67,6 mmHg) und systolischen Blutdrucks (120,4 vs. 104,1 mmHg) widergespiegelt [4].

Zusammengefasst deuten die Ergebnisse darauf hin, dass eine erhöhte BT (um etwa 0,6 °C) funktional mit autonomen Erregungszuständen und einer erhöhten Herzfrequenz und Blutdruck verbunden ist [5], obwohl nur wenige Studien Stress/affektive Belastung im Hinblick auf die BT untersucht haben. Es ist jedoch offensichtlich, dass jeder Zustand, emotional oder anderweitig, der mit einer Zunahme der autonomen Erregung (z. B. schnelle Herzfrequenz, Schmetterlinge im Bauch, Muskelspannung) verbunden ist, thermogene Effekte haben wird. Zum Beispiel, wie in Abschn. 7.2 detailliert beschrieben, ist körperliche Aktivität mit autonomer Erregung (z. B. erhöhter Herzfrequenz) und einer erhöhten BT verbunden. Daher werden die Wahrnehmungen von Stress/Angst zur Aktivierung der physiologischen Prozesse führen, die der autonomen Erregung zugrunde liegen (z. B. Aktivierung des sympathischen Nervensystems) [6], was wiederum zu einem erhöhten Energieverbrauch führt, der zur Produktion von Körperwärme führt und in einer erhöhten BT resultiert [1]. Wie ausführlich in Kap. 2 diskutiert, kann eine erhöhte nächtliche BT potenziell den Schlaf einer Person unterbrechen.

Im Gegensatz dazu wurde gezeigt, dass *soziale Ausgrenzung* mit der Wahrnehmung einer *niedrigen* Umgebungstemperatur sowie mit dem

Erleben von Stress/affektiver Belastung verbunden ist. Zum Beispiel zeigten Zhong und Leonardelli [7], dass Menschen, die sich an eine Erfahrung der sozialen Ausgrenzung erinnerten, tendenziell niedrigere Schätzungen der Raumtemperatur abgaben als diejenigen, die sich an eine Erfahrung der sozialen Inklusion erinnerten. Ebenso berichteten Teilnehmer, die von einer Online-Interaktion ausgeschlossen wurden, von einem größeren Verlangen nach warmen Speisen und Getränken im Vergleich zu denen, die sozial einbezogen wurden. Anders zeigten IJzerman und Semin [8], dass wärmere Bedingungen (d. h. warmes vs. kaltes Getränk oder Raum) eine größere soziale Nähe bei den Teilnehmern induzierten als kältere Umgebungsbedingungen. Schließlich fanden IJzerman et al. [9], dass soziale Ausgrenzung (bei einem Online-Ballwurfspiel) die Fingertemperatur der Teilnehmer senkte, während der durch die soziale Ausgrenzung induzierte negative Affekt durch das Halten einer Tasse warmen Tees gelindert wurde. Zusammengefasst deutet diese interessante Forschung darauf hin, dass das *Erleben von Kälte* integraler Bestandteil des Erlebens von sozialer Ausgrenzung ist. Es ist jedoch unklar, wie genau dieses biopsychosoziale Phänomen am besten erklärt werden kann, insbesondere da soziale Ausgrenzung typischerweise mit Stress/affektiver Belastung verbunden ist, die wiederum mit einer erhöhten BT verbunden ist. Dennoch wurde die Wahrnehmung von Kälte in diesen Studien durch einen tatsächlichen Rückgang der peripheren BT widergespiegelt [9], was darauf hindeutet, dass ein Rückgang der *Hauttemperatur* (aber vielleicht nicht der Kern-BT) dem Phänomen zugrunde liegt.

7.2 Symptome und erhöhte Körpertemperatur

Müdigkeit (d. h. ein allgegenwärtiges Gefühl der Müdigkeit oder des Energiemangels, das nicht ausschließlich auf Anstrengung zurückzuführen ist) [10] wird als mit einer erhöhten BT verbunden berichtet. Müdigkeit tritt häufig zusammen mit Depressionen, gestörtem Schlaf und Übergewicht/Adipositas auf. Zum Beispiel korreliert bei Patienten mit Multipler Sklerose die Schwere der Müdigkeit mit körperlicher Behinderung ($r = ,3$) und Depression ($r = ,4$), aber nur Depression sagte die

Müdigkeit unabhängig voraus, nicht Alter oder Krankheit oder Behandlungsfaktoren [11]. Ebenso fanden Brown et al. [12], dass Depression die Schwere der Müdigkeit 3 Monate später bei Patienten mit Multipler Sklerose stark vorhersagte, und Müdigkeit sagte auch spätere Depression voraus. Darüber hinaus zeigte eine prospektive bevölkerungsbasierte Studie von Addington et al. [13], dass eine Vorgeschichte von dysphorischen Episoden und die Anzahl der Somatisierungssymptome stark das Auftreten von neuer Müdigkeit und wiederkehrender/chronischer Müdigkeit über 13 Jahre vorhersagten, während eine Vorgeschichte von unerklärlicher Müdigkeit zu Beginn und bei der Nachuntersuchung mit einem höheren Risiko für das Auftreten neuer Depressionen (Major Depressive Disorder) verbunden war, im Vergleich zu Patienten, die keine Müdigkeit hatten.

Allerdings hat Müdigkeit als unabhängiges Symptom von gestörtem Schlaf oder in Bezug auf gestörten Schlaf relativ wenig Aufmerksamkeit erhalten und wird häufig mit Müdigkeit/Schläfrigkeit verwechselt [14]. Lichstein et al. [14] zeigten jedoch, dass Müdigkeit mit Schlafstörungen, insbesondere Schlaflosigkeit, bei 206 Personen mit schwerer Müdigkeit zusammenhing. Die Schwere der Müdigkeit nach 12 Monaten wurde durch eine niedrige Schlafeffizienz, aber nicht durch Tagesschläfrigkeit vorhergesagt, was darauf hindeutet, dass Tagesschläfrigkeit und Müdigkeit unabhängige Phänomene sind. In einer anderen Studie sagte jedoch eine Veränderung der Schwere der Schlaflosigkeit Müdigkeitsveränderungen ein Jahr später voraus, nach 3,5 Wochen stationärer psychologischer Therapie; aber als Veränderungen von Angst und Depression in das Modell aufgenommen wurden, sagten diese (aber nicht der Schlaf) die Müdigkeit voraus [15]. Die Ergebnisse könnten darauf hindeuten, dass affektive Belastung (z. B. Angst, Depression) und gestörter Schlaf zusammen zur Müdigkeit beitragen, obwohl affektive Belastung möglicherweise den größeren Beitrag leistet. Diese Behauptung wird durch neuere Ergebnisse untermauert, die zeigen, dass nichtdepressive Grübeleien die Beziehungen zwischen Stress, Angst und Depression zu schlechter Schlafqualität vermittelten und schlechte Schlafqualität die Beziehung zwischen Grübeleien und Müdigkeit vermittelte [16]; obwohl die Ergebnisse nur querschnittlich waren. Dennoch deuten die Ergebnisse darauf hin, dass Grübeleien zumindest teilweise die Tendenz von Stress/affektiver Belastung, den Schlaf zu beeinträchtigen, erklären könnten, und zusammen mit schlechtem Schlaf könnten sie zumindest teilweise die Müdigkeit bei einigen Individuen erklären. Wie jedoch in Kap. 6 erörtert, ist eine bidirektionale Beziehung zwischen schlechter Stimmung und Schlaf nicht immer offensichtlich; zum Beispiel sagte depressive Stimmung bei Schülern weniger Gesamtschlafzeit an Schultagen und längere Einschlaflatenz an Wochenenden ein Jahr später voraus, aber gestörter Schlaf sagte keine spätere depressive Stimmung voraus [17]. Wie unten ausführlich beschrieben, könnten diese inkonsistenten Studienergebnisse zumindest teilweise auf die Überlappung (oder Komorbidität) zwischen depressiver Stimmung, Müdigkeit und gestörtem Schlaf zurückzuführen sein.

Müdigkeit ist auch dafür bekannt, mit Übergewicht/Adipositas und deren Proxy-Maßnahmen verbunden zu sein; zum Beispiel wird sie durch einen höheren BMI vorhergesagt [18]. In einer Studie mit 103 Lkw-Fahrern, von denen die Hälfte (53,4 %) fettleibig war, waren die fettleibigen Fahrer 1,22- bis 1,69-mal wahrscheinlicher als müde eingestuft, basierend auf zwei Müdigkeitsmaßen, und 1,99-mal wahrscheinlicher, während eines sicherheitskritischen Vorfalls mit Eigenverschulden müde zu sein, im Vergleich zu nichtfettleibigen Fahrern [18]. Somit ist Adipositas mit Müdigkeit, Schlafproblemen und reduzierter Zufriedenheit mit der allgemeinen Gesundheitsfunktion und Vitalität verbunden [19], obwohl bemerkenswert ist, dass eine Diagnose von schwerer Adipositas (BMI $\geq$ 40 kg/m^2) tatsächlich einen Patienten von der Diagnose einer ermüdenden Krankheit (z. B. chronisches Müdigkeitssyndrom) ausschließen kann [20].

Zusammengefasst deuten die Ergebnisse darauf hin, dass Müdigkeit selten allein auftritt; vielmehr tritt sie wahrscheinlich gleichzeitig mit anderen Symptomen und Störungen auf, einschließlich gestörte Schlafes/Schlaflosigkeit, Depression, Übergewicht/Adipositas und chronische Krankheitsdiagnosen [21–23]. *Bidirektionale Beziehungen* wurden auch zwischen Depression und Müdigkeit sowie Müdigkeit und gestörtem Schlaf dokumentiert, aber es ist unklar, *wie* die Symptome (oder Störungen) genau miteinander verbunden sind. Das heißt, in der Praxis ist es oft schwierig, Angst, Depression, Müdigkeit und gestörten Schlaf in longitudinalen Vorhersagestudien zu entwirren, da sie sich oft stark und bidirektional gegenseitig vorhersagen Ihre Symptome überlappen sich bis zu einem gewissen Grad und zur weiteren Komplikation dieser Situation können sich Angst, Depression und gestörter Schlaf als größere Schwere somatischer Beschwerden, einschließlich Müdigkeit, manifestieren, wie in Kap. 6 und in diesem Kapitel detailliert beschrieben.

Klinisch ist Müdigkeit das am häufigsten berichtete Symptom von Multiple-Sklerose-Patienten (MS) (53–87 %) [23–26], das typischerweise persistent und von moderater bis schwerer Intensität ist [27]. Es ist auch eines der häufigsten Symptome, die von Patienten in der Primärversorgung berichtet werden (z. B. 25 % mit einem gewissen Grad an Müdigkeit) [28]. Darüber hinaus ist moderate bis schwere Müdigkeit typischerweise bei Patienten mit chronischem Müdigkeitssyndrom (CFS; Centre for Disease Control and Prevention [CDC], 2012) vorhanden [29]. CFS ist eine relativ seltene Erkrankung (z. B. Prävalenzschätzungen = 37,1 Fälle/100.000 Menschen) [30], die durch schwere chronische Müdigkeit gekennzeichnet ist, die mindestens 6 Monate andauert und durch Ruhe nicht signifikant gelindert wird. Es ist eine hochgradig beeinträchtigende Erkrankung, die das tägliche Leben, die Beschäftigung und die Lebensqualität der betroffenen Personen negativ beeinflussen kann [31]. Für eine CFS-Diagnose muss die Müdigkeit von anderen Symptomen begleitet sein, einschließlich nicht erholsamen Schlafes, Gelenk- und Muskelschmerzen, empfindlicher Lymphknoten und/oder kognitiver Stimmungsschwankungen [29]. Klienten mit depressiver Stimmung [28] und Angst [32] berichten ebenfalls oft über erhebliche Müdigkeit, ebenso wie Patienten mit Krankheiten wie Krebs und Diabetes mellitus Typ II [33, 34]. Schließlich wird Müdigkeit von einem signifikanten Anteil ansonsten gesunder Erwachsener berichtet (z. B. 17–22 %) [35–40], einschließlich Gemeinschaftsstichproben [37, 40], gesunder berufstätiger Erwachsener [38, 39] und Universitätsstudenten [35, 36], obwohl die Müdigkeit typischerweise vorübergehend und von milder bis moderater Intensität ist [35, 36]. Ebenso berichten etwa zwei Drittel der Jugendlichen, dass sie mehr als einmal pro Woche morgendliche Müdigkeit erleben, die ihr Aufwachen beeinträchtigen kann, was in der Übergangsphase zur Highschool ihren Höhepunkt erreicht [41]; in diesem Fall wird die Müdigkeit allgemein auf ein Ungleichgewicht zwischen Bildungs-, sozialen, anderen (z. B. sportlichen)

Anforderungen und physiologischen Schulden aufgrund schnellen Wachstums und sexueller Entwicklung zurückgeführt.

Wie unten beschrieben, wurden in der wissenschaftlichen Literatur viele verschiedene Faktoren vorgeschlagen, um die Ursache(n) von Müdigkeit zu erklären: Sie wird unterschiedlich durch Infektionen, postvirales Syndrom, Zytokine, medizinische Erkrankungen, gestörten Schlaf, Stress (z. B. wahrgenommener Stress, Lebensereignis-Stressoren, Arbeitsstress) und bestimmte Kognitionen und Verhaltensweisen (z. B. Alles-oder-Nichts-Verhalten, Katastrophisieren, somatische Beschäftigung, Neurotizismus, Angst-Vermeidung, Flucht-Vermeidung) und genetische Faktoren erklärt. Zum Beispiel wurde in einer norwegischen Zwillingsstudie (746 eineiige & 770 zweieiige Zwillinge, im Alter von 50–65 Jahren) festgestellt, dass die Erblichkeit von Müdigkeit moderat war (,53), aber sie hatte sowohl genetische als auch Umwelt-Risikofaktoren. Insbesondere wurde berichtet, dass geteilte Angst-/Depressionssymptome genetisch mit Müdigkeit in Zusammenhang stehen ($r=,73$), während individuelle umweltspezifische Korrelationen mit Müdigkeit nur moderat korreliert waren ($r=,33$) [42].

Stress und affektive Belastung (d. h. wahrgenommener Stress, negative Lebensereignisse, negative Affekte) zu Beginn einer Infektion stehen nachweislich mit der Entwicklung von Müdigkeit in der akuten Phase der Parvovirus-B19-Infektion bei Patienten in der Primärversorgung in Zusammenhang. Sie sagte chronische Müdigkeit und Arthritis 1–3 Jahre später sowie CFS/myalgische Enzephalomyelitis (CFS/ME) 1–3 Jahre später voraus. Zusammengefasst deuten die Ergebnisse darauf hin, dass die Beziehung zwischen Stress/affektiver Belastung und Müdigkeit zumindest teilweise die Auswirkungen einer gleichzeitigen Infektion widerspiegeln könnte [43, 44]. Zum Beispiel könnte Stress/Belastung zu Beginn der Infektion ein frühes, nicht erkanntes Symptom der Infektion sein (z. B. Reizbarkeit). Es wird jedoch auch anerkannt, dass psychologischer Stress die Freisetzung von Stresshormonen (z. B. Cortisol) bewirkt, die die Funktion des Immunsystems unterdrücken können, wodurch möglicherweise die Anfälligkeit einer Person für Infektionen erhöht wird [45–47], was dann die Müdigkeit induzieren könnte. Das heißt, Müdigkeit könnte aus den Auswirkungen der stressinduzierten Immunsuppression resultieren, die das Infektionsrisiko erhöht, was dann Müdigkeit verursacht.

Im Einklang mit dieser Behauptung ist bekannt, dass akute Müdigkeit eine häufige Manifestation bestimmter Virusinfektionen wie der Epstein-Barr-Virus (EBV)-Infektion ist. Zum Beispiel untersuchte eine norwegische Studie [48] 195 Jugendliche und junge Erwachsene (12–20-Jährige) zu Beginn und 6 Monate nach der EBV-Infektion. Nach 6 Monaten 91 von 195 (46,7 %) Teilnehmern unter chronischer Müdigkeit gemäß dem Chalder-Müdigkeitsfragebogen, 27 (13,8 %) hatten chronische Müdigkeit basierend auf der Fukuda-Definition und 20 (10,3 %) basierend auf der kanadischen Definition. Die Müdigkeitsschwere 6 Monate später wurde durch vorherige negative Lebensereignisse, hohe Plasmaspiegel von C-reaktivem Protein, klinische Symptome, funktionelle Beeinträchtigungen und negative Emotionen vorhergesagt [48]. Somit trägt eine Virusinfektion wahrscheinlich zur Entwicklung chronischer Müdigkeit bei, aber sie könnte durch andere Faktoren aufrechterhalten werden; zum Beispiel, wie unten beschrieben, könnte sie durch infektionsbedingte Zytokinfreisetzung, körperliche Dekonditionierung und/oder Schlafstörungen aufrechterhalten werden.

Bei Infektionssymptomen (z. B. Fieber, gastrointestinale [GIT] Symptome) wurde auch beobachtet, dass sie der Müdigkeit bei CFS-Patienten vorausgehen oder gleichzeitig auftreten [49–52], was wahrscheinlich darauf hinweist, dass eine Infektion die Müdigkeit verursacht hat [53], möglicherweise durch eine abnormale Wirtsreaktion auf die Infektion [44]. Ebenso wurde gezeigt, dass Zytokine (d. h. Immuntransmitter), einschließlich der Expression von Tumornekrosefaktor-α-mRNA bei MS-Patienten mit signifikanter Müdigkeit (Fatigue Severity Score > 4) im Vergleich zu nicht müden MS-Patienten erhöht sind. Die Ergebnisse deuten darauf hin, dass entzündliche Mediatoren wie Zytokine, die als Reaktion auf eine Infektion aktiviert werden, an der Verursachung von MS-bedingter Müdigkeit beteiligt sein könnten [54].

Im Gegensatz dazu fanden Hickie et al. [55], dass nur die *anfänglichen Symptome der Infektion* (d. h. EBV, Q-Fieber oder Ross-River-Virus) – *nicht die Infektion selbst oder die Immunantwort des Wirts darauf* – in ihrer Studie das spätere Auftreten von CFS vorhersagten. Das Auftreten von CFS wurde durch die Schwere der akuten Infektionskrankheit, insbesondere Müdigkeit, vorhergesagt, jedoch nicht durch demografische Daten, psychologische Symptome oder Serologie. Eine langanhaltende ermüdende Krankheit (d. h. behindernde Müdigkeit, muskuloskelettale Schmerzen, neurokognitive Schwierigkeiten, Stimmungsschwankungen) war bei 12 % der 253 Patienten nach 6 Monaten offensichtlich, von denen die meisten die diagnostischen Kriterien für CFS erfüllten, obwohl in dieser Studie keine Zytokinanalysen durchgeführt wurden.

Zusammengefasst deuten die Ergebnisse dieser Studie darauf hin, dass schwere Infektionssymptome am relevantesten für die Erfahrung chronischer Müdigkeit sind, eher als serologische (oder möglicherweise andere) immunologische Hinweise auf eine Infektion. Interessanterweise wurden gastrointestinale (GIT) [51, 56], drüsenfieberähnliche [53, 57] und kardiale Symptome und Anzeichen [58, 59] alle zuverlässig berichtet, dass sie der Müdigkeit bei CFS-Patienten vorausgehen oder gleichzeitig auftreten. Ebenso sagten Drüsenfiebersymptome Müdigkeit bei Patienten mit infektiöser Mononukleose voraus [57]; generalisierte Symptome (z. B. Schüttelfrost) standen im Zusammenhang mit dem Müdigkeitsrisiko bei Dengue-Fieber-Patienten [60]. GIT-Symptome standen im Zusammenhang mit stärkerer Müdigkeit bei Universitätsstudenten [61]. und grippeähnliche Erkrankungen und Gastroenteritis standen im Zusammenhang mit dem Auftreten von Müdigkeit bei gesunden berufstätigen Erwachsenen [62]. Zusammengefasst deuten die Ergebnisse darauf hin, dass Infektionen mit bestimmten Merkmalen – das heißt, grippeähnliche/generalisiert, drüsenfieberähnliche und/oder GIT-Symptome – besonders wahrscheinlich Müdigkeit in klinischen und nichtklinischen Populationen verursachen könnten.

Es gibt jedoch substanzielle Beweise dafür, dass eine *Kombination* aus biologischen (z. B. Infektion), physischen (z. B. körperliche Dekonditionierung) und psychologischen (z. B. Stress) Faktoren zur Entwicklung von Müdigkeit beitragen kann, einschließlich Schlafstörungen, die wiederum ein Symptom von ermüdenden Krankheiten und Stress/affektiver Belastung sind [32, 63–66]. Diese Behauptung stimmt mit früheren Studienergebnissen überein, die zeigen, dass hoher wahrgenommener Stress [67–71] und stressige Lebensereignisse [12, 35, 68] mit einer stärkeren Müdigkeit bei MS-Patienten und Universitätsstudenten in Verbindung stehen; arbeitsbedingter Stress sagt die Schwere der Müdigkeit bei gesunden arbeitenden Erwachsenen voraus [38, 69, 70]. Somit wurde gezeigt, dass akuter und chronischer Stress mit Müdigkeit verbunden ist [68]. Darüber hinaus stimmt die Behauptung mit Ergebnissen überein, die zeigen, dass Müdigkeit mit stressigen Lebensereignissen, geringerer Zufriedenheit mit sozialer Unterstützung, schlechter Schlafqualität und der Verwendung von Schlafmitteln zusammenhängt [16, 35]. Schlechte Schlafqualität vermittelt die Stress-Müdigkeits-Beziehung bei Menschen mit unerkannter Müdigkeit und die Beziehung wurde zusätzlich durch geringe soziale Unterstützung bei Frauen vermittelt [35]. Schließlich stimmt die Behauptung mit Ergebnissen überein, die zeigen, dass die wichtigsten Risikofaktoren für Müdigkeit in einer Stichprobe von 2494 indischen Frauen ein niedriger BMI, sozioökonomische Notlagen (z. B. Hunger in den letzten 3 Monaten, weniger Bildung, Familienschulden), häusliche Gewalt durch den Ehemann und schlechte psychische Gesundheit waren [72]. Zusammengefasst deuten die Ergebnisse darauf hin, dass viele verschiedene Faktoren eine Person prädisponieren können, Müdigkeit zu erleben (z. B. Arbeitsstress, gestörter Schlaf), und dass diese und andere Faktoren (z. B. Virusinfektion, körperliche Inaktivität) die Müdigkeit auch auslösen und/oder aufrechterhalten können [35, 38, 55, 57, 71].

Es ist bekannt, dass Müdigkeit eng mit einer *erhöhten Körpertemperatur (BT)* verbunden ist; zum Beispiel geht Müdigkeit Infektionssymptomen, die *Fieber* einschließen, voraus oder tritt gleichzeitig mit ihnen auf. Dazu gehören postexertionale Malaise, Pharyngitis, Myalgie, Adenopathie (d. h. geschwollene und schmerzhafte Lymphknoten), GIT-Symptome, Schlafprobleme, kognitive Beeinträchtigungen [49, 58, 73] und Depression [74] bei medizinischen Patienten [75] und CFS/ME-Patienten [51, 73]. Fieber ist ein adaptiver Kompensationsmechanismus, der das Immunsystem aktiviert, die Wachstumsraten von Bakterien und Viren verringert und das Überleben des Wirts als Reaktion auf eine Infektion verbessert. Im Falle einer milden bis mittelschweren systemischen Infektion kann es die Genesung von der Infektion beschleunigen. Es (oder eine erhöhte BT) kann durch neuroendokrine, neurologische, immunologische und Verhaltensmechanismen induziert werden, und in einigen Fällen korreliert das Fieber mit der Schwere der Infektionskrankheit [76]. Darüber hinaus wurde selbst im *nichtklinischen* Umfeld gezeigt, dass Hyperthermie, die bei gesunden

Radfahrern induziert wurde, die wassergekühlte Jacken trugen, die auf 40,1–40,2 °C erhitzt wurden, mit hoher Herzfrequenz und Müdigkeits-/Erschöpfungsgefühlen korrelierte [77], was darauf hindeutet, dass autonome Erregung und eine erhöhte BT zumindest teilweise das Vorhandensein von postexertionaler Müdigkeit erklären können.

Mechanistisch gesehen können *Zytokine* (d. h. kleine Protein-Immun-Überträger), die als Reaktion auf eine Infektion ausgeschüttet werden, direkt Infektionssymptome, einschließlich Müdigkeit, induzieren [78, 79]. Zytokine werden jedoch *nicht* ausschließlich als Reaktion auf eine Infektion ausgeschüttet; sie werden auch als Reaktion auf andere thermogene Reize, einschließlich Bewegung [80], körperlichen Stresses [81], Kälte [82] und Hitzestimulation [83–85] freigesetzt. Darüber hinaus wird berichtet, dass die Zytokinantworten, die als Reaktion auf eine Infektion ausgelöst werden, weitgehend ununterscheidbar von denen sind, die als Reaktion auf Hitzschlag/Überhitzung, Stress/autonome Erregung und Bewegung/körperliche Aktivität aktiviert werden [84–86]. Im Gegensatz dazu wurde gezeigt, dass das „Einklemmen" der Kerntemperatur (z. B. Eintauchen bis zur Brustmitte in ein kaltes 18 °C Wasserbad) diese Plasma-Zytokin- und Stresshormonantworten (z. B. Cortisol) abschafft [83].

Einfach ausgedrückt, sind die Stresshormon- und Zytokinantworten auf Hyperthermie ähnlich, unabhängig von ihrer unmittelbaren Ursache, sei es ein emotionaler Stressor, thermischer Stressor, körperliche Aktivität oder Infektion [86]. Bei fieberhaften Patienten wird jedoch der hypothalamische Wärmegleichgewichtspunkt auf ein höheres Niveau eingestellt, sodass periphere und zentrale BT von der thermoregulatorischen Schaltung als Kältesignale wahrgenommen werden. Im Gegensatz dazu ist bei Hitzschlag/Hyperthermie die BT erhöht, ohne dass der Wärmegleichgewichtspunkt entsprechend erhöht ist. Daher wird im Falle von Fieber und zur Erreichung des neuen Gleichgewichtspunkts der Wärmeverlust durch Hautvasokonstriktion gehemmt, was möglicherweise zu Schüttelfrost, Piloerektion und Verhaltensanpassungen (z. B. Suche nach einer wärmeren Umgebung) führt. Wärmegewinnmechanismen werden aktiviert, was möglicherweise zu Schüttelfrost führt. Daher ist Fieber oft durch Schüttelfrost, Muskelstarre, erhöhte BT und nach der Infektion späteres Schwitzen und einen Rückgang der

BT gekennzeichnet [76, 87]. Nichtsdestotrotz ist, wie oben beschrieben, die Immunantwort auf Hypothermie weitgehend ähnlich, unabhängig von ihrer Ursache, und eine anhaltend erhöhte BT kann sowohl Stresshormon- als auch Zytokinwege aktivieren. Daher ist es neben den mutmaßlichen Auswirkungen der BT auf den Schlaf möglich, dass die Aktivierung dieser Entzündungswege durch eine Erhöhung der BT, unabhängig von ihrer Ursache, direkt zur schlechten Gesundheit beitragen könnte. Die potenzielle Rolle, die Stresshormone und Zytokine bei der Entstehung von depressiver Stimmung spielen, wird ausführlich in Kap. 6 erörtert, und ihre potenzielle Rolle bei der Entstehung von Diabetes bei übergewichtigen/adipösen Personen wird in Kap. 4 erörtert.

Schließlich steht *chronischer Schmerz* in Zusammenhang mit Störungen im BT und ist stark komorbid mit Schlafproblemen, Angstzuständen, depressiver Stimmung und Fettleibigkeit. Zum Beispiel neigen Menschen, die häufig Schmerzen haben, dazu, von Schlafstörungen zu berichten [88, 89]. In einer gemeindebasierten Studie australischer Erwachsener sagte Schmerz am stärksten beeinträchtigten Schlaf voraus, gefolgt von Angst, Alter, somatischer Gesundheit und niedrigem Haushaltseinkommen (d. h. Proxy-Maß für finanziellen Stress) [90]. Insbesondere Arthritis und rheumatische Schmerzen werden als besonders schlafstörend berichtet – sie tragen zu längerer Einschlaflatenz, schlechterer Schlafqualität und fragmentiertem Schlaf bei [91, 92] – mit ähnlichen Ergebnissen bei chronischen Schmerzpatienten. Es wurde jedoch gezeigt, dass kognitive Erregung vor dem Schlafengehen, und nicht die Schmerzintensität, die beste Vorhersage für schlechte Schlafqualität ist [93], was darauf hindeutet, dass das Ausmaß, in dem Schmerzen Hypererregung verursachen, den Schlaf am meisten beeinflusst, nicht die Schmerzintensität.

Längsschnittstudien haben durchweg eine signifikante prädiktive Beziehung zwischen Schmerzen und beeinträchtigtem Schlaf gezeigt; zum Beispiel wurde eine signifikante Beziehung zwischen nächtlicher Schmerzintensität und kürzerem Schlaf sowie mehr Aufwachphasen und Albträumen bei 28 Brandopfern festgestellt, aber nicht alle von ihnen erlebten jeden Tag beeinträchtigten Schlaf, was darauf hindeutet, dass eine effektive Schmerzbehandlung in der Nacht dazu beitragen kann, den Schlaf eines Patienten aufrechtzuerhalten [94]. Ebenso zeigten Nicassio und Wallston [95], dass eine höhere Schmerzintensität zu Beginn nach 2 Jahren schlechtere Schlafstörungen bei 242 Patienten mit rheumatoider Arthritis vorhersagte, nachdem demografische Daten, Depressionen und funktionelle Beeinträchtigungen kontrolliert wurden, aber beeinträchtigter Schlaf sagte keine spätere Schmerzintensität voraus. Daher ist unklar, ob eine wechselseitige Beziehung zwischen beeinträchtigtem Schlaf und Schmerzen besteht, obwohl mehrere Studien darauf hingewiesen haben, dass Schlafentzug, insbesondere eine Veränderung des Tiefschlafs, die Schmerzempfindlichkeit negativ beeinflussen kann [88, 96], was darauf hindeutet, dass eine bidirektionale Beziehung zwischen beeinträchtigtem Schlaf und Schmerzen besteht.

Paradoxerweise wird auch berichtet, dass Schmerzmedikamente (z. B. Morphin) die Schlafqualität beeinträchtigen [97, 98], was möglicherweise zu Schwierigkeiten führt, zwischen schmerzbedingten und schmerzmedikamentenbedingten Schlafdefiziten zu unterscheiden. Nichtsdestotrotz deuten die oben genannten Studien darauf hin, dass das Erleben von Schmerzen, insbesondere in der Nacht, dazu führen kann, den Schlaf zu beeinträchtigen, einschließlich Schwierigkeiten beim Einschlafen und schlechter Schlafqualität. Darüber hinaus kann, wenn der Tiefschlaf einer Person beeinträchtigt ist, dies die Schmerzempfindung verschlimmern. Wenn ein OpioidalsSchmerzmittel verwendet wird, kann dies auch den Schlaf beeinträchtigen.

Chronischer Schmerz ist auch stark komorbid mit Angstzuständen und depressiver Stimmung. Zwei große bevölkerungsbasierte Umfragen haben die Komorbidität zwischen chronischen Schmerzen und DSM-IV-Stimmungs- und Angststörungen untersucht. Demyttenaere et al. [99] stellten in einer länderübergreifenden Umfrage unter 85.088 in der Gemeinschaft lebenden Erwachsenen in 18 Ländern einen gepoolten OR von 2,3 nach 21 Monaten zwischen komorbiden Nacken- und/oder Rückenschmerzen und Major Depression fest, im Vergleich zu Nacken-/Rückenschmerzen allein, und der gepoolte OR für jede Angststörung betrug 2,2, selbst nach Anpassung an Alter, Geschlecht, Rasse/Ethnizität und Bildung. Ebenso fanden von Korff et al. [100] heraus, dass die 12-Monats-Koprävalenzschätzungen für komorbide chronische Schmerzen und jede Stimmungsstörung 17,5 % betrugen, wobei Major Depression die häufigste komorbide Stimmungsstörung war. Insbesondere betrug der gepoolte OR für die Major Depression 2,5, und er betrug 2,3 für jede Angststörung, in einer Stichprobe von 5692 in der Gemeinschaft lebenden US-Bürgern. Daher ist offensichtlich, dass Menschen mit chronischen Schmerzen mindestens doppelt so häufig das Risiko haben, eine Angst- oder depressive Störung zu entwickeln, selbst im nichtklinischen Umfeld; wiederum kann negative Affektivität zu einer größeren Schmerzempfindlichkeit beitragen, möglicherweise durch autonome Hyperreaktivität, Hypervigilanz gegenüber dem Schmerz oder einen anderen Mechanismus (z. B. Sorgen, Vermeidungsverhalten) [101].

Wie zu erwarten ist, ist das Zusammentreffen von Schmerzen und affektiven Symptomen bei chronischen Schmerzpatienten noch höher. Zum Beispiel berichteten 82 % der 728 Patienten, die auf eine Behandlung im *kanadischen multidisziplinären STOP-PAIN-Projekt* warteten, von Depressionssymptomen, und 56 % von ihnen berichteten von mittelschwerer bis extrem schwerer Depression und 34,6 % berichteten von Suizidgedanken [102]. Daher sind Angst- und depressive Störungen bei chronischen Schmerzpatienten im klinischen Umfeld häufig. Da jedoch gezeigt wurde, dass die Verwendung von Morphin mit Stress/affektiver Belastung verbunden ist [103, 104], kann es nicht der Fall sein, dass Opiate die schmerzbedingte Belastung einer Person vollständig reduzieren können.

Chronischer Schmerz ist auch häufig komorbid mit Übergewicht/Fettleibigkeit (z. B. Arthritis, Rückenschmerzen) [105]. Zum Beispiel waren in einer US-Bevölkerungsstudie mit 3637 Erwachsenen, die als Klasse-1-Fettleibigkeit (BMI = 30–34,9) eingestuft wurden, 1,76-mal wahrscheinlicher, starke Schmerzen zu berichten; Menschen mit Klasse-II-Fettleibigkeit (BMI = 35–39,9) waren 1,89-mal wahrscheinlicher, starke Schmerzen zu berichten, und diejenigen mit Klasse-III-Fettleibigkeit (BMI ≥ 40) waren 2,30-mal wahrscheinlicher, starke Schmerzen zu erleben im Vergleich zu normalgewichtigen und untergewichtigen Personen – mit ähnlichen Trends für mäßige bis starke Schmerzen [106]. Es wurden jedoch weniger Längsschnittstudien durchgeführt, aber sie zeigen, dass komorbide Fettleibigkeit bei chronischen Schmerzzuständen häufig ist und dass Schmerzbeschwerden häufig von fettleibigen Personen berichtet werden. Mehrere potenzielle Mechanismen wurden vorgeschlagen, um die Komorbidität zu erklären, einschließlich mechanischer/struktureller Faktoren, chemischer Mediatoren, metabolischer Anomalien, Depression, Schlaf und Lebensstil, aber der Zusammenhang ist wahrscheinlich multifaktoriell. Dennoch ist Gewichtsverlust ein wichtiger Aspekt der Schmerzrehabilitation bei fettleibigen chronischen Schmerzpatienten; das heißt, der Schmerz wird wahrscheinlich sekundär zu einem Gewichtsverlust einer Person reduziert, obwohl nur wenige Studien diese Behauptung bestätigt haben [107–109].

Es wurden jedoch nur wenige Studien durchgeführt, die Schmerzen explizit in Bezug auf BT untersucht haben, abgesehen vom Kaltpresstest (z. B. 1-minütiges Eintauchen der Hand in Eiswasser) [110], der mit einer Erhöhung der Herzfrequenz, des Blutdrucks und der SNS-Aktivierung verbunden ist. Dennoch kann die Exposition gegenüber einer kühlen Umgebungstemperatur (15 °C ± 0,5 °C) die Hauttemperatur senken, was in einer Studie mit 10 gesunden Freiwilligen mit einer reduzierten thermischen Schmerzempfindung im Vergleich zu neutralen (25 °C ± 0,5 °C) und wärmeren Umgebungen (35 °C ± 0,5 °C) verbunden war, was darauf hindeutet, dass die menschliche Schmerzempfindung von der Umgebungstemperatur abhängen kann [111]. Im Gegensatz dazu ist das Fibromyalgiesyndrom (FM), das durch weit verbreitete Schmerzen gekennzeichnet ist, mit niedrigem BT verbunden und wird durch Kälte und Stress verschlimmert und vorübergehend durch Wärme gelindert. FM-Patienten berichten auch häufig von nicht erholsamem Schlaf, Müdigkeit, Kälteintoleranz und neuroendokrinen Anomalien, einschließlich erhöhter Herzfrequenz, niedriger Stoffwechselrate und niedriger Hauttemperatur sowie Vasokonstriktion in der Haut über den empfindlichen Gelenken. Darüber hinaus besteht bei den Patienten ein erhöhtes Risiko für Fettleibigkeit, Insulinresistenz und Hyperlipidämie [112]. Um dieses Bild weiter zu verkomplizieren, wurde eine dosisabhängige Beziehung zwischen BT und Opioidkonsum beobachtet. Zum Beispiel erhöht eine niedrige Morphindosis BT bei Ratten, während eine höhere Dosis BT senkt [113]. Aufgrund der Knappheit relevanter Studien ist jedoch unklar, wie genau das Erleben von chronischen Schmerzen und deren Behandlung mit BT zusammenhängt.

Nichtsdestotrotz, wie oben beschrieben, sind autonome Erregungszustände (z. B. Stress, Angst) und Müdigkeit dafür bekannt, mit einer erhöhten BT verbunden zu sein, und wie in Kap. 2 beschrieben, kann eine erhöhte nächtliche BT den Schlafbeginn stören. Daher ist es möglich, dass die thermogenen Effekte von Stress, Angst, Müdigkeit und möglicherweise chronischen Schmerzen zumindest teilweise die Korrelation zwischen diesen Symptomen und gestörtem Schlaf erklären können, möglicherweise durch eine Erhöhung der nächtlichen BT. Darüber hinaus können jedoch auch immunvermittelte Wege als Reaktion auf thermogene Stimulation aktiviert werden, wie oben im Zusammenhang mit Müdigkeit beschrieben.

7.3 Bewegung, Schlaf, affektive Belastung, Übergewicht/Adipositas und Körpertemperatur

Willentliche körperliche Aktivität ist dafür bekannt, den Schlaf [114] und das Wohlbefinden zu verbessern, und sie ist mit einer Reduktion von Stress und affektiver Belastung (z. B. Depression) verbunden [115]. Insbesondere bei gesunden Erwachsenen neigt sich die Einschlaflatenz zu verkürzen und der Tiefschlaf und die Gesamtschlafzeit nehmen zu, wenn die Aktivitätsniveaus steigen [116]. Regelmäßige Bewegung (d. h. ≥ einmal/Woche) ist auch mit weniger Schlafbeschwerden und einem geringeren Risiko, eine Schlafstörung zu entwickeln, korreliert [117]. Erwachsene, die die Richtlinien für körperliche Aktivität der US-amerikanischen Zentren für Krankheitskontrolle und -prävention (CDC) erfüllen (d. h. 150 Minuten moderate oder 75 Minuten intensive körperliche Aktivität oder eine Kombination aus beidem), haben im Vergleich zu denen, die die empfohlenen Aktivitätsrichtlinien nicht erfüllen, seltener tagsüber Schläfrigkeit [118].

Randomisierte kontrollierte Studien (RCTs) haben zuvor die Vorteile von körperlicher Aktivität auf den Schlaf bei Insomnikern untersucht. Zum Beispiel zeigte eine kleine 16-wöchige RCT, die aerobes Training und Schlafhygieneschulung umfasste, dass aerobes Training zu größeren Verbesserungen der Einschlaflatenz, Schlafdauer und Schlafeffizienz führte, verglichen mit der alleinigen Schlafhygieneschulung bei inaktiven älteren Erwachsenen mit Schlaflosigkeit, und die Therapie führte zu weniger Tagesschläfrigkeit und Depression als zu Beginn [119]. Eine kürzlich durchgeführte Cochrane-Überprüfung hat die Wirksamkeit von körperlichen Aktivitätsprogrammen bei der Behandlung von Schlaflosigkeit bei älteren Erwachsenen untersucht [114], aber nur eine Studie erfüllte die Einschlusskriterien der Untersuchung, die zeigte, dass körperliche Aktivität die Einschlaflatenz verringerte und die Schlafqualität, Schlafdauer und Lebensqualität der Teilnehmer verbesserte. Allerdings haben nur wenige Studien körperliche Aktivität und Schlaf im Schlaflabor untersucht. Im Rahmen des Programms *Sleep Heart Health* wurde der Einfluss von intensiver Bewegung auf schlafbezogene Atmungsstörungen bei 275 Teilnehmern [120] unter Verwendung polysomnographischer Daten und Selbstberichtsfragebögen bewertet. Mindestens 3 Stunden intensiver Bewegung/Woche waren mit einer signifikanten Reduktion des Risikos von schlafbezogenen Atmungssymptomen verbunden, während eine schwächere Beziehung zwischen moderater Bewegung und der Prävalenz von Schlaflosigkeit festgestellt wurde.

Zusammengefasst deuten die Ergebnisse darauf hin, dass selbst wenige Stunden regelmäßiger moderat bis intensiv ausgeführter Bewegung pro Woche den Schlaf in klinischen und gemeinschaftlichen Umgebungen verbessern können. Nichtsdestotrotz hängt die Wirksamkeit von körperlicher Aktivität bei der Behandlung von Schlafproblemen wahrscheinlich von der spezifischen Art des Schlafproblems, der Schwere der Schlafsymptome und der Art der ausgeübten körperlichen Aktivität ab [114]. Insbesondere ist es unwahrscheinlich, dass Bewegung mit geringer Intensität (z. B. Tai Chi) den Schlaf einer Person im Vergleich zu Aktivitäten mit höherer Intensität verbessert [121].

Jedoch kann das *Timing* der körperlichen Aktivität entscheidend dafür sein, ob sie den Schlaf verbessert oder behindert. Zum Beispiel kann intensive Bewegung, die spät in der Nacht, insbesondere kurz vor dem Schlafengehen, durchgeführt wird, zu erheblicher autonomer Erregung vor dem Schlafengehen führen, die möglicherweise den Schlafbeginn stören kann. Aus diesem Grund wird nächtliche Bewegung als schlechte Schlafhygiene betrachtet [122], während körperliche

Aktivität, die tagsüber ausgeübt wird, insbesondere wenn sie regelmäßig ist, voraussichtlich zu gutem Schlaf führt.

Im krassen Gegensatz dazu wurde berichtet, dass ein *sitzender Lebensstil* (z. B. körperliche Inaktivität, Schreibtischarbeit, Fernsehen) sich nachteilig auf die Gesundheit, einschließlich des Schlafs, auswirkt [123]. Körperliche Inaktivität ist schwach mit hoher Arbeitsbelastung korreliert [124] und steht in bidirektionaler Beziehung zur Schwere der Depression [125], was darauf hindeutet, dass körperliche Inaktivität tendenziell mit Symptomen von Stress und affektiver Belastung einhergeht. Andererseits wurde gezeigt, dass körperliche Aktivität mit besserer psychischer Gesundheit verbunden ist; zum Beispiel berichteten in einer großen Querschnittsstudie mit 1.237.194 Personen im Alter von 18 Jahren oder älter (*US CDC Behavioural Risk Factors Surveillance System* Umfrage) [126] die Personen, die sich bewegten, im Durchschnitt von 1,49 (43,2 %) weniger Tagen schlechter psychischer Gesundheit im letzten Monat im Vergleich zu denen, die sich nicht bewegten. Alle Bewegungsarten waren mit einer geringeren psychischen Belastung verbunden, insbesondere Mannschaftssportarten, Radfahren und Aerobic- und Fitnesstraining, ebenso wie Bewegungsdauern von ≥45 Minuten und Frequenzen von 3- bis 5-mal/Woche. Zusammengefasst deuten die Ergebnisse darauf hin, dass regelmäßige Bewegung einer Person helfen kann, schneller einzuschlafen, länger zu schlafen und sie möglicherweise vor der Entwicklung eines Schlafproblems zu schützen, während körperliche Inaktivität (oder ein sitzender Lebensstil) tendenziell den Schlaf stört.

Es wurden mehrere Theorien aufgestellt, um zu erklären, wie Bewegung den Schlaf und die Stimmung beeinflusst: Sie kann zu vorteilhaften physiologischen Veränderungen in der homöostatischen Schlafregulation führen [127], einschließlich Wärmeverlust durch Körperschwitzen, infolgedessen kann dies die BT senken [128], was den Schlafbeginn unterstützt, obwohl diese Behauptung in einer empirischen Studie getestet werden muss. Alternativ wird theorisiert, dass Bewegung den Schlaf indirekt durch ihre positiven Effekte auf die Stimmung und affektive Symptome verbessern kann [129, 130]. Zum Beispiel zeigten die Ergebnisse der *British Birth Cohort Study* (1958–2008), dass weniger körperliche Aktivität später schlechtere Depressionssymptome in allen

Altersstufen vorhersagte, während größere Aktivität mit einem 19 % reduzierten Risiko für spätere Depression verbunden war; Depression im frühen Erwachsenenalter sagte weniger körperliche Aktivität im späteren Leben voraus. Zusammengefasst deuten die Ergebnisse darauf hin, dass die Beziehung zwischen Aktivität und Depression *bidirektional* ist, was wahrscheinlich darauf hinweist, dass körperliche Aktivität das Auftreten von psychischen Gesundheitsproblemen verhindern kann, während affektive Belastung das spätere Engagement einer Person in Aktivität behindern kann [125]. Ebenso zeigte eine kürzlich durchgeführte Überprüfung der Nützlichkeit von körperlichen Aktivitätsprogrammen zur Verbesserung der psychischen Gesundheit, dass Bewegung die Depressionssymptome signifikant reduzierte [130], und daher ist es wahrscheinlich, dass Bewegung sowohl die Stimmung als auch den Schlaf einer Person verbessern kann.

Mechanistisch verursacht willentliche körperliche Aktivität/Bewegung einen vorübergehenden Anstieg der BT [131], der von einem Anstieg der Herzfrequenz [132], des Energieverbrauchs und der Körperwärmeproduktion begleitet wird. Dieser aktivitätsbedingte Anstieg der BT ist maximal, wenn die Aktivität um den Tiefpunkt des zirkadianen Rhythmus (4–6 Uhr morgens) stattfindet, und am geringsten am Höhepunkt des Ruhe-Zirkadianrhythmus der Kern-BT (16–17 Uhr) [133]. Selbst *nichtwillentliche*-willentliche körperliche Aktivität ist mit einem Anstieg der BT verbunden; zum Beispiel waren *psychomotorische Veränderungen* bei Alzheimer-Patienten mit einer Veränderung der BT verbunden, insbesondere psychomotorische Unruhe (d. h. hohe nächtliche Aktivität, späterer Aktivitätshöhepunkt), die mit einer Phasenverschiebung des zirkadianen Rhythmus der Kern-BT (späterer Kern-BT-Höhepunkt) und höherer Kern-BT im Vergleich zu gesunden Kontrollen verbunden war [134]. Darüber hinaus kann *spontane körperliche Aktivität* (SPA, d. h. ungeplantes biologisch gesteuertes Verhalten wie Zappeln, Fußwippen, unruhiges Verhalten und Aktivitäten des täglichen Lebens; z. B. Sprechen und Haltungserhaltung) die BT einer Person vorübergehend erhöhen [135, 136]. Somit erhöht willentliche *und* nichtwillentliche-willentliche körperliche Aktivität vorübergehend die BT; wenn die Aktivität kurz vor dem Schlafengehen stattfindet, kann sie tendenziell den Schlafbeginn stören, indem sie den normalen abendlichen Rückgang der BT stört [137]. Interessanterweise wird angenommen, dass die positiven Effekte von Bewegung auf die Stimmung zumindest teilweise durch den vorübergehenden Anstieg der Kern-BT während der Bewegung vermittelt werden, was möglicherweise den zirkadianen Rhythmus der BT zurücksetzen könnte [138].

Paradoxerweise ist jedoch ein *sitzender Lebensstil* ebenfalls mit einer erhöhten BT verbunden (z. B. Anstieg der Hodentemperatur bei sitzenden männlichen Arbeitern) [139]. Zusammengefasst deuten die Ergebnisse darauf hin, dass wahrscheinlich eine nichtlineare Beziehung zwischen körperlicher Aktivität und BT besteht, sodass sowohl körperliche Aktivität *als auch* körperliche *In*aktivität die BT einer Person erhöhen können. Es ist jedoch unklar, ob die erhöhte BT bei sitzenden Personen vorübergehend ist (wie die Effekte der körperlichen Aktivität) oder ob die Veränderung der BT im Laufe der Zeit anhält.

Körperliche Inaktivität ist auch dafür bekannt, mit einem hohen BMI [140] und einem höheren Übergewichts-/Adipositasrisiko bei nichtadipösen-adipösen Personen [141] verbunden zu sein. Im Gegensatz dazu kann körperliche Aktivität Menschen dabei helfen, ihr Gewicht zu kontrollieren [142], und sie erleichtert langfristigen Gewichtsverlust bei übergewichtigen Personen [143], auch in Kombination mit diätetischer Einschränkung [144]. Eine kürzlich durchgeführte systematische Überprüfung zeigte, dass langfristiger Gewichtsverlust mit höheren körperlichen Aktivitätsniveaus verbunden war, aber die Beziehung hing von der *Einhaltung* des Aktivitätsprogramms durch die Teilnehmer ab [145]. Das heißt, willentliche körperliche Aktivitätsprogramme sind ein wirksames Mittel zur Förderung des Gewichtsverlusts bei einigen übergewichtigen/adipösen Menschen [145], aber ihre Effekte werden tendenziell suboptimal sein, wenn die Aktivität von geringer Intensität ist oder die Teilnehmer das Aktivitätsprogramm nicht ordnungsgemäß einhalten [146].

Wichtig ist, dass der Großteil (>75 %) des täglichen Energieverbrauchs einer Person mit dem Grundstoffwechsel, der Nahrungsaufnahme (d. h. diätinduzierte Thermogenese) und der Kälteeinwirkung (d. h. zitterfreie Thermogenese) verbunden ist, und nicht mit körperlicher Aktivität [147]. Insgesamt setzt sich körperliche Aktivität aus obligatorischer körperlicher Aktivität (d. h. überlebensorientierte

Aktivitäten), freiwilliger körperlicher Aktivität (z. B. Bewegung) und SPA zusammen. Zusammen sind sie die stärksten *Umweltdeterminanten* der gesamten Körper- und zentralen Bauchfettmasse. Unsere obligatorischen Aktivitätsbedürfnisse sind jedoch im modernen Leben weitgehend abwesend, und so hat freiwillige Bewegung/körperliche Aktivität in der Praxis tendenziell wenig Einfluss auf unseren gesamten Energieverbrauch im Laufe der Zeit [147].

Im Gegensatz dazu ist der Großteil der Variabilität im täglichen Energieverbrauch (über dem Grundwert und unabhängig von der Körpergröße) auf die Variabilität in der SPA zurückzuführen. SPA ist mit einem Energieverbrauch von etwa 100–800 kcal/Tag verbunden [148, 149], und sie trägt etwa 10 % zur Variabilität des BMI bei, ähnlich dem Anteil, der durch den Grundumsatz beigetragen wird (12 %) [150, 151]. Besonders relevant ist hier, dass SPA umgekehrt mit dem Körpergewicht und der Gewichtszunahme korreliert ist [152], sodass übergewichtige/adipöse Personen tendenziell einen dramatischen Rückgang der SPA zeigen (d. h. 2 Stunden weniger/Tag) im Vergleich zu schlanken Personen [153], die tendenziell aktiver, unruhiger sind und weniger Zeit im Sitzen oder Liegen verbringen, wodurch sie mehr Kalorien verbrennen [150]. Das heißt, SPA kann bei schlanken Menschen erheblich zum täglichen Energieverbrauch beitragen, scheint jedoch bei übergewichtigen/adipösen Menschen stark defizitär zu sein.

Physiologisch ist die *Nicht-Übungsaktivitätsthermogenese* (NEAT) die Energie, die während der SPA verbraucht wird. Es wird angenommen, dass NEAT schlanke Personen vor einer Gewichtszunahme während einer kalorischen Herausforderung schützt, indem sie die Aktivitätsniveaus nach der Überfütterung erhöhen und sie bei Unterfütterung verringern [149, 151]. NEAT ist in Verbindung mit hochintensivem Training [154], Krafttraining [155] und aktiver Arbeit (z. B. landwirtschaftliche und Bauarbeit) im Vergleich zu sitzender Büroarbeit erhöht [156]. Im Gegensatz dazu ist NEAT bei übergewichtigen/adipösen Personen im Vergleich zu schlanken oder normalgewichtigen Personen deutlich niedriger [157], was darauf hindeutet, dass ein Defizit an SPA (und NEAT) bei übergewichtigen/adipösen Menschen im Laufe der Zeit zur Gewichtszunahme beitragen kann. Wie in Kap. 9 erörtert, könnten Interventionen, die in der Lage sind, SPA und NEAT zu erhöhen, mögliche neue Ziele für die Gewichtsverlusttherapie darstellen [149], aber bisher wurde die Prämisse noch nicht empirisch getestet.

Schließlich wurde kürzlich gezeigt, dass *langes Sitzen* ein erhöhtes Sterblichkeitsrisiko vorhersagt. In einer Studie mit 222.497 Erwachsenen, die an der *Australian 45 and Up Study* teilnahmen, wurde festgestellt, dass die Sitzzeit nach Anpassung an Geschlecht, Alter, Bildung, städtische/ländliche Wohnlage, körperliche Aktivität, BMI, Rauchen, selbst eingeschätzte Gesundheit und Behinderung positiv mit der Gesamtmortalität in Zusammenhang steht. Die Hazard-Ratios für die Gesamtmortalität reichten von 1,02 (4–8 Stunden Sitzen/Tag) bis 1,15 (8–11 Stunden Sitzen/Tag) bis 1,40 (≥11 Stunden Sitzen/Tag), und sie waren konsistent über Geschlechter, Altersgruppen, BMI-Kategorien, körperliche Aktivitätsniveaus und gesunde Teilnehmer vs. Personen mit bestehender Herz-Kreislauf-Erkrankung oder Diabetes mellitus [158]. Insgesamt deuten die Ergebnisse darauf hin, dass langes Sitzen ein signifikanter Risikofaktor für die Gesamtmortalität ist, obwohl der Mechanismus, der dieser Beziehung zugrunde liegt, bisher nicht bestimmt wurde.

Nichtsdestotrotz hat eine kleine Studie mit 11 gesunden Männern gezeigt, dass die Rektaltemperatur, die der Kerntemperatur ähnlich ist, bei stehenden Personen am höchsten war (37,47 °C), etwas niedriger, wenn sie saßen (37,26 °C) und am niedrigsten, wenn sie in Rückenlage waren (36,87 °C), während die Hauttemperatur in Rückenlage am höchsten war (34,04 °C) und niedriger war, wenn sie entweder saßen oder standen (33,49 vs. 33,48 °C) [159]. In einer anderen Studie war normales Sitzen mit einem reduzierten Blutflussvolumen und einer niedrigeren Temperatur in den unteren Extremitäten verbunden [160]. Insgesamt deuten die Ergebnisse darauf hin, dass verschiedene Körperstellen eine leicht unterschiedliche Schätzung der peripheren Körpertemperatur liefern, die typischerweise niedriger ist als die Kerntemperatur einer Person [161], während eine Änderung der Körperhaltung eine Änderung der Körpertemperatur hervorrufen kann, wobei eine höhere Körpertemperatur bei stehenden oder sitzenden Personen festgestellt wird.

Zusammenfassend lässt sich sagen, dass in der wissenschaftlichen Literatur körperliche Inaktivität und ein sitzender Lebensstil mit gestörtem Schlaf, affektiver Belastung und Übergewicht/Adipositas in Verbindung gebracht werden, während körperliche Aktivität den Schlaf, die Stimmung und das Gewicht verbessern kann. Darüber hinaus wurde eine bidirektionale Beziehung zwischen körperlicher Inaktivität, gestörtem Schlaf, affektiver Belastung und Übergewicht/Adipositas festgestellt, wie oben und in Kap. 3 beschrieben. Es ist jedoch nicht genau klar, *wie* die verschiedenen Phänomene miteinander in Beziehung stehen, außer dass sie zeitlich miteinander verbunden sind. Dennoch kann eine erhöhte Körpertemperatur (im Zusammenhang mit körperlicher Inaktivität) parsimonisch das Auftreten von Schlafproblemen (z. B. Phasenverschiebung im Schlaf-Wach-Rhythmus) bei sitzenden Personen erklären, Im Laufe der Zeit kann gestörter Schlaf zu schlechter Stimmung und Gewichtszunahme beitragen, wie oben, im nächsten Abschnitt und in den Kap. 3 und 6 beschrieben.

7.4 Verhalten im Zusammenhang mit gestörtem Schlaf und erhöhter Körpertemperatur

Viele verschiedene *schlafstörende Verhaltensweisen* wurden im Hinblick auf den Schlaf untersucht, und in den meisten Fällen ist das Verhalten auch mit einer erhöhten Körpertemperatur verbunden. Zum Beispiel haben wir in Kap. 3 gesehen, dass spätes Essen den Schlafbeginn stören kann. Dies koexistiert mit Stress, affektiver Belastung und Übergewicht/Adipositas, und ist mit einer erhöhten nächtlichen Körpertemperatur verbunden. Ebenso können viele der in diesem Abschnitt diskutierten schlafstörenden Verhaltensweisen den Schlaf stören, und sie sind Risikofaktoren für *andere chronische Erkrankungen,* einschließlich Übergewicht/Adipositas, Angst/Depression und einige körperliche Gesundheitsprobleme.

Zum Beispiel wird berichtet, dass die *Nutzung elektronischer Geräte* (z. B. Smartphones) den Schlaf negativ beeinflusst, möglicherweise durch die Auswirkungen der Lichteinwirkung und/oder eine erhöhte nächtliche Körpertemperatur. Eine kürzlich durchgeführte Umfrage unter 1508 Amerikanern zeigte, dass 90 % von ihnen innerhalb einer

Stunde vor dem Schlafengehen ein Gerät benutzt hatten, wobei ältere Menschen (über 30 Jahre) eher fernsehen, während jüngere Menschen (unter 30 Jahre) dazu neigen, ihre Mobiltelefone zu benutzen. Es wird argumentiert, dass Mobiltelefone interaktiver sind als nur passives Fernsehen, und daher wird ihre Nutzung stärker mit gestörtem Schlaf in Verbindung gebracht [162]. Insbesondere wurde die Nutzung von Mobiltelefonen, insbesondere exzessives Texten, mit schlechter Schlafqualität (aber nicht kürzerer Schlafdauer) bei Universitätsstudenten in Verbindung gebracht [163]. Im Gegensatz dazu fanden Gamble et al. [164] heraus, dass eine dosisabhängige Beziehung zwischen der Nutzung der Geräte im Schlafzimmer durch Jugendliche und einer kürzeren Schlafdauer an Wochentagen bestand; das heißt, je mehr sie ihr Telefon im Bett benutzten, desto kürzer war ihre Schlafdauer an Wochentagen. Die Ergebnisse deuten darauf hin, dass die nächtliche Nutzung von Mobiltelefonen den Schlaf potenziell verkürzen und die Schlafqualität verringern kann, insbesondere wenn die Nutzer die Geräte im Bett benutzen oder exzessiv texten; in diesem Fall könnten sie Schwierigkeiten haben, sich vom Telefon zu lösen und sich auf das Bett vorzubereiten, oder sie könnten so wachsam sein, dass sie sich der Benachrichtigungen oder Nachrichten, die spät in der Nacht gesendet werden, bewusst sind.

Ebenso wird vorgeschlagen, dass die Nutzung von Fernsehern, Computern, Spielkonsolen, Tablets und Audioplayern den Schlaf negativ beeinflusst [165]. In einer Studie wurde die Nutzung eines Computers (z. B. Filme schauen) oder Mobiltelefons im Bett mit einer stärkeren Insomnie-Schwere in Verbindung gebracht, nach Kontrolle von Geschlecht und Alter, jedoch nicht die Nutzung von Tablets, Spielen oder Musik hören in einer großen Studentenstudie. Die letztgenannten nicht signifikanten Ergebnisse könnten jedoch auf die relativ seltene Nutzung der Geräte durch die Teilnehmer zurückzuführen sein [165]. Nur eine Studie scheint die Nutzung von E-Book-Readern im Vergleich zum Lesen eines gedruckten Buches in der Nacht verglichen zu haben, wobei gezeigt wurde, dass die Nutzung von E-Book-Readern mit einer längeren Einschlaflatenz, reduzierter abendlicher Schläfrigkeit und Melatoninsekretion sowie einer verzögerten zirkadianen Rhythmik um 1,5 Stunden verbunden war [166]. Daher kann die Nutzung von E-Book-Readern den Schlaf einer Person stören und die Wachsamkeit in der Nacht fördern, was alarmierend istangesichts der häufigen Nutzung der Geräte in der Nacht oder im Bett [162].

Die Nutzung elektronischer Geräte (z. B. Mobiltelefon) wurde ebenfalls mit schlechterer psychischer Gesundheit in Verbindung gebracht, einschließlich eines höheren Risikos für Angstzustände und Depressionen [167]. Darüber hinaus steht die nächtliche Nutzung elektronischer Geräte in Zusammenhang mit einem erhöhten Risiko für Übergewicht/Adipositas bei Kindern. Es wird angenommen, dass reduzierte körperliche Aktivität diese Beziehung antreibt [168]. Allerdings haben nur wenige Studien die Nutzung elektronischer Geräte in Bezug auf körperliche und psychische Gesundheit longitudinal untersucht. Eine Studie zeigte, dass eine hohe Nutzung von Mobiltelefonen mit hohem Stress, Depressionen und gestörtem Schlaf bei erwachsenen Männern und Frauen verbunden war. Insbesondere korrelierte die intensivere Nutzung der Geräte mit schlechterem Schlaf und Depressionen bei Männern sowie mit stärkeren Depressionen bei Frauen ein Jahr später [169]. Ähnliche Ergebnisse wurden in einer Studie zur Computernutzung, E-Mail-/Chat-Nutzung und Computerspielen zu Beginn und ein Jahr später bei jungen Erwachsenen erzielt [170], in der übermäßige Computernutzung als Risikofaktor für Schlafprobleme ein Jahr später (bei Männern) gezeigt wurde, während übermäßige E-Mail-/Chat-Nutzung mit schlechter psychischer Gesundheit (bei Frauen) korreliert war. Zusammengefasst deuten die Ergebnisse darauf hin, dass die nächtliche Nutzung elektronischer Geräte den Schlafbeginn stören und zur psychischen Gesundheitsschädigung beitragen kann – abhängig von Art, Häufigkeit und Intensität der Nutzung. Die Nutzung der Geräte kann auch dazu führen, dass Kinder im Laufe der Zeit an Gewicht zunehmen, indem sie einen sitzenden Lebensstil annehmen. Allerdings neigen Männer und Frauen sowie ältere und jüngere Menschen dazu, unterschiedliche elektronische Geräte und/oder Funktionen zu nutzen; daher können die Auswirkungen dieser Geräte bei verschiedenen Individuen unterschiedlich sein.

Mechanistisch wurden die Auswirkungen der Exposition gegenüber hellem Licht auf die Funktion des zirkadianen Rhythmus vorgeschlagen, um die Tendenz elektronischer Geräte zu erklären, den Schlaf zu beeinträchtigen [166, 171, 172]. Sogar die Exposition gegenüber gewöhnlichem Innenraumlicht hat gezeigt, dass sie den zirkadianen Rhythmus der Kerntemperatur (z. B. verzögerter Höhepunkt der Kerntemperatur) verändert [173] und die Körpertemperatur einer Person erhöht, selbst wenn sie sich nicht bewegt [174]. Daher kann die Exposition gegenüber hellem Licht vor dem Schlafengehen den zirkadianen Rhythmus des Schlafs, die Melatoninsekretion und den erwarteten nächtlichen Rückgang der Körpertemperatur verzögern [166, 171, 172], welche alle als Grundlage für den Schlafbeginn gelten. Allerdings wurde gezeigt, dass die Nutzung von Laptops mit einem Anstieg der Skrotaltemperatur bei Männern um mehr als 1 °C verbunden ist, unabhängig von der Beinhaltung oder der Verwendung eines Lappads [175]. Daher ist die Nutzung elektronischer Geräte, einschließlich Fernsehen [176] und Laptop-Nutzung [177], auch mit einer erhöhten Körpertemperatur verbunden. Wie in Kap. 2 ausführlich diskutiert, kann es potenziell den Schlafbeginn stören, wenn eine Person nachts schlafstörendes Verhalten praktiziert, das mit einer erhöhten Körpertemperatur (oder reduzierter Melatoninsekretion) verbunden ist.

Bei Substanzkonsum wurde gezeigt, dass er den Schlafbeginn stört und thermoregulatorische Effekte ausübt, einschließlich einer Veränderung des zirkadianen Rhythmus der Kerntemperatur und veränderter Schlafmuster [178]. Zum Beispiel führt der Konsum von *Alkohol* zu einer erhöhten Körpertemperatur, insbesondere der nächtliche Alkoholkonsum, der eine leichte Hyperthermie (+0,36 °C) verursacht und die zirkadiane Amplitude der Kerntemperatur beim Menschen um 43 % reduziert [179]. Im Gegensatz dazu wurde gezeigt, dass eine dosisabhängige Beziehung zwischen Morphinkonsum und Körpertemperatur besteht; zum Beispiel erhöhte niedrig dosiertes Morphin die Körpertemperatur, während hoch dosiertes Morphin die Körpertemperatur senkte [113]. Daher kann der nächtliche Konsum bestimmter medizinischer oder nichtmedizinischer Substanzen potenziell den Schlafbeginn stören durch eine Erhöhung der Körpertemperatur und/oder eine Veränderung des Schlaf-Wach-Zyklus.

Antidepressiva-Therapien, einschließlich Antidepressiva [180] und Lichttherapie, haben gezeigt, dass sie die nächtliche Körpertemperatur senken (z. B. bei Patienten mit saisonaler affektiver Störung) [181], während Lichttherapie den zirkadianen Rhythmus der Kerntemperatur bei Patienten mit Anorexia und Bulimia nervosa normalisiert [182]. Allerdings kann die chronische Verabreichung von selektiven Serotonin-Wiederaufnahmehemmern (SSRIs) zu einem allgemeinen Anstieg der Körpertemperatur führen [183], während die Elektrokrampftherapie die Körpertemperatur erhöht oder senkt [184] und Amphetamine sie konstant erhöhen [185]. Daher ist es möglich, dass die chronische Verabreichung von SSRIs den Schlaf beeinträchtigen kann (z. B. reduzierte Tiefschlafphasen) [178] durch eine Erhöhung der Körpertemperatur, obwohl nach Wissen des Autors eine solche Prämisse noch nicht untersucht wurde.

Schichtarbeit (z. B. Nachtschicht, rotierende Schicht) kann den Schlaf von Schichtarbeitern im Vergleich zu Tagarbeitern beeinträchtigen [186, 187], insbesondere wenn sie versuchen, tagsüber einzuschlafen, zu einer Zeit, in der ihr Körper Wachsamkeit fördert [188, 189]. Schichtarbeit ist auch mit hohem Stress und affektiver Belastung verbunden [190], einschließlich größeren Arbeitsstresses und Überlastung durch Rollen [191]. Ebenso zeigten junge (aber nicht ältere) männliche Schichtarbeiter höhere Cortisolspiegel als Tagarbeiter [192] und berichteten über höhere Angstniveaus [193]. Darüber hinaus zeigte eine aktuelle systematische Überprüfung, dass es vorläufige Beweise dafür gibt, dass Schichtarbeit im Laufe der Zeit zur Gewichtszunahme beitragen kann [194]. Zusätzlich wird berichtet, dass Schichtarbeiter eine geringere Amplitude der Körpertemperatur im Vergleich zu Tagarbeitern aufweisen [195, 196], und die Amplitude geringer war, je mehr Nachtschichten die Arbeiter über einen Zeitraum von acht Tagen absolvierten [196]. Schließlich wird berichtet, dass Nachtschichtarbeiter eine verzögerte Akrophase der Körpertemperatur (um 4 Stunden) im Vergleich zu Tagarbeitern erleben, und die Veränderungen mit Schlafstörungen und schlechter Verträglichkeit der Schichtarbeit verbunden sind [195]. Daher scheint die Natur der Nachtschichtarbeit, die typischerweise das Schlafen am Tag und das Arbeiten in der Nacht umfasst, im Widerspruch zum Schlaf-Wach-Zyklus und dem zirkadianen Rhythmus der Kerntemperatur zu stehen. Eine Dysfunktion des zirkadianen Rhythmus ist der Mechanismus, durch den Schichtarbeit wahrscheinlich den Schlaf eines Arbeiters beeinträchtigt, obwohl bei langfristigen Nachtschichtarbeitern eine gewisse Anpassung auftreten kann.

Zusammenfassend lässt sich sagen, dass eine Vielzahl von schlafstörenden Verhaltensweisen bekannt ist, die den Schlaf beeinträchtigen, und in vielen Fällen sind sie auch Risikofaktoren für Angst/Depression und Übergewicht/Adipositas, und sie können potenziell die BT einer Person erhöhen. Wie ausführlich in Kap. 2 erörtert, kann es, wenn eine Person nachts ein schlafstörendes Verhalten praktiziert, das mit einer erhöhten BT (oder einer reduzierten Melatoninsekretion) verbunden ist, potenziell den Schlafbeginn beeinträchtigen. Es ist jedoch sicherlich anerkannt, dass das Erkennen einer/von Beziehung/en zwischen bestimmten Zuständen, Symptomen, Störungen und Verhalten kein Nachweis für Kausalität ist, selbst wenn die Faktoren longitudinal miteinander verbunden sind. Das heißt, nur weil zwei Zustände stark komorbid miteinander oder gleichzeitig mit affektivem Stress oder einem bestimmten Verhalten auftreten, impliziert dies nicht, dass der Stress oder das Verhalten für die Komorbiditäten verantwortlich war. Darüber hinaus bedeutet die Tatsache, dass ein Phänomen konsistent mit einer erhöhten nächtlichen BT verbunden ist, nicht unbedingt, dass eine erhöhte BT die beobachtete Beziehung verursacht hat. In vielen Fällen gibt es jedoch erhebliche Beweise dafür, dass die oben genannten Zustände, Symptome, Störungen und Verhaltensweisen mit einer Veränderung der zirkadianen Rhythmusfunktion bei betroffenen Personen verbunden sind. Solche Ergebnisse deuten darauf hin, dass die Phänomene zumindest teilweise durch eine Dysfunktion des zirkadianen Rhythmus verursacht werden könnten. In diesem Abschnitt gibt es nicht genügend Platz, um die methodischen und statistischen Einschränkungen zu detaillieren, die sich aus korrelativer Forschung ergeben, insbesondere ihre begrenzte Nützlichkeit, um uns zu helfen, die Natur der Verbindungen zwischen komorbiden Zuständen und gleichzeitigen Zuständen, Symptomen und Verhaltensweisen vollständig zu verstehen, obwohl eine solche detaillierte Diskussion in den Kap. 2 und 8 bereitgestellt wird.

Schließlich haben wir unabhängig von diesen methodischen und statistischen Überlegungen in diesem Kapitel erhebliche Beweise geliefert, die zeigen, dass autonome Erregung (oder affektive Zustände; z. B. Stress, Angst), Symptome (z. B. Müdigkeit, chronische Schmerzen), schlafstörendes Verhalten (z. B. körperliche Inaktivität, Nutzung elektronischer Geräte, Fernsehen, Schichtarbeit) und Medikamente oder nichtmedizinische Substanzen mit beeinträchtigtem Schlaf und in vielen Fällen auch mit affektivem Stress und Übergewicht/Adipositas verbunden sind. In vielen Fällen sind die Phänomene auch mit einer erhöhten BT und in einigen Fällen mit einer hohen nächtlichen BT verbunden, obwohl es an spezifischer Forschung zur nächtlichen BT und der Beziehung zwischen BT und chronischen Schmerzen mangelt. Wie ausführlich in Kap. 2 erörtert, ist bekannt, dass eine relative Hyperthermie in der Nacht potenziell den Schlafbeginn beeinträchtigen kann, möglicherweise durch eine Phasenverschiebung im Schlaf-Wach-Zyklus. Eine erhöhte BT kann jedoch auch zur Aktivierung des Entzündungsreaktionssystems (z. B. Zytokinsekretion) führen, was einen weiteren möglichen Mechanismus darstellen könnte, durch den die oben genannten Zustände, Symptome, Störungen und Verhaltensweisen entstehen können.

Literatur

1. Johnson RH. The autonomic nervous system and body temperature. *Proceedings of the Royal Society of Medicine.* 1966;59(5):463–466.
2. Briese E. Emotional hyperthermia and performance in humans. *Physiology & Behavior.* 1995;58(3):615–618. https://doi.org/10.1016/0031-9384(95)00091-v.
3. Renbourn ET. Body temperature and pulse rate in boys and young men prior to sporting contests. A study of emotional hyperthermia: With a review of the literature. *Journal of Psychosomatic Research.* 1960;4(3):149–175.
4. Marazziti D, Di Muro A, Castrogiovanni P. Psychological stress and body temperature changes in humans. *Physiology & Behavior.* 1992;52(2):393–395. https://doi.org/10.1016/0031-9384(92)90290-i.
5. Obermeyer Z, Samra JK, Mullainathan S. Individual differences in normal body temperature: Longitudinal big data analysis of patient records. *British Medical Journal.* 2017;359:j5468. https://doi.org/10.1136/bmj.j5468.
6. Hoehn-Saric R, McLeod DR. The peripheral sympathetic nervous system: Its role in normal and pathologic anxiety. *Psychiatric Clinics of North America.* 1988;11(2):375–386. https://doi.org/10.1016/s0193-953x(18)30504-5.

7. Zhong C-B, Leonardelli GJ. Cold and lonely: Does social exclusion literally feel cold? *Psychological Science.* 2008;19(9):838–842. https://doi.org/10.1111/j.1467-9280.2008.02165.x.
8. IJzerman H, Semin GR. The thermometer of social relations: Mapping social proximity on temperature. *Psychological Science.* 2009;20(10):1214–1220. https://doi.org/10.1111/j.1467-9280.2009.02434.x.
9. IJzerman H, Gallucci M, Pouw WTJL, Weiβgerber SC, Van Doesum NJ, Williams KD. Cold-blooded loneliness: Social exclusion leads to lower skin temperatures. *Acta Psychologica.* 2012;140(3):283–288. https://doi.org/10.1016/j.actpsy.2012.05.002.
10. Loblay R, Stewart G, Bertouch J, et al. Chronic fatigue syndrome: Clinical practice guidelines. *The Medical Journal of Australia.* 2002;176(Suppl. 8):S17–S55.
11. Flachenecker P, Kumpfel T, Kallmann B, et al. Fatigue in multiple sclerosis: A comparison of different rating scales and correlation to clinical parameters. *Multiple Sclerosis.* 2002;8:523–526.
12. Brown RF, Valpiani EM, Tennant CC, et al. Longitudinal assessment of anxiety, depression and fatigue in people with multiple sclerosis. *Psychology & Psychotherapy: Theory, Research & Practice.* 2009;82:41–56. https://doi.org/10.1348/147608308x345614.
13. Addington AM, Gallo JJ, Ford DE, Eaton WW. Epidemiology of unexplained fatigue and major depression in the community: The Baltimore ECA Follow-up, 1981–1994. *Psychological Medicine.* 2001;31(6):1037–1044. https://doi.org/10.1017/s0033291701004214.
14. Lichstein KL, Means MK, Noe SL, Aguillard RN. Fatigue and sleep disorders. *Behaviour Research and Therapy.* 1997;35(8):733–740. https://doi.org/10.1016/s0005-7967(97)00029-6.
15. Vethe D, Kallestad H, Jacobsen HB, Landrø NI, Borchgrevink PC, Stiles TC. The relationship between improvement in insomnia severity and long-term outcomes in the treatment of chronic fatigue. *Frontiers in Psychology.* 2018;9(1764). https://doi.org/10.3389/fpsyg.2018.01764.
16. Thorsteinsson EB, Brown RF, Owens MT. Modelling the effects of stress, anxiety, and depression on rumination, sleep, and fatigue in a nonclinical sample. *The Journal of Nervous and Mental Disease.* 2019;207(5):355–359. https://doi.org/10.1097/nmd.0000000000000973.
17. Lovato N, Short MA, Micic G, Hiller RM, Gradisar M. An investigation of the longitudinal relationship between sleep and depressed mood in developing teens. *Nature and Science of Sleep.* 2017;9:3. https://doi.org/10.2147/nss.s111521.

18. Wiegand DM, Hanowski RJ, McDonald SE. Commercial drivers' health: A naturalistic study of body mass index, fatigue, and involvement in safety-critical events. *Traffic Injury Prevention.* 2009;10(6):573–579. https://doi.org/10.1080/15389580903295277.
19. Lim W, Thomas KS, Bardwell WA, Dimsdale JE. Which measures of obesity are related to depressive symptoms and in whom? *Psychosomatics.* 2008;49(1):23–28. https://doi.org/10.1176/appi.psy.49.1.23.
20. Flores S, Brown A, Adeoye S, Jason LA, Evans M. Examining the impact of obesity on individuals with chronic fatigue syndrome. *Workplace Health & Safety.* 2013;61(7):299–307. https://doi.org/10.1177/216507991306100705.
21. Valpiani EM, Brown RF, Thorsteinsson EB, Hine DW. Poor sleep quality mediates between depression to fatigue in a university student sample. *Psychology and Education.* 2011;48(1&2):59–71.
22. Cathébras PJ, Robbins JM, Kirmayer LJ, Hayton BC. Fatigue in primary care. *Journal of General Internal Medicine.* 1992;7(3):276–286. https://doi.org/10.1007/bf02598083.
23. Iriarte J, Subirá ML, de Castro P. Modalities of fatigue in multiple sclerosis: Correlation with clinical and biological factors. *Mult Scler.* 2000;6:124–130.
24. Fisk JD, Pontefract A, Ritvo PG, Archibald CJ, Murray TJ. The impact of fatigue on patients with multiple sclerosis. *The Canadian Journal of Neurological Sciences.* 1994;22:9–14.
25. Freal JE, Kraft GH, Coryell JK. Symptomatic fatigue in multiple sclerosis. *Archives of Physical Medicine and Rehabilitation.* 1984;65(3):135.
26. Strober LB, Arnett PA. An examination of four models predicting fatigue in multiple sclerosis. *Archives of Clinical Neuropsychology.* 2005;20(5):631–646. https://doi.org/10.1016/j.acn.2005.04.002.
27. Lerdal A, Gulowsen Celius E, Krupp L, Dahl AA. A prospective study of patterns of fatigue in multiple sclerosis. *European Journal of Neurology.* 2007;14(12):1338–1343. https://doi.org/10.1111/j.1468-1331.2007.01974.x.
28. Hickie IB, Hooker AW, Hadzi-Pavlovic D, Bennett BK, Wilson AJ, Lloyd AR. Fatigue in selected primary care settings: Sociodemographic and psychiatric correlates. *The Medical Journal of Australia.* 1996;164(10):585–588.
29. Centre for Disease Control and Prevention (CDC). Chronic Fatigue Syndrome. 2012; http://www.cdc.gov/cfs/. Accessed 31 May, 2019.

30. Lloyd AR, Hickie I, Boughton CR, Spencer O, Wakefield D. Prevalence of chronic fatigue syndrome in an Australian population. *The Medical Journal of Australia.* 1990;153(9):522–528.
31. Maher-Edwards L, Fernie BA, Murphy G, Wells A, Spada MM. Metacognitions and negative emotions as predictors of symptom severity in chronic fatigue syndrome. *Journal of Psychosomatic Research.* 2011;70(4):311–317. https://doi.org/10.1016/j.jpsychores.2010.09.016.
32. Sharpe M, Wilks D. Fatigue. *British Medical Journal.* 2002;325(7362):480–483. https://doi.org/10.1136/bmj.325.7362.480.
33. Tavio M, Milan I, Tirelli U. Cancer-related fatigue (Review) *International Journal of Oncology.* 2002;21:1093–1099. https://doi.org/10.3892/ijo.21.5.1093.
34. Fritschi C, Quinn L. Fatigue in patients with diabetes: A review. *Journal of Psychosomatic Research.* 2010;69(1):33–41. https://doi.org/10.1016/j.jpsychores.2010.01.021.
35. Thorsteinsson EB, Brown RF. Mediators and moderators of the stressor – Fatigue relationship in non-clinical samples. *Journal of Psychosomatic Research.* 2009;66:21–29. https://doi.org/10.1016/j.jpsychores.2008.06.010.
36. Brown RF, Schutte NS. Direct and indirect relationships between emotional intelligence and subjective fatigue in university students. *Journal of Psychosomatic Research.* 2006;60(6):585–593. https://doi.org/10.1016/j.jpsychores.2006.05.001.
37. LaChapelle DL, Finlayson MAJ. An evaluation of subjective and objective measures of fatigue in patients with brain injury and healthy controls. *Brain Injury.* 1998;12(8):649–659.
38. Åkerstedt T, Knutsson A, Westerholm P, Theorell T, Alfredsson L, Kecklund G. Mental fatigue, work and sleep. *Journal of Psychosomatic Research.* 2004;57(5):427–433. https://doi.org/10.1016/s0022-3999(02)00333-1.
39. Bültmann U, Kant I, Kasl SV, Beurskens AJHM, van den Brandt PA. Fatigue and psychological distress in the working population: Psychometrics, prevalence, and correlates. *Journal of Psychosomatic Research. Special Issue on Chronic Fatigue Syndrome and Fibromyalgia.* 2002;52(6): 445–452. https://doi.org/10.1016/s0022-3999(01)00228-8.
40. Loge JH, Ekeberg O, Kaasa S. Fatigue in the general Norwegian population: Normative data and associations. *Journal of Psychosomatic Research.* 1998;45(1):53–65. https://doi.org/10.1016/s0022-3999(97)00291-2.

41. Viner R, Christie D. ABC of adolescence: Fatigue and somatic symptoms. *British Medical Journal.* 2005;330(1012–1015).
42. Vassend O, Røysamb E, Nielsen CS, Czajkowski NO. Fatigue symptoms in relation to neuroticism, anxiety-depression, and musculoskeletal pain. A longitudinal twin study. *PLoS One.* 2018;13(6):e0198594. https://doi.org/10.1371/journal.pone.0198594.
43. Kerr JR, Mattey DL. Preexisting psychological stress predicts acute and chronic fatigue and arthritis following symptomatic parvovirus B19 infection. *Clinical Infectious Diseases.* 2008;46(9):83–87.
44. Kerr JR, Tyrrell DAJ. Cytokines in parvovirus B19 infection as an aid to understanding chronic fatigue syndrome. *Current Pain and Headache Reports.* 2003;7(5):333–341. https://doi.org/10.1007/s11916-003-0031-3.
45. Glaser R, Kiecolt-Glaser JK. Stress-induced immune dysfunction: Implications for health. *Nature Reviews Immunology.* 2005;5(3):243–251. https://doi.org/10.1038/nri1571.
46. Cohen S, Tyrrell DA, Smith AP. Negative life events, perceived stress, negative affect, and susceptibility to the common cold. *Journal of Personality and Social Psychology.* 1993;64:131–140.
47. Sheridan JF, Dobbs CM. Stress, viral pathogenesis, and immunity. In: Glaser R, Kiecolt-Glaser JK, eds. *Handbook of Human Stress and Immunity* San Diego, CA: Academic Press; 1994:101–123.
48. Pedersen M, Asprusten TT, Godang K, et al. Predictors of chronic fatigue in adolescents six months after acute Epstein-Barr virus infection: A prospective cohort study. *Brain, Behavior, and Immunity.* 2019;75:94–100. https://doi.org/10.1016/j.bbi.2018.09.023.
49. Komaroff AL, Buchwald D. Symptoms and signs of chronic fatigue syndrome. *Reviews of Infectious Diseases.* 1991;13(Suppl. 1):S8–S11. https://doi.org/10.1093/clinids/13.supplement_1.s8.
50. Kondo K. Post-infectious fatigue. *Japan Medical Association Journal.* 2006;49(1):27–33.
51. Chia JKS, Chia AY. Chronic fatigue syndrome is associated with chronic enterovirus infection of the stomach. *Journal of Clinical Pathology.* 2008;61:43–48. https://doi.org/10.1136/jcp.2007.050054.
52. McGregor NR, Dunstan RH, Zerbes M, Butt HL, Roberts TK, Klineberg RJ. Preliminary determination of the association between symptom expression and urinary metabolites in subjects with Chronic Fatigue Syndrome. *Biochemical and Molecular Medicine.* 1996;58:85–92. https://doi.org/10.1006/bmme.1996.0036.

53. White PD, Thomas JM, Amess J, et al. Incidence, risk and prognosis of acute and chronic fatigue syndromes and psychiatric disorders after glandular fever. *British Journal of Psychiatry.* 1998;173(6):475–481. https://doi.org/10.1192/bjp.173.6.475.
54. Flachenecker P, Bihler I, Weber F, Gottschalk M, Toyka KV, Rieckmann P. Cytokine mRNA expression in patients with multiple sclerosis and fatigue. *Multiple Sclerosis.* 2004;10:165–169. https://doi.org/10.1191/1352458504ms991oa.
55. Hickie I, Davenport T, Wakefield D, et al. Post-infective and chronic fatigue syndromes precipitated by viral and non-viral pathogens: Prospective cohort study. *British Medical Journal.* 2006;333(7568):575. https://doi.org/10.1136/bmj.38933.585764.ae.
56. Frémont M, Metzger K, Rady H, Hulstaert J, De Meirleir K. Detection of herpesviruses and parvovirus B19 in gastric and intestinal mucosa of chronic fatigue syndrome patients. *In Vivo.* 2009;23(2):209–213.
57. Candy B, Chalder T, Cleare AJ, et al. Predictors of fatigue following the onset of infectious mononucleosis. *Psychological Medicine.* 2003;33:847–855.
58. Lerner AM, Zervos M, Dworkin HJ, Chang CH, O'Neill W. A unified theory of the cause of chronic fatigue syndrome. *Infectious Diseases in Clinical Practice.* 1997;6(4):239–242.
59. Nelesen R, Dar Y, Thomas K, Dimsdale JE. The relationship between fatigue and cardiac functioning. *Archives of Internal Medicine.* 2008;168(9):943–949. https://doi.org/10.1001/archinte.168.9.943.
60. Seet RCS, Quek AML, Lim ECH. Post-infectious fatigue syndrome in dengue infection. *Journal of Clinical Virology.* 2007;38(1):1–6. https://doi.org/10.1016/j.jcv.2006.10.011.
61. Liffman S, Thorsteinsson EB, Brown RF, Hine DW. Mediators and moderators of stress – Fatigue and psychological distress – Fatigue relationships in a non-clinical sample. *Psychology and Education.* 2012;49 (3 & 4):29–45.
62. Mohren DCL, Swaen GMH, Kant IJ, Borm PJA, Galama JMD. Associations between infections and fatigue in a Dutch working population: Results of the Maastricht Cohort Study on fatigue at work. *European Journal of Epidemiology.* 2001;17(12):1081–1087. https://doi.org/10.1023/a:1021270924291.
63. Surawy C, Hackmann A, Hawton K, Sharpe M. Chronic fatigue syndrome: A cognitive approach. *Behaviour Research and Therapy.* 1995;33(5):535–544. https://doi.org/10.1016/0005-7967(94)00077-w.

64. Deary V, Chalder T, Sharpe M. The cognitive behavioural model of medically unexplained symptoms: A theoretical and empirical review. *Clinical Psychology Review.* 2007;27(7):781–797. https://doi.org/10.1016/j.cpr.2007.07.002.
65. Bansal A, Bradley A, Bishop K, Kiani-Alikhan S, Ford B. Chronic fatigue syndrome, the immune system and viral infection. *Brain, Behavior, and Immunity.* 2012;26(1):24–31. https://doi.org/10.1016/j.bbi.2011.06.016.
66. Van Houdenhove B, Luyten P, Kempke S. Chronic fatigue syndrome/fibromyalgia: A "stress-adaptation" model. *Fatigue: Biomedicine, Health & Behavior.* 2013;1(3):137–147. https://doi.org/10.1080/21641846.2013.795085.
67. Trojan D, Arnold D, Collet J-P, et al. Fatigue in multiple sclerosis: Association with disease-related, behavioural and psychosocial factors. *Multiple Sclerosis.* 2007;13(8):985–995. https://doi.org/10.1177/1352458507077175.
68. Brown RF, Thorsteinsson EB. Stressful life-events and fatigue in a nonclinical sample. *The Journal of Nervous and Mental Disease.* 2009;197(9):707–710. https://doi.org/10.1097/nmd.0b013e3181b3af36.
69. Åkerstedt T, Fredlund P, Gillberg M, Jansson B. Work load and work hours in relation to disturbed sleep and fatigue in a large representative sample. *Journal of Psychosomatic Research.* 2002;53(1):585–588. https://doi.org/10.1016/s0022-3999(02)00447-6.
70. van der Ploeg E, Kleber RJ. Acute and chronic job stressors among ambulance personnel: Predictors of health symptoms. *Occupational and Environmental Medicine.* 2003;60(Suppl. 1):i40–i46. https://doi.org/10.1136/oem.60.suppl_1.i40.
71. Knudsen HK, Ducharme LJ, Roman PM. Job stress and poor sleep quality: Data from an American sample of full-time workers. *Social Science & Medicine.* 2007;64(10):1997–2007. https://doi.org/10.1016/j.socscimed.2007.02.020.
72. Patel V, Kirkwood BR, Weiss H, et al. Chronic fatigue in developing countries: Population based survey of women in India. *British Medical Journal.* 2005;330(7501):1190. https://doi.org/10.1136/bmj.38442.636181.e0.
73. McGregor NR, Dunstan RH, Zerbes M, Butt HL, Roberts TK, Klineberg IJ. Preliminary determination of the association between symptom

expression and urinary metabolites in subjects with chronic fatigue syndrome. *Biochemical and Molecular Medicine.* 1996;58(1):85–92. https://doi.org/10.1006/bmme.1996.0036.
74. Griffith JP, Zarrouf FA. A systematic review of chronic fatigue syndrome: Don't assume it's depression. *Primary Care Companion to the Journal of Clinical Psychiatry.* 2008;10(2):120–128.
75. Buchwald DS, Rea TD, Katon WJ, Russo JE, Ashley RL. Acute infectious mononucleosis: Characteristics of patients who report failure to recover. *The American Journal of Medicine.* 2000;109(7):531–537. https://doi.org/10.1016/s0002-9343(00)00560-x.
76. Ogoina D. Fever, fever patterns and diseases called 'fever' – A review. *Journal of infection and public health.* 2011;4(3):108–124. https://doi.org/10.1016/j.jiph.2011.05.002.
77. González-Alonso J, Teller C, Andersen SL, Jensen FB, Hyldig T, Nielsen B. Influence of body temperature on the development of fatigue during prolonged exercise in the heat. *Journal of Applied Physiology.* 1999;86(3):1032–1039.
78. Blundell S, Ray KK, Buckland M, White PD. Chronic fatigue syndrome and circulating cytokines: A systematic review. *Brain, Behavior, and Immunity.* 2015;50:186–195. https://doi.org/10.1016/j.bbi.2015.07.004.
79. Van Deuren M, Dofferhoff ASM, Van Der Meer JWM. Cytokines and the response to infection. *The Journal of Pathology.* 1992;168(4):349–356. https://doi.org/10.1002/path.1711680403.
80. Pedersen BK. Exercise and cytokines. *Immunology and Cell Biology.* 2000;78(5):532–535. https://doi.org/10.1111/j.1440-1711.2000.t01-11-.x.
81. Koelsch S, Boehlig A, Hohenadel M, Nitsche I, Bauer K, Sack U. The impact of acute stress on hormones and cytokines, and how their recovery is affected by music-evoked positive mood. *Scientific Reports.* 2016;6:23008 https://doi.org/10.1038/srep23008.
82. Brenner IKM, Castellani JW, Gabaree C, et al. Immune changes in humans during cold exposure: Effects of prior heating and exercise. *Journal of Applied Physiology.* 1999;87(2):699–710.
83. Rhind SG, Gannon GA, Shephard RJ, Buguet A, Shek PN, Radomski MW. Cytokine induction during exertional hyperthermia is abolished by core temperature clamping: Neuroendocrine regulatory mechanisms. *International Journal of Hyperthermia.* 2004;20(5):503–516. https://doi.org/10.1080/0265673041000167065 1.

84. DuBose DA, Balcius J, Morehouse D. Heat stress and/or endotoxin effects on cytokine expression by human whole blood. *Shock.* 2002;17(3):217–221.
85. Walter EJ, Hanna-Jumma S, Carraretto M, Forni L. The pathophysiological basis and consequences of fever. *Critical Care.* 2016;20(1):200. https://doi.org/10.1186/s13054-016-1375-5.
86. Leon LR. Heat stroke and cytokines. *Progress in Brain Research.* 2007;162:481–524. https://doi.org/10.1016/s0079-6123(06)62024-4.
87. Dall L, Stanford JF. Fever, chills, and night sweats. In: Walker HK, Hall WD, Hurst JW, eds. *Clinical methods: The history, physical, and laboratory examinations.* 3rd ed. Boston: Butterworths; 1990.
88. Smith MT, Haythornthwaite JA. How do sleep disturbance and chronic pain inter-relate? Insights from the longitudinal and cognitive-behavioral clinical trials literature. *Sleep Medicine Reviews.* 2004;8(2):119–132. https://doi.org/10.1016/s1087-0792(03)00044-3.
89. Lautenbacher S, Kundermann B, Krieg J-C. Sleep deprivation and pain perception. *Sleep Medicine Reviews.* 2006;10(5):357–369. https://doi.org/10.1016/j.smrv.2005.08.001.
90. Moffitt PF, Kalucy EC, Kalucy RS, Baum FE, Cooke RD. Sleep difficulties, pain and other correlates. *Journal of Internal Medicine.* 1991;230(3):245–249. https://doi.org/10.1111/j.1365-2796.1991.tb00438.x.
91. Call-Schmidt TA, Richardson SJ. Prevalence of sleep disturbance and its relationship to pain in adults with chronic pain. *Pain Management Nursing.* 2003;4(3):124–133.
92. Irwin MR, Olmstead R, Carrillo C, et al. Sleep loss exacerbates fatigue, depression, and pain in rheumatoid arthritis. *Sleep.* 2012;35(4):537–543. https://doi.org/10.5665/sleep.1742.
93. Smith MT, Perlis ML, Smith MS, Giles DE, Carmody TP. Sleep quality and presleep arousal in chronic pain. *Journal of Behavioral Medicine.* 2000;23(1):1–13. https://doi.org/10.1023/a:1005444719169.
94. Raymond I, Nielsen TA, Lavigne G, Manzini C, Choinière M. Quality of sleep and its daily relationship to pain intensity in hospitalized adult burn patients. *Pain.* 2001;92(3):381–388. https://doi.org/10.1016/s0304-3959(01)00282-2.
95. Nicassio PM, Wallston KA. Longitudinal relationships among pain, sleep problems, and depression in rheumatoid arthritis. *Journal of Ab-*

normal Psychology. 1992;101(3):514–520. https://doi.org/10.1037/0021-843x.101.3.514.
96. Okifuji A, Hare BD. Do sleep disorders contribute to pain sensitivity? *Current Rheumatology Reports.* 2011;13(6):528. https://doi.org/10.1007/s11926-011-0204-8.
97. Kay DC, Eisenstein RB, Jasinski DR. Morphine effects on human REM state, waking state and NREM sleep. *Psychopharmacologia.* 1969;14(5):404–416. https://doi.org/10.1007/bf00403581.
98. Wang D, Teichtahl H. Opioids, sleep architecture and sleep-disordered breathing. *Sleep Medicine Reviews.* 2007;11(1):35–46. https://doi.org/10.1016/j.smrv.2006.03.006.
99. Demyttenaere K, Bruffaerts R, Lee S, et al. Mental disorders among persons with chronic back or neck pain: Results from the World Mental Health Surveys. *Pain.* 2007;129(3):332–342. https://doi.org/10.1016/j.pain.2007.01.022.
100. Von Korff M, Crane P, Lane M, et al. Chronic spinal pain and physical–mental comorbidity in the United States: Results from the national comorbidity survey replication. *Pain.* 2005;113(3):331–339. https://doi.org/10.1016/j.pain.2004.11.010.
101. Janssen SA. Negative affect and sensitization to pain. *Scandinavian Journal of Psychology.* 2002;43(2):131–137. https://doi.org/10.1111/1467-9450.00278.
102. Choinière M, Dion D, Peng P, et al. The Canadian STOP-PAIN project – Part 1: Who are the patients on the waitlists of multidisciplinary pain treatment facilities? *Canadian Journal of Anesthesia/Journal canadien d'anesthésie.* 2010;57(6):539–548. https://doi.org/10.1007/s12630-010-9305-5.
103. Bair MJ, Robinson RL, Katon W, Kroenke K. Depression and pain comorbidity: A literature review. *Archives of Internal Medicine.* 2003;163(20):2433–2445. https://doi.org/10.1001/archinte.163.20.2433.
104. Gil KM, Carson JW, Porter LS, Scipio C, Bediako SM, Orringer E. Daily mood and stress predict pain, health care use, and work activity in African American adults with sickle-cell disease. *Health Psychology.* 2004;23(3):267–274. https://doi.org/10.1037/0278-6133.23.3.267.
105. Mokdad AH, Ford ES, Bowman BA, et al. Prevalence of obesity, diabetes, and obesity-related health risk factors, 2001. *JAMA.* 2003;289(1):76–79. https://doi.org/10.1001/jama.289.1.76.
106. Hitt HC, McMillen RC, Thornton-Neaves T, Koch K, Cosby AG. Comorbidity of obesity and pain in a general population: Results from the

Southern Pain Prevalence Study. *The Journal of Pain.* 2007;8(5):430–436. https://doi.org/10.1016/j.jpain.2006.12.003.
107. Janke EA, Collins A, Kozak AT. Overview of the relationship between pain and obesity: What do we know? Where do we go next? *Journal of Rehabilitation Research & Development.* 2007;44(2):245–262. https://doi.org/10.1682/jrrd.2006.06.0060.
108. McVinnie DS. Obesity and pain. *British Journal of Pain.* 2013;7(4):163–170. https://doi.org/10.1177/2049463713484296.
109. Okifuji A, Hare BD. The association between chronic pain and obesity. *Journal of Pain Research.* 2015;8:399–408. https://doi.org/10.2147/jpr.s55598.
110. Lovallo W. The cold pressor test and autonomic function: A review and integration. *Psychophysiology.* 1975;12(3):268–282. https://doi.org/10.1111/j.1469-8986.1975.tb01289.x.
111. Strigo Irina A, Carli F, Bushnell MC. Effect of ambient temperature on human pain and temperature perception. *Anesthesiology: The Journal of the American Society of Anesthesiologists.* 2000;92(3):699–707.
112. Larson AA, Pardo JV, Pasley JD. Review of overlap between thermoregulation and pain modulation in fibromyalgia. *The Clinical Journal of Pain.* 2014;30(6):544–555. https://doi.org/10.1097/ajp.0b013e3182a0e383.
113. Adler MW, Geller EB, Rosow CE, Cochin J. The opioid system and temperature regulation. *Annual Review of Pharmacology and Toxicology.* 1988;28(1):429–449. https://doi.org/10.1146/annurev.pa.28.040188.002241.
114. Montgomery P, Dennis JA. Physical exercise for sleep problems in adults aged 60+. *Cochrane Database of Systematic Reviews.* 2002(4). https://doi.org/10.1002/14651858.cd003404.
115. Wipfli BM, Rethorst CD, Landers DM. The anxiolytic effects of exercise: A meta-analysis of randomized trials and dose–response analysis. *Journal of Sport and Exercise Psychology.* 2008;30(4):392–410. https://doi.org/10.1123/jsep.30.4.392.
116. Kubitz KA, Landers DM, Petruzzello SJ, Han M. The effects of acute and chronic exercise on sleep. *Sports Medicine.* 1996;21(4):277–291. https://doi.org/10.2165/00007256-199621040-00004.
117. Sherrill DL, Kotchou K, Quan SF. Association of physical activity and human sleep disorders. *Archives of Internal Medicine.* 1998;158(17):1894–1898. https://doi.org/10.1001/archinte.158.17.1894.
118. Loprinzi PD, Cardinal BJ. Association between objectively-measured physical activity and sleep, NHANES 2005–2006. *Mental Health*

and Physical Activity. 2011;4(2):65–69. https://doi.org/10.1016/j.mhpa.2011.08.001.

119. Reid KJ, Baron KG, Lu B, Naylor E, Wolfe L, Zee PC. Aerobic exercise improves self-reported sleep and quality of life in older adults with insomnia. *Sleep Medicine.* 2010;11(9):934–940. https://doi.org/10.1016/j.sleep.2010.04.014.
120. Quan SF, O'Connor GT, Quan JS, et al. Association of physical activity with sleep-disordered breathing. *Sleep and Breathing.* 2007;11(3):149–157. https://doi.org/10.1007/s11325-006-0095-5.
121. Li F, Fisher KJ, Harmer P, Irbe D, Tearse RG, Weimer C. Tai chi and self-rated quality of sleep and daytime sleepiness in older adults: A randomized controlled trial. *Journal of the American Geriatrics Society.* 2004;52(6):892–900. https://doi.org/10.1111/j.1532-5415.2004.52255.x.
122. Myllymaki T, Kyrolainen H, Savolainen K, et al. Effects of vigorous late-night exercise on sleep quality and cardiac autonomic activity. *Journal of Sleep Research.* 2011;20(1pt2):146–153. https://doi.org/10.1111/j.1365-2869.2010.00874.x.
123. Yang Y, Shin JC, Li D, An R. Sedentary behavior and sleep problems: A systematic review and meta-analysis. *International Journal of Behavioral Medicine.* 2017;24(4):481–492. https://doi.org/10.1007/s12529-016-9609-0.
124. Lallukka T, Lahelma E, Rahkonen O, et al. Associations of job strain and working overtime with adverse health behaviors and obesity: Evidence from the Whitehall II Study, Helsinki Health Study, and the Japanese Civil Servants Study. *Social Science & Medicine.* 2008;66(8):1681–1698. https://doi.org/10.1016/j.socscimed.2007.12.027.
125. Jerstad SJ, Boutelle KN, Ness KK, Stice E. Prospective reciprocal relations between physical activity and depression in adolescent females. *Journal of Consulting and Clinical Psychology.* 2010;78(2):268–272. https://doi.org/10.1037/a0018793.
126. Chekroud SR, Gueorguieva R, Zheutlin AB, et al. Association between physical exercise and mental health in 1.2 million individuals in the USA between 2011 and 2015: A cross-sectional study. *The Lancet Psychiatry.* 2018;5(9):739–746. https://doi.org/10.1016/s2215-0366(18)30227-x.
127. Driver HS, Taylor SR. Exercise and sleep. *Sleep Medicine Reviews.* 2000;4(4):387–402. https://doi.org/10.1053/smrv.2000.0110.

128. Horne JA, Staff LHE. Exercise and sleep: Body-heating effects. *Sleep.* 1983;6(1):36–46. https://doi.org/10.1093/sleep/6.1.36.
129. Salmon P. Effects of physical exercise on anxiety, depression, and sensitivity to stress: A unifying theory. *Clinical Psychology Review.* 2001;21:33–61. https://doi.org/10.1016/s0272-7358(99)00032-x.
130. Stathopoulou G, Powers MB, Berry AC, Smits JAJ, Otto MW. Exercise Interventions for Mental Health: A Quantitative and Qualitative Review. *Clinical Psychology: Science and Practice.* 2006;13:179–193. https://doi.org/10.1111/j.1468-2850.2006.00021.x.
131. Bradbury PA, Fox RH, Goldsmith R, Hampton IFG. The effect of exercise on temperature regulation. *The Journal of physiology.* 1964;171(3):384.
132. Mostardi R, Kubica R, Veicsteinas A, Margaria R. The effect of increased body temperature due to exercise on the heart rate and on the maximal aerobic power. *European Journal of Applied Physiology and Occupational Physiology.* 1974;33(3):237–245. https://doi.org/10.1007/bf00421151.
133. Waterhouse J, Weinert D, Minors D, et al. The effect of activity on the waking temperature rhythm in humans. *Chronobiology International.* 1999;16(3):343–357. https://doi.org/10.3109/07420529909116863.
134. Volicer L, Harper DG, Manning BC, Goldstein R, Satlin A. Sundowning and circadian rhythms in Alzheimer's disease. *American Journal of Psychiatry.* 2001;158(5):704–711. https://doi.org/10.1176/appi.ajp.158.5.704.
135. Waterhouse J, Drust B, Weinert D, et al. The circadian rhythm of core temperature: Origin and some implications for exercise performance. *Chronobiology International.* 2005;22(2):207–225. https://doi.org/10.1081/cbi-200053477.
136. Machado FSM, Rodovalho GV, Coimbra CC. The time of day differently influences fatigue and locomotor activity: Is body temperature a key factor? *Physiology & Behavior.* 2015;140:8–14. https://doi.org/10.1016/j.physbeh.2014.11.069.
137. Murphy PJ, Campbell SS. Nighttime drop in body temperature: A physiological trigger for sleep onset? *Sleep.* 1997;20(7):505–511. https://doi.org/10.1093/sleep/20.7.505.
138. Guszkowska M. Effects of exercise on anxiety, depression and mood. *Psychiatria Polska.* 2004;38(4):611–620.
139. Gaskins AJ, Mendiola J, Afeiche M, Jørgensen N, Swan SH, Chavarro JE. Physical activity and television watching in relation to semen quality in

young men. *British Journal of Sports Medicine.* 2013:bjsports-2012-091644. https://doi.org/10.1136/bjsports-2012-091644.
140. Martínez-González MÁ, Alfredo Martínez J, Hu FB, Gibney MJ, Kearney J. Physical inactivity, sedentary lifestyle and obesity in the European Union. *International Journal of Obesity.* 1999;23(11):1192–1201. https://doi.org/10.1038/sj.ijo.0801049.
141. Hu FB, Li TY, Colditz GA, Willett WC, Manson JE. Television watching and other sedentary behaviors in relation to risk of obesity and type 2 diabetes mellitus in women. *JAMA.* 2003;289(14):1785–1791. https://doi.org/10.1001/jama.289.14.1785.
142. Fogelholm M, Kukkonen-Harjula K. Does physical activity prevent weight gain – A systematic review. *Obesity Reviews.* 2000;1(2):95–111. https://doi.org/10.1046/j.1467-789x.2000.00016.x.
143. Jeffery RW, Wing RR, Sherwood NE, Tate DF. Physical activity and weight loss: Does prescribing higher physical activity goals improve outcome? *The American Journal of Clinical Nutrition.* 2003;78(4):684–689. https://doi.org/10.1093/ajcn/78.4.684.
144. Goodpaster BH, DeLany JP, Otto AD, et al. Effects of diet and physical activity interventions on weight loss and cardiometabolic risk factors in severely obese adults: A randomized trial. *JAMA.* 2010;304(16):1795–1802. https://doi.org/10.1001/jama.2010.1505.
145. Catenacci VA, Wyatt HR. The role of physical activity in producing and maintaining weight loss. *Nature Clinical Practice Endocrinology & Metabolism.* 2007;3(7):518–529. https://doi.org/10.1038/ncpendmet0554.
146. Calfas KJ, Sallis JF, Nichols JF, et al. Project GRAD: Two-year outcomes of a randomized controlled physical activity intervention among young adults. *American Journal of Preventive Medicine.* 2000;18(1):28–37. https://doi.org/10.1016/s0749-3797(99)00117-8.
147. Girardier L, Stock MJ. Mammalian Thermogenesis: An Introduction. In: Girardier L, Stock MJ, eds. *Mammalian Thermogenesis.* Dordrecht: Springer Netherlands; 1983:1–7.
148. Redinger RN. Is enhanced energy utilization the answer to prevention of excessive adiposity? *The Journal of the Kentucky Medical Association.* 2009;107(6):211–217.
149. von Loeffelholz C. *The role of non-exercise activity thermogenesis in human obesity.* South Dartmouth, MA: MDText.com; 2014.
150. Ravussin E, Lillioja S, Anderson TE, Christin L, Bogardus C. Determinants of 24-hour energy expenditure in man. Methods and results using

a respiratory chamber. *Journal of Clinical Investigation.* 1986;78(6):1568. https://doi.org/10.1172/jci112749.

151. Ravussin E, Bogardus C. Energy balance and weight regulation: Genetics versus environment. *British Journal of Nutrition.* 2000;83(S1):S17–S20. https://doi.org/10.1017/s0007114500000908.
152. Esparza J, Fox C, Harper IT, et al. Daily energy expenditure in Mexican and USA Pima Indians: Low physical activity as a possible cause of obesity. *International Journal of Obesity and Related Metabolic Disorders.* 2000;24(1).
153. Levine JA, Eberhardt NL, Jensen MD. Role of nonexercise activity thermogenesis in resistance to fat gain in humans. *Science.* 1999;283(5399):212–214. https://doi.org/10.1126/science.283.5399.212.
154. Alahmadi M, Hills AP, King NA, Byrne NM. Exercise intensity influences NEAT in overweight and obese adults. *Medicine & Science in Sports & Exercise.* 2011:1–28. https://doi.org/10.1249/mss.0b013e3181f7a0cb.
155. Hunter GR, McCarthy JP, Bamman MM. Effects of resistance training on older adults. *Sports Medicine.* 2004;34(5):329–348. https://doi.org/10.2165/00007256-200434050-00005.
156. Levine JA. Non-exercise activity thermogenesis (NEAT). *Nutrition Reviews.* 2004;62(Suppl. 2):S82–S97. https://doi.org/10.1111/j.1753-4887.2004.tb00094.x.
157. Kotz CM. Rewired to be thin? When exercise hits the brain. *American Journal of Physiology-Regulatory, Integrative and Comparative Physiology.* 2008;294(2):R288–R289. https://doi.org/10.1152/ajpregu.00855.2007.
158. van der Ploeg HP, Chey T, Korda RJ, Banks E, Bauman A. Sitting time and all-cause mortality risk in 222 497 Australian adults. *JAMA internal medicine.* 2012;172(6):494–500. https://doi.org/10.1001/archinternmed.2011.2174.
159. Tikuisis P, Ducharme MB. The effect of postural changes on body temperatures and heat balance. *European Journal of Applied Physiology and Occupational Physiology.* 1996;72(5–6):451–459. https://doi.org/10.1007/bf00242275.
160. Namkoong S, Shim J, Kim S, Shim J. Effects of different sitting positions on skin temperature of the lower extremity. *Journal of physical therapy science.* 2015;27(8):2637–2640. https://doi.org/10.1589/jpts.27.2637.
161. Sessler Daniel I. Temperature monitoring and perioperative thermoregulation. *Anesthesiology: The Journal of the American Society of Anesthesiologists.* 2008;109(2):318–338. https://doi.org/10.1097/aln.0b013e31817f6d76.

162. Gradisar M, Wolfson AR, Harvey AG, Hale L, Rosenberg R, Czeisler CA. The sleep and technology use of Americans: Findings from the National Sleep Foundation's 2011 Sleep in America Poll. *Journal of Clinical Sleep Medicine.* 2013;9(12):1291–1299. https://doi.org/10.5664/jcsm.3272.
163. White AG, Buboltz W, Igou F. Mobile phone use and sleep quality and length in college students. *International Journal of Humanities and Social Science.* 2011;1(18):51–58.
164. Gamble AL, D'Rozario AL, Bartlett DJ, et al. Adolescent sleep patterns and night-time technology use: Results of the Australian Broadcasting Corporation's Big Sleep Survey. *PLOS ONE.* 2014;9(11):e111700. https://doi.org/10.1371/journal.pone.0111700.
165. Fossum IN, Nordnes LT, Storemark SS, Bjorvatn B, Pallesen S. The association between uof electronic media in bed before going to sleep and insomnia symptoms, daytime sleepiness, morningness, and chronotype. *Behavioral Sleep Medicine.* 2014;12(5):343–357. https://doi.org/10.1080/15402002.2013.819468.
166. Chang A-M, Aeschbach D, Duffy JF, Czeisler CA. Evening use of light-emitting eReaders negatively affects sleep, circadian timing, and next-morning alertness. *Proceedings of the National Academy of Sciences.* 2015;112(4):1232–1237. https://doi.org/10.1073/pnas.1418490112.
167. Ha JH, Chin B, Park D-H, Ryu S-H, Yu J. Characteristics of excessive cellular phone use in Korean adolescents. *CyberPsychology & Behavior.* 2008;11(6):783–784. https://doi.org/10.1089/cpb.2008.0096.
168. Chahal H, Fung C, Kuhle S, Veugelers PJ. Availability and night-time use of electronic entertainment and communication devices are associated with short sleep duration and obesity among Canadian children. *Pediatric Obesity.* 2013;8(1):42–51. https://doi.org/10.1111/j.2047-6310.2012.00085.x.
169. Thomée S, Härenstam A, Hagberg M. Mobile phone use and stress, sleep disturbances, and symptoms of depression among young adults – A prospective cohort study. *BMC Public Health.* 2011;11(1):66. https://doi.org/10.1186/1471-2458-11-66.
170. Thomée S, Härenstam A, Hagberg M. Computer use and stress, sleep disturbances, and symptoms of depression among young adults – a prospective cohort study. *BMC Psychiatry.* 2012;12(1):176. https://doi.org/10.1186/1471-244x-12-176.

171. Drennan M, Kripke DF, Gillin JC. Bright light can delay human temperature rhythm independent of sleep. *American Journal of Physiology – Regulatory, Integrative and Comparative Physiology.* 1989;257(1):R136–R141. https://doi.org/10.1152/ajpregu.1989.257.1.r136.
172. Lack L, Wright H. The effect of evening bright in delaying the circadian rhythms and lengthening the sleep of early morning awakening insomniacs. *Sleep.* 1993;16(5):436–443. https://doi.org/10.1093/sleep/16.5.436.
173. Boivin DB, Czeisler CA. Resetting of circadian melatonin and cortisol rhythms in humans by ordinary room light. *Neuroreport.* 1998;9(5): 779–782.
174. Czeisler CA, Johnson MP, Duffy JF, Brown EN, Ronda JM, Kronauer RE. Exposure to bright light and darkness to treat physiologic maladaptation to night work. *New England Journal of Medicine.* 1990;322(18):1253–1259. https://doi.org/10.1056/nejm199005033221801.
175. Sheynkin Y, Welliver R, Winer A, Hajimirzaee F, Ahn H, Lee K. Protection from scrotal hyperthermia in laptop computer users. *Fertility and Sterility.* 2011;95(2):647–651. https://doi.org/10.1016/j.fertnstert.2010.10.013.
176. Lang A. Involuntary attention and physiological arousal evoked by structural features and emotional content in TV commercials. *Communication Research.* 1990;17(3):275–299. https://doi.org/10.1177/009365090017003001.
177. Higuchi S, Motohashi Y, Liu Y, Maeda A. Effects of playing a computer game using a bright display on presleep physiological variables, sleep latency, slow wave sleep and REM sleep. *Journal of Sleep Research.* 2005;14(3):267–273. https://doi.org/10.1111/j.1365-2869.2005.00463.x.
178. Sharpley AL, Cowen PJ. Effect of pharmacologic treatments on the sleep of depressed patients. *Biological Psychiatry.* 1995;37(2):85–98. https://doi.org/10.1016/0006-3223(94)00135-p.
179. Danel T, Libersa C, Touitou Y. The effect of alcohol consumption on the circadian control of human core body temperature is time dependent. *American Journal of Physiology-Regulatory, Integrative and Comparative Physiology.* 2001;281(1):R52–R55.
180. Duncan WC. Circadian rhythms and the pharmacology of affective illness. *Pharmacology and Therapeutics.* 1996;71(3):253–312. https://doi.org/10.1016/s0163-7258(96)00092-7.

181. Schwartz PJ, Rosenthal NE, Turner EH, Drake CL, Liberty V, Wehr TA. Seasonal variation in core temperature regulation during sleep in patients with winter seasonal affective disorder. *Biological Psychiatry.* 1997;42(2):122–131. https://doi.org/10.1016/s0006-3223(96)00332-0.
182. Yamamotova A, Papezova H, Vevera J. Normalizing effect of bright light therapy on temperature circadian rhythm in patients with eating disorders. *Neuroendocrinology Letters.* 2008;29(1):168–172.
183. Clark WG, Clark YL. Changes in body temperature after administration of adrenergic and serotonergic agents and related drugs including antidepressants. *Neuroscience & Biobehavioral Reviews.* 1980;4(3):281–375. https://doi.org/10.1016/0149-7634(80)90002-0.
184. Szuba MP, Guze BH, Baxter LR. Electroconvulsive therapy increases circadian amplitude and lowers core body temperature in depressed subjects. *Biological Psychiatry.* 1997;42(12):1130–1137. https://doi.org/10.1016/s0006-3223(97)00046-2.
185. Pigeau R, Naitoh P, Buguet A, et al. Modafinil, d-amphetamine and placebo during 64 hours of sustained mental work. I. Effects on mood, fatigue, cognitive performance and body temperature. *Journal of Sleep Research.* 1995;4(4):212–228. https://doi.org/10.1111/j.1365-2869.1995.tb00172.x.
186. Åkerstedt T. Shift work and disturbed sleep/wakefulness. *Sleep Medicine Reviews.* 1998;2(2):117–128. https://doi.org/10.1016/s1087-0792(98)90004-1.
187. Gold DR, Rogacz S, Bock N, et al. Rotating shift work, sleep, and accidents related to sleepiness in hospital nurses. *American Journal of Public Health.* 1992;82(7):1011–1014. https://doi.org/10.2105/ajph.82.7.1011.
188. Åkerstedt T, Wright KP. Sleep loss and fatigue in shift work and shift work disorder. *Sleep Medicine Clinics.* 2009;4(2):257–271. https://doi.org/10.1016/j.jsmc.2009.03.001.
189. Sallinen M, Kecklund G. Shift work, sleep, and sleepiness – differences between shift schedules and systems. *Scandinavian Journal of Work, Environment and Health.* 2010;36(2):121–133. https://doi.org/10.5271/sjweh.2900.
190. Kalmbach DA, Pillai V, Cheng P, Arnedt JT, Drake CL. Shift work disorder, depression, and anxiety in the transition to rotating shifts: The role of sleep reactivity. *Sleep Medicine.* 2015;16(12):1532–1538. https://doi.org/10.1016/j.sleep.2015.09.007.

191. Jamal M, Baba VV. Shiftwork and department-type related to job stress, work attitudes and behavioral intentions: A study of nurses. *Journal of Organizational Behavior.* 1992;13(5):449–464.
192. Manenschijn L, van Kruysbergen RGPM, de Jong FH, Koper JW, van Rossum EFC. Shift work at young age is associated with elevated long-term cortisol levels and body mass index. *The Journal of Clinical Endocrinology & Metabolism.* 2011;96(11):E1862–E1865. https://doi.org/10.1210/jc.2011-1551.
193. Almondes KMd, Araújo JF. The impact of different shift work schedules on the levels of anxiety and stress in workers in a petrochemicals company. *Estudos de Psicologia (Campinas).* 2009;26:15–23. https://doi.org/10.1590/s0103-166x2009000100002.
194. van Drongelen A, Boot CRL, Merkus SL, Smid T, van der Beek AJ. The effects of shift work on body weight change – a systematic review of longitudinal studies. *Scandinavian Journal of Work, Environment and Health.* 2011;37(4):263–275.
195. Reinberg A, Motohashi Y, Bourdeleau P, Andlauer P, Lévi F, Bicakova-Rocher A. Alteration of period and amplitude of circadian rhythms in shift workers. *European Journal of Applied Physiology and Occupational Physiology.* 1988;57(1):15–25. https://doi.org/10.1007/bf00691232.
196. Jang T-W, Kim H, Kang S-H, Choo S-H, Lee I-S, Choi K-H. Circadian rhythm of wrist temperature among shift workers in South Korea: A prospective observational study. *International Journal of Environmental Research and Public Health.* 2017;14(10):1109. https://doi.org/10.3390/ijerph14101109.

8

Design, statistische und methodologische Überlegungen: Komorbidität

Einar Thorsteinsson und Rhonda Brown

8.1 Methodische Ansätze

In diesem Abschnitt werden mehrere methodische Fragen im Zusammenhang mit der Messung von Störungen und Symptomen ausführlich diskutiert. In der wissenschaftlichen Literatur wird die Komorbidität von Krankheiten typischerweise durch hohe Co-Prävalenzschätzungen zwischen den verschiedenen Diagnosen belegt, während die Symptomkonkurrenz durch moderate bis hohe Korrelationen zwischen zwei oder mehr zusammengesetzten Score-Maßnahmen (z. B. Gesamtkonstruktscores) nachgewiesen wird, die validierte Fragebögen verwenden [1]. Zunächst werden methodische Fragen im Zusammenhang mit der Komorbidität zwischen verschiedenen Störungen behandelt und dann wird die

E. Thorsteinsson (✉)
University of New England, Armidale, NSW, Australien
E-Mail: ethorste@une.edu.au

R. Brown
Australian National University, Canberra, ACT, Australien
E-Mail: rhonda.brown@anu.edu.au

R. Brown und E. Thorsteinsson (Hrsg.), *Komorbidität*,
https://doi.org/10.1007/978-3-031-55637-1_8

Symptomkonkurrenz untersucht. Um das Ausmaß der Überschneidung zwischen den Störungen zu veranschaulichen, werden wir kurz die diagnostischen Kriterien für generalisierte Angststörung (GAD), Major Depressive Disorder (MDD), Insomniestörung (ID) und Chronic-Fatigue-Syndrom (CFS) wiederholen. Eine *GAD*-Diagnose basiert auf übermäßigen Ängsten im Zusammenhang mit verschiedenen Lebensproblemen, die länger als 6 Monate andauern, und Symptomen, die das Gefühl der Nervosität, Reizbarkeit, Konzentrationsschwierigkeiten, Müdigkeit/Erschöpfung und Schlafprobleme einschließen [2]. *MDD* ist gekennzeichnet durch einen Verlust von Interesse/Freude an allen Aktivitäten, der mindestens 2 Wochen andauert und mit fünf oder mehr anderen Symptomen einhergeht, einschließlich somatischer Symptome (z. B. Veränderungen im Appetit, Schlaf, Erschöpfung), neuropsychologischen Veränderungen (z. B. Schwierigkeiten beim Denken, Konzentrieren, Entscheidungen treffen) und affektiver/kognitiver Veränderungen (z. B. Gefühle von Wertlosigkeit/Schuld, Suizidgedanken) [2]. *ID* kann bei Menschen diagnostiziert werden, die eine anhaltende Beeinträchtigung der Schlafqualität erleben, einschließlich Schwierigkeiten beim Einschlafen und/oder Durchschlafen, sowie Gefühle von Erschöpfung, Reizbarkeit und Müdigkeit [2]. Im Gegensatz dazu wird *CFS* auf der Grundlage von chronischer Erschöpfung diagnostiziert, die mit beeinträchtigtem Schlaf, Muskel- oder Gelenkschmerzen, vergrößerten Lymphknoten und/oder beeinträchtigter Konzentration verbunden ist [3, 4]. Es ist also offensichtlich, dass es erhebliche Überschneidungen zwischen den verschiedenen Störungen gibt, einschließlich des Auftretens von Schlafproblemen, Erschöpfung und beeinträchtigter Konzentration.

Um die Bandbreite der methodischen Fragen im Zusammenhang mit der Messung von überlappenden Symptomen separat zu veranschaulichen, wird die Diskussion auf die phänomenologische und statistische Überschneidung zwischen Angst, Depression, Erschöpfung und hoch konkurrierenden Symptomen beschränkt. Wie oben ausführlich beschrieben, sind Angst- und Depressionsstörungen besonders stark komorbid und sie teilen auch eine Reihe von gemeinsamen Symptomen, einschließlich beeinträchtigten Schlafs, Erschöpfung und gastrointestinaler (GIT, z. B. Veränderung im Appetit) Symptome, einige

Symptome von Erschöpfungskrankheiten überschneiden sich auch mit Angst- und Depressionssymptomen [2]. Wie im nächsten Absatz diskutiert wird, gibt es in einigen Fällen klare veröffentlichte Protokolle für die Entfernung von Symptomüberschneidungen bei der gemeinsamen Beurteilung der Symptome. Zum Beispiel Protokolle, die skizzieren, welche somatischen Elemente (z. B. Schlafveränderungen) aus der Depressionsmessung entfernt werden sollten, um das Ausmaß der artefaktischen Überschneidung zwischen Depression und Erschöpfung zu reduzieren, die dadurch entsteht, dass die Symptome doppelt als zu Depression und Erschöpfung gehörend gezählt werden. Ein solcher Ansatz wird dazu tendieren, das Ausmaß der Überinflation der beobachteten Beziehung zwischen Depression und Erschöpfung zu reduzieren, was ein klareres Verständnis der Art der Beziehung ermöglicht, wie unten diskutiert wird.

8.1.1 Entfernung von überlappenden Skalenpunkten

Eine Korrelation zwischen zwei Konzepten überhöht, wenn die beiden Konzepte mit Skalen gemessen werden, die ähnliche (d. h. gemeinsame) Punkte enthalten, einschließlich gemeinsamer Punkte auf Depression- und Erschöpfungsskalen. Zum Beispiel enthält die Anxiety Stress Scale (DASS) einen Depressionseintrag „Ich konnte mich für nichts begeistern", der dem Fatigue-Severity-Scale-(FSS)-Eintrag „Meine Motivation ist niedriger, wenn ich erschöpft bin" ähnelt. Wenn also die DASS und FSS in der gleichen Studie verwendet werden, könnte es zumindest notwendig sein, die Inter-Skalen-Item-Korrelationen zwischen den Skalenwerten zu untersuchen. Zusätzlich könnten, um das Risiko von aufgeblasenen Korrelationen zwischen den verwandten Konzepten zu reduzieren, die gemeinsamen Punkte aus jeder (oder einer) Skala entfernt werden, um neue Skalen mit neuen Gesamtwerten zu erzeugen, um das Ausmaß der potenziellen Überinflation der Korrelationskoeffizienten für die Gesamtwerte zu reduzieren.

Ebenso ist offensichtlich, dass, wenn Schlafprobleme, Depressionssymptomatik und Erschöpfung zusammen in der gleichen Studie untersucht werden, die Stärke der Assoziation zwischen den Maßnahmen überschätzt werden könnte [5]. Wie oben erwähnt, gibt es in einigen Fällen klare Protokolle für die Entfernung von gemeinsamen Punkten. Zum Beispiel hat das Beck Depression Inventory-II [6] ein Protokoll für die Entfernung von somatischen Depressionssymptomen, damit sie nicht doppelt in Studien gezählt werden, die Depression und gleichzeitig auftretende Erschöpfung und beeinträchtigten Schlaf untersuchen. Das heißt, Forscher können ein Maß für „kognitive" Depression minus die somatischen Symptome der depressiven Stimmung berechnen, das dann mit somatischen Symptomen wie Erschöpfung in Beziehung gesetzt werden kann. Solche Anpassungen sind besonders wichtig, wenn man psychische Symptome bei Patienten mit chronischen Krankheiten (z. B. Multiple Sklerose) untersucht. Allerdings gibt es, wie unten ausführlich beschrieben, nur wenige andere veröffentlichte Protokolle für die Entfernung der gemeinsamen Symptome der Störungen (z. B. beeinträchtigter Schlaf und Angst).

Ebenso können maladaptive Coping- und Verhaltensmaßnahmen dazu neigen, verschiedene Elemente des gleichen Verhaltens zu bewerten, was potenziell zu einer überinflatierten Korrelation zwischen diesen führen kann. Als Beispiel enthält eine jugendliche Coping-Skala namens Measure of Adolescent Coping Strategies [7, 8] eine maladaptive Subskala (acting out), die Drogenkonsum bewertet. Sie bittet Jugendliche, jede Aussage auf einer 4-Punkte-Skala von 1 *(Ich habe nicht verwendet)* bis 4 *(Ich habe fast die ganze Zeit verwendet)* zu bewerten, in Bezug auf Aussagen wie: „Ich habe versucht, mich besser zu fühlen, indem ich Alkohol getrunken, geraucht, Drogen oder Medikamente verwendet habe" [7, 8]. Wenn also ein Forscher „acting out" in Bezug auf Verhaltensdrogenkonsum untersucht, wird die Assoziation zwischen ihm und Drogenkonsum wahrscheinlich aufgeblasen sein. In diesem Fall gibt es jedoch kein klares Protokoll für die Entfernung der überlappenden Punkte. Als Konsequenz wird ein Forscher die statistischen Auswirkungen der Überschneidung untersuchen und möglicherweise dafür kontrollieren müssen oder alternativ andere Anpassungen (z. B. Punkteentfernung) vornehmen, falls notwendig.

Es gibt also skalenbasierte Methoden, die Forschern helfen können, das Ausmaß der artefaktischen Überschneidung zwischen verschiedenen ‚Symptomgruppen' zu reduzieren, aber nur für einige Symptome/

Störungen (z. B. Depression und Erschöpfung). Daher besteht ein klarer Bedarf, andere evidenzbasierte Protokolle für die Entfernung von Überschneidungen zwischen Symptomen (z. B. beeinträchtigter Schlaf und Erschöpfung) zu entwickeln, die häufig gemeinsam bewertet werden. Alternativ könnte es jedoch einen theoretischen Grund geben, keine Anpassungen für das Ausmaß der Überschneidung vorzunehmen, da jede Anpassung das Risiko birgt, die Zuverlässigkeit und Validität der verwendeten Skalen zu beeinträchtigen und möglicherweise das Ausmaß der Beziehung zu unterschätzen, was Auswirkungen auf die Untersuchung möglicher gemeinsamer kausaler Wege haben könnte. Wenn zum Beispiel beeinträchtigter Schlaf kausal mit Erschöpfung über Müdigkeit verbunden ist, dann könnte die Entfernung der Überschneidung zwischen der Messung von Schlaf und Erschöpfung die Beurteilung der mutmaßlichen kausalen Beziehung verschleiern. Es besteht jedoch zumindest ein Bedarf, die verschiedenen Störungen und ihre Symptome, insbesondere in Bezug auf ihre gemeinsamen Symptome, klarer zu operationalisieren. Wenn der Leser mehr über einige dieser Ansätze im Detail lesen möchte, gibt es eine Fülle von geeigneten Büchern zum Thema [9–11].

Im Falle, dass kein veröffentlichtes (Artikelentfernungs-) Protokoll verfügbar ist, könnte es für einen Forscher verlockend sein, mehrere überlappende Artikel zu entfernen, insbesondere wenn eine große Anzahl von Fragebögen an die Teilnehmer ausgegeben wird. Zum Beispiel könnte es verlockend sein, Artikel aus einer Angstskala zu entfernen, wenn sie mit Artikeln in der Erschöpfungsskala übereinstimmen. Dies kann jedoch problematisch sein, da es unmöglich sein wird, die Artikel später in der Studie wieder einzufügen, was ausschließt, (a) die Erschöpfungs- und Depression/Angst-Scores mit den Ergebnissen aus anderen Studien zu vergleichen, (b) die Validität und Zuverlässigkeit der Skalen zu bewerten und (c) Ihre Datensätze mit einem anderen Datensatz zusammenzuführen. Schließlich, wenn Sie sicherstellen, dass Sie alle Artikel von Anfang an einbeziehen, können Sie sie jederzeit aus Ihren Berechnungen und Analysen entfernen, aber Sie können die Artikel nicht zurückfügen.

Ein weiteres Problem bei der Präsentation ähnlich formulierter Artikel in verschiedenen Fragebögen besteht darin, dass die Teilnehmer leicht von der Wiederholung ermüden können. Daher könnte zu Beginn des Fragebogens eine kurze Erklärung erforderlich sein, um ihnen zu erklären, dass es eine gewisse Wiederholung in den Fragen gibt, aber sie sollen alle Artikel nach bestem Wissen und Gewissen beantworten. Als Randnotiz, wenn ein Forscher einen Online-Fragebogen mit einem guten „Fragebogen-Liefersystem" präsentiert, dann könnte es nützlich sein, die Reihenfolge der Skalen zu randomisieren. Allerdings, um das Risiko zu verringern, dass die Teilnehmer aus der Studie ausscheiden, könnte es am besten sein, die belastenden Artikel gegen Ende des Fragebogenblocks zu platzieren. Darüber hinaus möchten Forscher vielleicht Schlüsselmaßnahmen (z. B. abhängige Variablen) in den frühen Teil des Fragebogens einfügen, falls die Teilnehmer auf halbem Weg aussteigen und so den Forschern einige nützliche Informationen hinterlassen.

Daher könnte ein starkes Argument dafür angeführt werden, den Teilnehmern die vollständige Version der ursprünglichen Skalen (d. h. mit allen Artikeln enthalten) zu präsentieren, was es dem Forscher ermöglichen würde, die Skalenwerte (z. B. Depression) mit und ohne die verschiedenen entfernten Artikel zu untersuchen (d. h. roh vs. roh-Artikel-entfernt). Die Einbeziehung der Vollskalenmaßnahmen sollte jegliches Bedauern nach der Stichprobenentnahme verhindern, zum Beispiel, wenn der Forscher den Gesamtdepressionsscore berechnen wollte, um ihn mit den normierten Werten für Depression auf dieser Skala zu vergleichen, was unmöglich wäre, wenn nicht alle Skalenartikel enthalten gewesen wären.

Schließlich könnte ein alternativer Ansatz verwendet werden, um die Beziehung zwischen verschiedenen „Symptomgruppen" (z. B. Angst, Depression) [1] zu untersuchen. Insbesondere, da jede Symptomgruppe aus einer Untergruppe von Symptomen besteht, könnte jede als separate, aber verwandte Unterentitäten konzeptualisiert werden [1]. Eine solche Behauptung wurde von Schmittmann et al. [12] aufgestellt, die psychologische Attribute (z. B. Angst) als „Netzwerke von direkt verwandten Beobachtbaren" konzeptualisiert haben. Das heißt, ein einzelnes Konstrukt (z. B. Angst) könnte als ein *Netzwerk von verwandten Variablen* konzeptualisiert werden, das somatische Erregung, kognitive Erregung und Angstgedanken umfasst, die in gewissem Maße mit anderen Konstrukten (z. B. Depression) übereinstimmen. Das heißt, anstatt eine einzige kohärente Symptomgruppe zu sein, könnte Angst besser als ein klinisches Phänomen konzeptualisiert werden, das aus somatischer Erregung, kognitiver Erregung und Angstgedanken besteht, während Depression aus negativem Affekt, negativen Gedanken und allgemeinen (z. B. Erschöpfung) und organspezifischen (z. B. GIT) somatischen Symptomen bestehen könnte.

Die Strukturgleichungsmodellierung könnte ein besonders nützlicher Ansatz sein, um ein solch komplexes Modell zu testen, das aus verschiedenen Konstrukten besteht, die jeweils separate (aber überlappende) Symptomuntergruppen haben. Zum Beispiel könnte eine abhängige Variable (Angst) aus einer latenten Variable bestehen, die aus somatischer Erregung, kognitiver Erregung und Angstgedanken besteht. Ein solcher analytischer Ansatz hat offensichtliche Vorteile – er könnte die Modellierung verschiedener Risikofaktoren in Bezug auf die separaten Aspekte jedes Konstrukts ermöglichen, mit der Erwartung, dass es unterschiedliche Risikofaktor-Ergebnis-Beziehungen für verschiedene Aspekte des Konstrukts geben wird. Zum Beispiel könnte grüblerisches Denken stärker Angst-bezogene Angstgedanken vorhersagen als Angst-bezogene somatische Erregung.

Allerdings sind dem Autor keine empirischen Studien bekannt, die einen solchen analytischen Ansatz zur Modellierung potenzieller kausaler Beziehungen zwischen Variablen verwendet haben. Dennoch wurden in den letzten Jahren die potenziell trennbaren Aspekte des Angstkonstrukts in Bezug auf die Verursachung von Angststörungen bewertet. Zum Beispiel wurden Angstsensitivität (d. h. Angst vor Angstsymptomen) und Intoleranz gegenüber Unsicherheit als separate (aber überlappende) kognitive Entitäten untersucht, die integral zu (aber trennbar von) Zustandsangst und dem Vorhandensein von Angststörungen sind.

8.1.2 Längsschnitt- und Experimentelle Studien

In diesem Buch haben wir versucht, wo möglich, metaanalytische Ergebnisse von prospektiven Längsschnittstudien zu präsentieren, oder wenn nicht, Ergebnisse aus großen prospektiven Längsschnittstudien. Das heißt, wir haben Beweise vorgelegt, die aus den zusammengefassten Ergebnissen mehrerer Studien (d. h. Metaanalyse) oder zumindest großen Studien stammen, die den zeitlichen Zusammenhang (über die Zeit) zwischen den Risikofaktoren und dem späteren Auftreten der Symptome/Störungen untersucht haben. Wie im Kap. 1 erwähnt, erfordert unsere gegenwärtige Vorstellung von Kausalität in der Regel, dass die Ursache eines Ereignisses dessen Beginn in der Zeit *vorausgeht,* daher können nur Längsschnitt- (und experimentelle) Studienergebnisse dieses Kriterium in größerem oder geringerem Maße erfüllen.

Zumindest ist es notwendig, über die Ergebnisse von Korrelations- (Querschnitt-) Studien hinauszuschauen, um mögliche kausale Pfade zu entwirren, die die Entwicklung der Störungen und Symptome untermauern. Ein Längsschnittstudiendesign ist auch ideal für die Untersuchung von Modellen, die statistische Mediation [10] und Moderationsanalysen einbeziehen, die es einem Forscher ermöglichen, unabhängige Variablen, die zu Zeitpunkt 1 gemessen wurden, zur Vorhersage von Mediatoren zu verwenden, die zu Zeitpunkt 2 gemessen wurden und die dann die abhängige Variable/n zu Zeitpunkt 3 vorhersagen. Wenn die abhängigen Variablen zu den Zeitpunkten 1–3 gemessen werden, können sie als Kovariaten in den Analysen verwendet werden. Das heißt, ihre Auswirkungen können statistisch kontrolliert werden. Eine solche Analyse würde einem Forscher sehr helfen, die potenziellen Mechanismen zu testen, die eine Störung oder ein Symptom untermauern, und zu verstehen, wie sich die Beziehung im Laufe der Zeit entwickelt. Wie im nächsten Abschnitt ausführlicher erläutert wird, würde der Ansatz das Testen von individuellen Risikofaktoren (oder zusammengesetzten Risikofaktoren) als potenzielle Mechanismen im Laufe der Zeit erleichtern sowie die wahrscheinlichen indirekten Verbindungen zwischen ihnen und den Symptomen (oder Störungen) im Laufe der Zeit.

Dennoch gehören zu den Nachteilen von Längsschnittstudien, dass die Ausfallrate in der Regel hoch ist, insbesondere bei Online-Umfrage-basierten Studien, insbesondere in dem Fall, dass ausreichend Zeit vergehen muss, um eine signifikante Veränderung in den Variablen von Interesse zu ermöglichen. Ohne eine signifikante Veränderung der abhängigen Variable über die Zeit wird es nicht genügend veränderungsbezogene Varianz geben, die ordnungsgemäß untersucht und in den Risikofaktoranalysen vorhergesagt werden kann. Im Gegensatz dazu muss dieses Problem jedoch mit dem wahrscheinlichen zeitlichen Effekt des Risikofaktors in Einklang gebracht werden, zum Beispiel, ob er kurzfristig wirkt oder seine Wirkungen lang anhaltend sind. Diese und andere statistische Ansätze werden weiter unten ausführlicher diskutiert.

Experimentelle Studien (z. B. randomisierte kontrollierte Studien, RCT) sind erforderlich, um eine Kausalität ordnungsgemäß festzustellen. Allerdings tragen Längsschnitt- und Korrelationsstudien zur wissenschaftlichen Literatur bei. In erster Linie können sie dazu verwendet werden, das Ausmaß einer Beziehung zwischen zwei Variablen zu ermitteln, als Vorstufe zu einer experimentellen Studie. Darüber hinaus sind auch Studiendesigns erforderlich, die Längsschnittfeldstudien einschließen, die versuchen, Daten zu erfassen, die das ‚wirkliche Leben' widerspiegeln (anstatt Daten, die in einem experimentellen Laborumfeld erfasst werden), um die wahrscheinlichen ‚kausalen Pfade', die in experimentellen Studien festgestellt wurden, zu hinterfragen. Zum Beispiel haben achtsamkeitsbasierte Therapien (z. B. Achtsamkeitsmeditation) konsequent gezeigt, dass sie die Stimmung bei Menschen mit Angst- und/oder Depressionssymptomen verbessern. Aufgrund der Komplexität der Therapie (z. B. verschiedene Übungen zur Wahrnehmung von Körperempfindungen, Emotionen und Denken) war es jedoch schwierig, die genauen Mechanismen zu ermitteln, die die Verbesserung untermauern.

Zum Beispiel schlagen einige Forscher vor, dass die klinische Verbesserung, die bei Klienten während der Therapie zu sehen ist, auf ihre stärkere Konzentration und Reflexion über ihr grüblerisches Denken zurückzuführen ist [13], während andere vorschlagen, dass es auf eine stärkere Konzentration auf periphere Körperempfindungen (z. B. im Falle von progressiver Muskelentspannung) und verschiedene andere Mechanismen zurückzuführen ist [14]. Daher hat Achtsamkeitsmeditation offensichtlich einen Nutzen bei der Verbesserung der psychischen Gesundheit bei zumindest einigen Individuen, aber es ist unklar, wie genau sie funktioniert. In diesem Fall hätte eine Längsschnittstudie, die eine Reihe von konkurrierenden potenziellen Mechanismen vergleicht, offensichtlich einen Nutzen bei der Identifizierung der wahrscheinlichsten Mechanismen, die die beobachtete Verbesserung als Folge der Therapie untermauern.

8.2 Statistische Ansätze

Der wichtigste Aspekt jeder statistischen Analyse besteht darin, klar und transparent zu dokumentieren, welcher statistische Ansatz gewählt wurde. Daher muss bei einem Datensatz darauf geachtet werden, jede Manipulation der Variablen (z. B. Datentransformation) in der Syntax, den Variablenbezeichnungen und den Wertbezeichnungen zu dokumentieren. Darüber hinaus sollten die Forscher bei der Darstellung der Ergebnisse sicherstellen, dass sie den verwendeten statistischen Ansatz im Methodenteil des Papiers klar erklären und, wenn möglich, den Datensatz öffentlich zugänglich machen, damit die Leser verschiedene Analysen mit einem anderen Ansatz zum Vergleich durchführen können.

Statistisch gesehen ist es üblich, bei der Analyse der Beziehung zwischen zwei oder mehr Symptomen/Zuständen eine oder mehrere der folgenden Analysen zu verwenden, einschließlich Pearsons Korrelationskoeffizient (oder Spearmans Rho), partieller Korrelationen, multipler Regressionsanalysen, einschließlich hierarchischer multipler Regressionsanalysen, und Strukturgleichungsmodellierung oder Pfadanalyse.

In der Regressionsanalyse erfassen *Residualwerte* zum Beispiel die Differenz zwischen dem Durchschnitt der Stichprobe oder der am besten passenden Regressionslinie und den individuellen Werten und erfassen somit das, was von der Regressionslinie ‚unerklärt' bleibt. Diese Residualwerte können gespeichert und in weiteren statistischen Analysen verwendet werden. Zum Beispiel könnte eine Studie über Depression und Erschöpfung eine *Regressionsanalyse* durchführen, bei der Depression der Prädiktor und Erschöpfung die abhängige Variable ist, das Speichern des Residualwerts für Erschöpfung würde es den Forschern ermöglichen, eine Erschöpfungsvariable zu erstellen, bei der die durch Depression erklärte Varianz herausgerechnet (entfernt) wurde. Es könnte jedoch argumentiert werden, dass Erschöpfung ohne überlappende Depressionssymptome gar keine Erschöpfung ist, sondern eine Teilkomponente von Erschöpfung. Ebenso kann, wie oben diskutiert, das Herausrechnen der Auswirkungen von Erschöpfung auf Depression zu einem reinen Maß für „kognitive Depression" führen, aber dies ist nur eine

Teilkomponente der depressiven Stimmung. Als Ergebnis könnten Analysen, die auf den Teilkomponenten von Depression und Erschöpfung durchgeführt werden, in zukünftigen Studien, die die vollständigen Versionen der Depression- und Erschöpfungsskalen verwenden, nicht repliziert werden. Daher könnte es unmöglich sein, die Studienergebnisse mit den Ergebnissen aus früheren Studien zu vergleichen, die die vollständigen Skalen verwendet haben. Ebenso könnte ein Forscher eine hierarchische Regressionsanalyse oder *partielle Korrelationen* verwenden, um dem zu ermöglichen, eine Variable zu kontrollieren und die Korrelation zwischen den verbleibenden Variablen zu ermitteln. So könnte ein Forscher beispielsweise an der Korrelation zwischen Depression und Angst interessiert sein, während er die Erschöpfung kontrolliert, dies würde ähnlich funktionieren wie die Verwendung von Residualwerten in der Regressionsanalyse.

Anstatt jedoch die gemeinsamen somatischen Symptome von Depression und Erschöpfung zu entfernen (oder dafür zu kontrollieren), könnte ein alternativer statistischer Ansatz darin bestehen, die Depressions- und Erschöpfungswerte zu *kombinieren* in eine latente Variable, die zum Beispiel verwendet werden könnte, um ein Modell zu testen, das die Auswirkungen von belastenden Lebensereignissen auf die Schlafqualität untersucht. Das heißt, wenn Depression und Erschöpfung eher peripher zur Hauptforschungsfrage waren (d. h. sagt Stress beeinträchtigten Schlaf voraus?), dann könnten ihre Werte kombiniert und als Kovariate in der Analyse verwendet werden. Zum Beispiel könnte der Forscher Depression und Erschöpfung mit *Strukturgleichungsmodellierung* (SEM) kombinieren, um eine latente Variable zu erstellen, die die beiden Maße zu einem einzigen latenten Konstrukt (bestehend aus Depression und Erschöpfung) zusammenfasst, das die Auswirkungen von Depression und Erschöpfung auf die Gesundheit erfasst. Die latente Variable könnte dann in der SEM verwendet werden, um die Beziehung zwischen Stress und Schlaf zu testen.

Schließlich können longitudinale (und querschnittliche) Studiendesigns es einem Forscher ermöglichen, mehrere verschiedene Symptome und Risikofaktoren zusammen zu modellieren (z. B. mehrere strukturelle Gleichungsmodelle). Dies kann besonders nützlich sein, wenn das zu untersuchende Phänomen, die Komorbidität, am ehesten in Bezug auf (potenziell) zirkuläre kausale Pfade beschrieben wird, einschließlich der Präsenz von bidirektionalen Beziehungen und Dysfunktionen in mehreren biologischen Systemen. Zum Beispiel haben wir in Kap. 3 die Annahme untersucht, dass ein nachtbezogener Anstieg der Körpertemperatur die beeinträchtigte Schlafqualität bei Menschen, die spät in der Nacht essen, parsimonisch erklären kann. Wie unten detailliert, könnte die Modellierung von mehreren verschiedenen Symptomen/Störungen und Risikofaktoren zusammen verwendet werden, um zu bestimmen, ob das späte Essen in der Nacht einem Wechsel der Körpertemperatur vorausgeht oder umgekehrt, und es könnte verwendet werden, um konkurrierende Theorien zu testen (z. B. war der beeinträchtigte Schlaf stattdessen das Ergebnis der Beleuchtung, die zum Zubereiten der nächtlichen Mahlzeit verwendet wurde). Das heißt, die Modelle könnten testen, ob eine lichtinduzierte Veränderung der Melatoninsekretion am ehesten den beeinträchtigten Schlaf oder eine Veränderung der Körpertemperatur erklärt.

Standard-*Zeitreihen-Modellierungstechniken* können verwendet werden, um zu untersuchen, ob die Ursache, *X*, stärker mit einer Wirkung, *Y*, zu einem späteren Zeitpunkt korreliert als *Y* mit *X* nach *Y*. Ein solcher Ansatz würde es ermöglichen zu bestimmen, ob eine Veränderung der Körpertemperatur dem späten Essen in der Nacht folgte oder umgekehrt. Wenn das späte Essen in der Nacht häufiger der Erhöhung der Körpertemperatur vorausging als die erhöhte Körpertemperatur dem späten Snacken, würde dies darauf hindeuten, dass das späte Essen in der Nacht (oder seine kausalen Vorläufer) die erhöhte Körpertemperatur verursacht haben könnte. In diesem Beispiel gibt es auch die Frage der Latenz: Wenn das späte Snacken die Körpertemperatur beeinflusst, wie lange dauert es, bis die Wirkung eintritt und wie lange und stark wird die Wirkung tendenziell sein? Standard-Zeitreihen-Analysetechniken existieren, um diese Verzögerung und Dauer zu ermitteln, und je feinkörniger die Zeitreihendaten sind, desto genauer werden die Schätzungen von Verzögerung und Dauer sein.

Wie jedoch im obigen Abschnitt erwähnt, kann es schwierig sein, das optimale Zeitintervall zwischen den verschiedenen Messpunkten in einem longitudinalen Studiendesign festzulegen. Zum Beispiel, sind 3 Monate ausreichende Nachbeobachtungszeit, um Veränderungen in einer oder mehreren der Ergebnisvariablen zuzulassen? Darüber hinaus kann die Zeit, die benötigt wird, um eine erhebliche Veränderung in der Depression zu erreichen, mehr (oder weniger) sein als die Zeit, die benötigt wird, um eine signifikante Veränderung im Schlaf zu erreichen. Im Falle, dass die beiden Symptomgruppen eine unterschiedliche zeitliche Entwicklung haben, können Probleme in den Studienanalysen auftreten. Zum Beispiel, wenn nur eine geringe Veränderung der Schlafqualität über 3 Monate auftritt, dann wird es wenig Varianz geben, die möglicherweise durch das späte Essen in der Nacht vorhergesagt werden könnte. Ähnlich ist es in einer RCT-Studie (experimentelle Studie) notwendig, die optimale Größe und Dauer der Therapie/Intervention sowie die Größe und Dauer der erwarteten Veränderungen festzulegen, um zu bestimmen, wann es am besten ist, die Nachfolgeeffekte zu beobachten. Zum Beispiel in einer RCT, die darauf abzielt, das späte Essen in der Nacht zu minimieren, müssen die optimalen Komponenten und die Dauer der Therapie festgelegt werden, um die optimalen Auswirkungen auf den Schlaf zu bestimmen.

Das heißt jedoch nicht, dass eine Kausalität besteht, da es immer möglich ist, dass eine dritte Variable, *Z*, auf eine Weise mit sowohl *X* als auch *Y* kausal verbunden ist, dass sie die *kreuzverzögerten Unterschiede* in den Korrelationen erzeugt. Daher ist es immer noch nützlich, „reale" longitudinale Feldstudien zu verwenden, um potenzielle kausale Beziehungen zu identifizieren und sie dann später in experimentellen Studien zu testen, um die Kausalität zu etablieren. Darüber hinaus kann eine Prädiktorvariable (z. B. Nachtessen) auch andere Aspekte der Datenserie beeinflussen, die modelliert wird (z. B. Schlaf über die Zeit). Zum Beispiel kann das Nachtessen die Melatoninsekretion verändern und/oder die Körpertemperatur verändern. Eine solche Bewertung kann jedoch die *Autokorrelations*struktur der Körpertemperaturserie beeinflussen und somit möglicherweise einen anspruchsvolleren Modellierungs- und Bewertungsansatz erfordern. Autokorrelation (oder serielle Korrelation) ist effektiv eine Art von Pearsons Korrelationskoeffizient, der verwendet werden kann, um wiederkehrende Muster wie den zirkadianen Rhythmus der Körpertemperatur zu erfassen. Das heißt zum Beispiel, der zirkadiane Rhythmus der Körpertemperatur (oder der Schlaf-Wach-Zyklus) kann einen komplexeren analytischen Ansatz erfordern, einschließlich der Verwendung von Cosinor-Analyse, bei der ein Algorithmus, der den Zyklus beschreibt, untersucht wird [15].

Schließlich, in Bezug auf die Bewertung der Körpertemperatur, muss eine Vielzahl von *Kovariaten* in den Analysen berücksichtigt werden, mehr als wenn andere weniger komplizierte Konzepte modelliert werden. Insbesondere und mindestens besteht die Notwendigkeit, verschiedene Faktoren zu berücksichtigen, die bekanntermaßen die Körpertemperatur verändern, wie: Umgebungstemperatur [16], Alkoholkonsum [17], Alter [18], Kalorienrestriktion [19, 20], Drogenkonsum (z. B. Stimmungsstabilisator) [21, 22], Koffeinkonsum [23], und Menopausenstatus [24].

8.3 Überlappende Risiko- und Schutzfaktoren

Wie oben detailliert beschrieben, können überlappende (oder gemeinsame) Symptome zu Messproblemen in Studien führen, die zwei oder mehr komorbide Störungen oder zwei oder mehr gleichzeitige Symptome untersuchen. Darüber hinaus teilen jedoch viele der in diesem Buch erwähnten Störungen und Zustände auch *überlappende Risiko- (und Schutz-) Faktoren,* was den analytischen Ansatz weiter komplizieren kann. Solche Faktoren müssen daher möglicherweise berücksichtigt werden, wenn die Studie entworfen wird, wie im Detail in Kap. 9 diskutiert.

Als Beispiel kann die Verwendung von adaptiven Bewältigungsstrategien (z. B. die Suche nach sozialer Unterstützung) dazu beitragen, das Ausmaß zu puffern, in dem ein Stressor zu Angst führt. Es könnte daher als Schutzfaktor für Angst betrachtet werden, während maladaptive Bewältigung (z. B. Flucht-Vermeidung) tendenziell als Risikofaktor für die Entwicklung von Angststörungen angesehen wird. Darüber hinaus kann die Suche nach sozialer Unterstützung auch vor der Entwicklung von Depressionen und Schlafproblemen schützen, möglicherweise durch eine Reduzierung der Angst, aber auch durch andere mögliche Mechanismen. So könnte zum Beispiel ein statistisches Modell die wahrscheinlichen kausalen Wege zwischen sozialer Unterstützung und Bewältigung von Angst, Depression und Schlaf sowie mögliche

Interaktionen zwischen ihnen adressieren. Etwas anders, wie in Kap. 7 diskutiert, ist die Nutzung elektronischer Geräte ein bekannter Risikofaktor für und wahrscheinlicher Auslöser von Schlafproblemen (z. B. Schlaflosigkeit), Stimmungsstörungen (z. B. depressive Stimmung), Gewichtszunahme und Übergewicht/Fettleibigkeit, obwohl unklar ist, ob ähnliche (oder unterschiedliche) Mechanismen in jedem Fall beteiligt sind und ob die Störungen auch kausal miteinander verbunden sind.

Unabhängig von den in jedem Fall beteiligten Mechanismen besteht jedoch ein klarer Bedarf, diese überlappenden Risikofaktoren besser in komplexere realitätsnahe Modelle der Krankheitsursache zu integrieren. Darüber hinaus, da einige Symptome und Störungen (z. B. Angst) auch Risikofaktoren für andere Störungen (z. B. Depression) sind, besteht ein Bedarf, die überlappenden Risikofaktoren in Bezug auf mehrere verwandte Störungen gleichzeitig zu modellieren. Das heißt, wenn ein Risikofaktor nur in Bezug auf eine einzige Störung betrachtet wird, dann werden seine realen Auswirkungen auf die allgemeine Gesundheit unterschätzt. Im Gegensatz dazu könnten die vermuteten Auswirkungen von Schutzfaktoren (z. B. die Suche nach sozialer Unterstützung) auf die gleiche Weise unterschätzt werden. Eine solche Situation wird wahrscheinlich klinische Auswirkungen haben, zum Beispiel könnten einige Risikofaktoren (z. B. nächtliches Essen, gestörter Schlaf) bei einer Intervention zur Behandlung von Übergewicht/Fettleibigkeit ausgeschlossen oder übersehen werden (anstelle von anderen besser bekannten Risikofaktoren wie Binge-Eating), trotz der bekannten Beziehung zwischen nächtlichem Essen, Binge-Eating, gestörtem Schlaf und Übergewichtsstatus und Gewichtszunahme über die Zeit [4, 25] (siehe Kap. 3, Abschn. 3.2). Das heißt, nächtliches Essen und Schlafhygienepraktiken könnten effektiv in die Intervention zur Behandlung von Übergewicht/Fettleibigkeit einbezogen werden, zusammen mit einem Fokus auf Binge-Eating, aber dies geschieht in der Realität nicht, aufgrund der bereits erwähnten Tendenz von Forschern, einzelne Störungen und begrenzte Risikofaktoren zu untersuchen.

In Bezug auf dieses Beispiel ist der Zustand der Dinge wahrscheinlich auf den starken Fokus auf Binge-Eating-Verhalten in der klinischen Literatur zur Fettleibigkeit zurückzuführen. Allgemeiner gesagt, ist es jedoch möglich, dass eine Vielzahl verschiedener Risiko- und

Schutzfaktoren miteinander interagieren, um die Auswirkungen auf verschiedene Aspekte der Gesundheit zu verstärken oder abzuschwächen. Wie im Kap. 3 detailliert beschrieben, ist bereits bekannt, dass Binge-Eating dazu neigt, mit nächtlichem Essen, gestörtem Schlaf, affektiver Belastung und Übergewicht/Fettleibigkeit zusammenzutreffen, und es ist bekannt, dass jeder der Risikofaktoren, einschließlich der Symptome, miteinander in Beziehung steht. Es ist daher an der Zeit, dass Forscher versuchen, das Ausmaß der realen Komplexität, die zwischen bekannten Risikofaktoren, Schutzfaktoren und verwandten Symptomen und Störungen besteht, zu modellieren.

Wie im Kap. 9 detailliert beschrieben, haben die meisten bisherigen Risikoanalysestudien die Odds Ratios (oder Hazard Ratios) individuell für jeden einzelnen Risikofaktor, für jeden Zustand von Interesse berechnet, aber sie wurden selten für stark verknüpfte *Cluster von Risikofaktoren* in Bezug auf mehrere komorbide Zustände berechnet. Darüber hinaus haben nur wenige bisherige longitudinale Risikostudien einen großen Pool potenzieller Risikofaktoren bewertet, um zu bestimmen, welcher von ihnen die kohärenteste Erklärung für die Störung/das Symptom liefert. Als Ergebnis wissen wir wenig darüber, wie verschiedene (oder verwandte) Risikofaktoren miteinander interagieren, um zu zwei oder mehr komorbiden Zuständen beizutragen. Es ist daher klar, dass wir in Zukunft komplexe Risikoanalysen zu Clustern von verknüpften Risikofaktoren und mehreren Zuständen durchführen müssen, anstatt zu einzelnen Risikofaktoren und einzelnen Zuständen.

Es ist jedoch unklar, welcher analytische Ansatz am besten geeignet ist, wenn ein Forscher ein komplexes realitätsnahes Modell testen möchte, wie das beschriebene. Dennoch sind die Interaktionen zwischen den verschiedenen Risiko- und Schutzfaktoren und mehreren Ergebnissen vielleicht am besten in theoretischen Modellen eingebunden, die mit Hilfe von *Moderationsanalysen* [10] und SEM [11, 26] getestet werden, und auch kausale Modelle könnten mit *Mediationsanalysen* und SEM erfasst werden [10] und *SEM* [11, 26]. In allen Fällen muss ein Forscher zunächst die Ergebnisse sorgfältig interpretieren und genau überlegen, wie er die Ergebnisse präsentieren möchte, einschließlich der Berichterstattung über Odds Ratio (OR), adjustierte Odds Ratio

(AOR), wenn andere überlappende Variablen (z. B. Confounding) angepasst werden, R^2 oder andere Indizes.

8.4 Andere Forschungs- und Datenverarbeitungsansätze

Mehrere andere relevante Themen werden hier kurz beschrieben, aber nicht im Detail. Erstens, angesichts des jüngsten Aufkommens von Big Data, können viele Forscher nun auf große Datensätze zugreifen, die mehrere verwandte Maßnahmen enthalten, die im Laufe der Zeit wiederholt werden, möglicherweise einschließlich Risikofaktor-, Symptom-/Störungs- und biologischer Prozessdaten. Angesichts unseres gegenwärtigen ‚Überflusses an Reichtümern' könnte es nützlich sein, einen „Data-Mining-Ansatz" in Betracht zu ziehen, um neuartige potenzielle kausale Wege zu erkunden oder neuartige Wege der Betrachtung der Verbindungen zwischen den verschiedenen Risikofaktoren und Ergebnismaßnahmen zu betrachten. Maschinelles Lernen, Algorithmen oder Künstliche-Intelligenz-Ansätze könnten potenziell verwendet werden, um die Daten auf diese Weise zu erkunden.

Ein solcher Ansatz wird sicherlich durch den umfangreichen Zugang erleichtert, den wir Forscher derzeit zu Open-Access-Datensätzen haben. Abgesehen davon, dass die Datensätze zur Durchführung systematischer Analysen (z. B. Metaanalyse) verwendet werden, könnten sie alternativ dazu verwendet werden, ein bestimmtes komplexes realweltliches Modell (von interagierenden Risikofaktoren und Symptomen/Störungen) in mehreren Datensätzen oder in Computersimulationen der Daten zu testen. Wie jedoch im Kap. 2 ausführlich beschrieben, haben nur wenige vorherige Studien versucht, einen solchen analytischen Ansatz zu verwenden.

Zweitens, in Bezug auf experimentelle Studien (z. B. klinische RCTs), ist es in den meisten Rechtsordnungen zunächst notwendig, die Studie vorab zu registrieren (z. B. Australian New Zealand Clinical Trials Registry; http://www.anzctr.org.au/). Ebenso bietet CONSORT (Consolidated Standards of Reporting Trials, http://www.consort-statement.

org/) eine Checkliste und eine Flussdiagrammvorlage für die Berichterstattung über den Fortschritt von randomisierten kontrollierten Studien. Die Checkliste konzentriert sich auf die Berichterstattung über die Art und Weise, wie die Studie entworfen, analysiert und interpretiert wird. Der Registrierungsprozess ist erforderlich, um die Qualität der Forschungsstudie zu gewährleisten (und zu regulieren), Schäden für die an der Studie beteiligten Teilnehmer zu minimieren und eine Aufsicht über mögliche ethische Implikationen der Studie zu bieten. Ein solch hohes Maß an Aufsicht über klinische RCTs hat sicherlich zu einer Verbesserung der Qualität der Forschung geführt und dafür gesorgt, dass alle relevanten Patientenüberlegungen und ethischen Fragen von Anfang an ordnungsgemäß behandelt werden.

Leider existieren für den größten Teil die gleichen Rahmenbedingungen noch nicht, um Forschern (und ihren Teilnehmern) bei der Optimierung des Designs von nicht experimentellen Studien und der Analyse und Berichterstattung der Studienergebnisse zu helfen. Dennoch ermöglicht eine kürzlich entwickelte Website *AsPredicted* (https://aspredicted.org/) den Forschern, ihre Hypothesen vorab zu registrieren, um zu verhindern, dass sie die Hypothesen ändern, um die spezifischen Ergebnisse der Studie anzupassen.

Ebenso ermutigen einige Zeitschriften die Forscher nun, ergebnisfreie Forschungsartikel einzureichen (z. B. BMC Psychology) als Teil eines Pilotprogramms, in der Erwartung, dass die Ergebnisse später berichtet werden. Ein solcher Einreichungsprozess bedeutet, dass die Redakteure und Gutachter der Zeitschrift das Manuskript bewerten können, ohne die Studienergebnisse zu kennen, zumindest in den Anfangsphasen des Begutachtungsprozesses. Es ist möglich, dass dieser Art von Einreichungsprozess die Gutachter der Zeitschrift dazu ermutigen könnte, sich mehr auf die Qualität der Forschung zu konzentrieren als auf die Studienergebnisse. Potenziell könnten sie auch redaktionelle Ratschläge zur Studiengestaltung geben, wenn das Feedback rechtzeitig gegeben wird. Allgemeiner gesagt, hat ein solcher Ansatz offensichtliche Vorteile in Bezug auf eine bessere Aufsicht über die in Forschungsstudien verwendeten Methoden und potenziell könnte er sogar das Potenzial der Forschungsstudie maximieren. Zum Beispiel könnte ein Zeitschriftenredakteur einem Forscher vorschlagen, eine zusätzliche erklärende

Variable in die Studie aufzunehmen oder ein standardisiertes Maß für ein Konstrukt zu wählen, anstatt (oder zusätzlich zu) einem neuartigen Maß, damit die Ergebnisse leichter mit den Ergebnissen anderer Studien verglichen werden können. Schließlich werden anonymisierte Datensätze zunehmend von Forschern und Forschungsstudenten in der öffentlichen Arena über Websites wie *figshare* (https://figshare.com/) geteilt. Allerdings muss ein solcher Ansatz noch standardisiert werden.

So ist es in Wahrheit noch ein langer Weg, bis wir das Phänomen der Krankheitskomorbidität vollständig verstehen können, denn derzeit haben wir noch keine optimalen Rahmenbedingungen und Prozesse etabliert, die ein tieferes Verständnis des Phänomens erleichtern könnten. Wie in diesem Kapitel ausführlich beschrieben, wird ein solches Verständnis nur erreicht, wenn wir die Arbeit verschiedener Forscher auf eine sinnvollere Weise miteinander verknüpfen können, insbesondere durch die Verbesserung des Zugangs zu mehr Datensätzen, die aus gut durchgeführten Studien gewonnen wurden.

8.5 Zusammenfassung

Wie in diesem Kapitel ausführlich beschrieben, sind anspruchsvolle methodologische und statistische Überlegungen (und Ansätze) erforderlich, um die Komorbidität zwischen verschiedenen Störungen und die Übereinstimmung zwischen verschiedenen Symptomen zu untersuchen, insbesondere wenn die Nützlichkeit komplexer kausaler Modelle untersucht wird. Vor diesem Hintergrund müssen die Forscher möglicherweise schwierige Entscheidungen darüber treffen, wie sie am besten mit sich überschneidenden Elementen auf verschiedenen Symptomskalen umgehen, die ohne Bezug zu verschiedenen, aber verwandten Konstrukten (z. B. Depression und Erschöpfung) entworfen wurden. Darüber hinaus muss diese Entscheidungsfindung gleichzeitig mit jeglicher Entscheidungsfindung über den bevorzugten statistischen Ansatz erfolgen, da die falsche Studienmethodenentscheidung die statistischen Ansätze, die den Forschern zur Verfügung stehen könnten, ausschließen oder einschränken könnte. Darüber hinaus ist es wahrscheinlich, dass die verschiedenen Mechanismen, die der Komorbidität zugrunde liegen, unterschiedliche methodologische und/oder statistische Ansätze erfordern. Natürlich wird diese Entscheidungsfindung noch komplexer, wenn zeitliche (z. B. Nachbeobachtungsintervall) oder andere Überlegungen (z. B. Dauer der Wirkung des Risikofaktors, Interaktion zwischen Risikofaktoren) berücksichtigt werden müssen.

Praktisch gesehen ist es also schwierig, die wahrscheinlich bestehenden Verbindungen zwischen verschiedenen komorbiden Symptomen/Störungen und ihren Risikofaktoren optimal zu bewerten, insbesondere wenn man alle oben genannten methodologischen und statistischen Fragen berücksichtigen muss. Insbesondere ist es schwierig, die wahrscheinlich bestehenden Verbindungen zwischen den verschiedenen Phänomenen optimal zu messen und zu bewerten, insbesondere wenn eines oder mehrere von ihnen kausal miteinander verknüpft sind, wie in diesem Buch und auch von Borsboom et al. behauptet wird [1]. Daher könnte es neben der Nutzung (oder Entwicklung) von Protokollen zur Beseitigung von Überschneidungen zwischen den Maßen verschiedener, aber verwandter Konstrukte auch notwendig sein, einen alternativen statistischen Modellierungsansatz zu verwenden, um den Datenanalyseprozess zu optimieren.

Literatur

1. Borsboom D, Cramer AOJ, Schmittmann VD, Epskamp S, Waldorp LJ. The small world of psychopathology. *PLoS One.* 2011;6(11):e27407. https://doi.org/10.1371/journal.pone.0027407.
2. American Psychiatric Association. *Diagnostic and statistical manual of mental disorders (DSM-5).* 5th ed. Washington, DC: American Psychiatric Association; 2013.
3. Mayo Clinic. Chronic fatigue syndrome. 2018; https://www.mayoclinic.org/diseases-conditions/chronic-fatigue-syndrome/symptoms-causes/syc-20360490. Accessed 31 May 2019.
4. Centre for Disease Control and Prevention [CDC]. Chronic fatigue syndrome. 2012; http://www.cdc.gov/cfs/. Accessed 31 May 2019.

5. Demyttenaere K, De Fruyt J, Stahl SM. The many faces of fatigue in major depressive disorder. *The International Journal of Neuropsychopharmacology.* 2005;8(1):93–105. https://doi.org/10.1017/s1461145704004729.
6. Aikens JE, Reinecke MA, Pliskin NH, et al. Assessing depressive symptoms in multiple sclerosis: Is it necessary to omit items from the original Beck Depression Inventory? *Journal of Behavioral Medicine.* 1999;22(2):127–142. https://doi.org/10.1023/a:1018731415172.
7. Sveinbjornsdottir S, Thorsteinsson EB. Psychometric properties of the Measure of Adolescent Coping Strategies (MACS). *Psychology.* 2014;5(2):142–147. https://doi.org/10.4236/psych.2014.52022.
8. Sveinbjornsdottir S, Thorsteinsson EB, Lingam GI. Model fit and comparisons for the Measure of Adolescent Coping Strategies (MACS): Fiji, Iceland, and Australia. *Journal of Pacific Rim Psychology.* 2017;11:e12. https://doi.org/10.1017/prp.2017.20.
9. Little TD, Schnabel KU, Jurgen Baumert J, eds. *Modeling longitudinal and multilevel data: Practical issues, applied approaches, and specific examples.* London, UK: Lawrence Erlbaum Associates; 2000.
10. Hayes AF. *Introduction to mediation, moderation and conditional process analysis: A regression-based approach.* 2nd ed. New York, NY: Guilford Press; 2018.
11. Kline RB. *Principles and practice of structural equation modeling.* 3rd ed. New York, NY: Guilford Press; 2011.
12. Schmittmann VD, Cramer AOJ, Waldorp LJ, Epskamp S, Kievit RA, Borsboom D. Deconstructing the construct: A network perspective on psychological phenomena. *New Ideas in Psychology.* 2013;31(1):43–53. https://doi.org/10.1016/j.newideapsych.2011.02.007.
13. Shahar B, Britton WB, Sbarra DA, Figueredo AJ, Bootzin RR. Mechanisms of change in mindfulness-based cognitive therapy for depression: Preliminary evidence from a randomized controlled trial. *International Journal of Cognitive Therapy.* 2010;3(4):402–418. https://doi.org/10.1521/ijct.2010.3.4.402.
14. Gu J, Strauss C, Bond R, Cavanagh K. How do mindfulness-based cognitive therapy and mindfulness-based stress reduction improve mental health and wellbeing? A systematic review and meta-analysis of mediation studies. *Clinical Psychology Review.* 2015;37:1–12. https://doi.org/10.1016/j.cpr.2015.01.006.
15. Kelly G. Body temperature variability (Part 1): A review of the history of body temperature and its variability due to site selection, biological

rhythms, fitness, and aging. *Alternative Medicine Review*. 2006;11(4):278–293.
16. Lu S-H, Dai Y-T. Normal body temperature and the effects of age, sex, ambient temperature and body mass index on normal oral temperature: A prospective, comparative study. *International Journal of Nursing Studies*. 2009;46(5):661–668. https://doi.org/10.1016/j.ijnurstu.2008.11.006.
17. Danel T, Libersa C, Touitou Y. The effect of alcohol consumption on the circadian control of human core body temperature is time dependent. *American Journal of Physiology-Regulatory, Integrative and Comparative Physiology*. 2001;281(1):R52–R55.
18. Roth GS, Lane MA, Ingram DK, et al. Biomarkers of caloric restriction may predict longevity in humans. *Science*. 2002;297(5582):811. https://doi.org/10.1126/science.1071851.
19. Redman LM, Martin CK, Williamson DA, Ravussin E. Effect of caloric restriction in non-obese humans on physiological, psychological and behavioral outcomes. *Physiology & Behavior*. 2008;94(5):643–648. https://doi.org/10.1016/j.physbeh.2008.04.017.
20. Soare A, Cangemi R, Omodei D, Holloszy JO, Fontana L. Long-term calorie restriction, but not endurance exercise, lowers core body temperature in humans. *Aging*. 2011;3(4):374–379.
21. Kwok JSS, Chan TYK. Recurrent heat-related illnesses during antipsychotic treatment. *Annals of Pharmacotherapy*. 2005;39(11):1940–1942. https://doi.org/10.1345/aph.1g130.
22. Mellerup ET, Widding A, Wildschiødtz G, Rafaelsen OJ. Lithium effect on temperature rhythm in psychiatric patients. *Acta Pharmacologica et Toxicologica*. 1978;42(2):125–129. https://doi.org/10.1111/j.1600-0773.1978.tb02179.x.
23. Goldstein ER, Ziegenfuss T, Kalman D, et al. International society of sports nutrition position stand: Caffeine and performance. *Journal of the International Society of Sports Nutrition*. 2010;7(5). https://doi.org/10.1186/1550-2783-7-5.
24. Molnar GW. Body temperatures during menopausal hot flashes. *Journal of Applied Physiology*. 1975;38(3):499–503.
25. Carmelli D, Swan GE, Bliwise DL. Relationship of 30-year changes in obesity to sleep-disordered breathing in the western collaborative group study. *Obesity Research*. 2000;8(9):632–637. https://doi.org/10.1038/oby.2000.81.
26. Byrne BM. *Structural equation modelling with AMOS: Basic concepts, applications, and programming*. 2nd ed. New York, NY: Routledge; 2010.

9

Alles zusammenfassen

Rhonda Brown und Einar Thorsteinsson

9.1 Was verursacht Komorbidität?

Komorbidität ist weit verbreitet und betrifft ein Drittel oder mehr der Weltbevölkerung, jüngste Schätzungen zur Co-Prävalenz deuten darauf hin, dass ihre Präsenz zunimmt [1, 2]. Sie ist mit erheblicher chronischer Krankheitslast, hoher Sterblichkeit und hohen laufenden Kosten für den Einzelnen und die Gemeinschaft verbunden, was ihre erhebliche Auswirkung innerhalb und außerhalb des Gesundheitssystems widerspiegelt [3].

Insbesondere besteht ein erheblicher Grad an Komorbidität zwischen Übergewicht/Fettleibigkeit, Schlafproblemen (z. B. Schlaflosigkeit, schlafbezogene Atmungsstörungen), Essstörungen (z. B. Binge-Eating-Störung),

R. Brown (✉)
Australian National University, Canberra, ACT, Australien
E-Mail: rhonda.brown@anu.edu.au

E. Thorsteinsson
University of New England, Armidale, NSW, Australien
E-Mail: ethorste@une.edu.au

R. Brown und E. Thorsteinsson (Hrsg.), *Komorbidität*,
https://doi.org/10.1007/978-3-031-55637-1_9

metabolischem Syndrom und verwandten Störungen einschließlich Diabetes mellitus Typ-II, und sie neigen dazu, mit autonomen Erregungszuständen (z. B. Stress, Angst, Depression) und anderen Symptomen (z. B. Müdigkeit, chronischer Schmerz) zusammen aufzutreten. Jedes dieser Symptome und Zustände ist im 21. Jahrhundert sehr verbreitet, wie in diesem Buch ausführlich beschrieben. Aufgrund der hohen Prävalenzschätzungen für jede Störung und ihrer hohen Co-Prävalenzschätzungen treten die meisten der Zustände *häufiger zusammen auf als allein.* Zum Beispiel treten Angst, Depression und Schlaflosigkeit/Schlafstörungen häufig zusammen auf und das gleichzeitige Auftreten von diesen wird eher als Regel denn als Ausnahme beobachtet [4].

Als Forscher und Kliniker haben wir jedoch dazu tendiert, uns auf *einzelne* klinische Entitäten zu konzentrieren, isoliert von anderen hochgradig gleichzeitigen Phänomenen. Allgemeiner gesagt, haben wir dazu tendiert, uns auf die *Unterschiede* zwischen den verschiedenen Störungen zu konzentrieren, anstatt auf die *Ähnlichkeiten* zwischen ihnen, was unsere kollektive reduktionistische (anstatt ganzheitliche) Herangehensweise widerspiegelt. Ein solcher Zustand erinnert an die frühere Diskussion über das *Krankheitsverhalten,* wie es zuerst von Hart beschrieben wurde [5] und von Dantzer et al. weiter untersucht wurde [6, 7].

Das *Krankheitsverhalten* umfasst Fieber, reduziertes futtermotiviertes Verhalten, Verhaltensdepression (z. B. reduzierte spontane Fortbewegung, soziale Erkundung, Pflege usw.), Hypersomnie und Hyperalgesie, die zusammen die *nicht spezifischen Manifestationen von Infektionskrankheiten* sind. Es ist bekannt, dass diese Verhaltensänderungen durch die Freisetzung von proinflammatorischen Zytokinen (d. h. Immunsystemübermittlern) induziert werden, die als Reaktion auf eine Infektion freigesetzt werden. Krankheitsverhalten sind adaptiv, insofern, als ihre Verhinderung zu einer höheren Sterblichkeit führen kann. Zum Beispiel sterben bakteriell infizierte Tiere, die zwangsernährt werden [8] oder gezwungen werden, auf einem Laufrad zu laufen [9], wahrscheinlicher, ebenso wie Tiere, die nach der Verabreichung von Dextran-Natriumsulfat, das mit Kolitis und der Freisetzung von proinflammatorischen Zytokinen in Verbindung gebracht wird, auf einem Laufrad laufen müssen [10]. Das heißt, das Vermeiden von Krankheitsverhalten kann das Sterberisiko erhöhen, während ihre Anwesenheit die Überlebenschancen bei einer Infektion erhöhen kann. In dieser Hinsicht wird das Verhalten als eine hochorganisierte Verhaltensstrategie zur Überlebenssicherung bei bakteriellen und anderen Infektionen betrachtet [5]. Darüber hinaus haben Forscher durch die Konzentration auf die Ähnlichkeiten zwischen verschiedenen Infektionen, das heißt, auf die *nicht spezifischen (oder gemeinsamen)* Manifestationen der Infektionen, unser Verständnis der komplexen bioverhaltensbezogenen Wirtsreaktionen, die als Reaktion auf Infektionskrankheiten auftreten, verbessert.

In diesem Buch machen wir eine ähnliche Behauptung, nämlich dass es notwendig ist, sich auf die *Ähnlichkeiten (oder gemeinsamen Aspekte)* der verschiedenen komorbiden Störungen zu konzentrieren sowie auf die Unterschiede zwischen ihnen. Insbesondere besteht ein Bedarf, sich auf die erhebliche Überschneidung in den Symptomen der komorbiden Störungen sowie auf ihre (oft) gemeinsamen Risikofaktoren zu konzentrieren. Wie unten diskutiert, ist die Behauptung konsistent mit dem von Borsboom et al. vorgeschlagenen *Netzwerkmodell psychiatrischer Symptome* [11, 12], das besagt, dass die *gemeinsamen* Symptome der komorbiden Störungen am wahrscheinlichsten zur gleichzeitigen Symptomentwicklung beitragen. Daher ist es wahrscheinlich, dass viel gewonnen werden kann, wenn man sich auf die gemeinsamen Symptome der Störungen konzentriert, anstatt auf ihre Unterschiede.

In der wissenschaftlichen Literatur hat die empirische Forschung gezeigt, dass typischerweise *längsschnittliche bidirektionale Beziehungen* zwischen den genannten Störungen und Symptomen bestehen. Zum Beispiel sagen Angst und Depression den späteren Beginn und/oder die Verschlechterung der Schlafbeeinträchtigung voraus, aber zusätzlich können Schlafprobleme den späteren Beginn und/oder die Verschlechterung von Angst und depressiver Stimmung vorhersagen [13]. Allerdings wissen wir sonst sehr wenig über die wahre Natur der Komorbidität, trotz (oder wegen) der Dokumentation dieser bidirektionalen Beziehungen. Das heißt, es ist schwierig zu verstehen, wie genau Depression zur Entwicklung von Müdigkeit beitragen kann und gleichzeitig Müdigkeit zur depressiven Stimmung beiträgt. Darüber hinaus sagt uns die Beobachtung bidirektionaler Beziehungen nichts darüber, *wie* die Störungen miteinander in Beziehung stehen, einschließlich ob (oder nicht) sie kausal oder funktional miteinander in Beziehung stehen. Außerdem ist unklar, ob die Ursachen der Komorbiditäten die gleichen (oder unterschiedlichen) sind wie die von Einzelstörungen, oder ob komplexe Wechselwirkungen zwischen den verschiedenen Risikofaktoren und komorbiden Zuständen auftreten, was zu komplexeren Mechanismen führt.

Dieses Bild wird weiter kompliziert durch den erheblichen Grad an *Symptomüberschneidung* zwischen den verschiedenen Störungen. Zum Beispiel sind Angststörungen und depressive Stimmung beide durch Darmprobleme, Veränderungen im Appetit und Schlafstörungen gekennzeichnet [14]. Instrumente, die die Symptome und Störungen messen, konzentrieren sich auch oft auf einen ähnlichen Bereich von somatischen und affektiven Symptomen (z. B. Schlafprobleme, Appetitveränderung), was möglicherweise zu einer Überschätzung der Stärke der klinischen Beziehung zwischen Angst und depressiver Stimmung führt. Dennoch gibt es veröffentlichte Scoring-Protokolle zur Entfernung von somatischen Elementen, die sich mit anderen Symptomen/Störungen überschneiden (z. B. Müdigkeit), wie in den Kap. 2 und 8 ausführlicher diskutiert wird.

Wie im Kap. 2 ausführlich beschrieben, gibt es derzeit nur wenige Theorien mit nachgewiesener Nützlichkeit zur Leitung der empirischen Komorbiditätsforschung. Insbesondere gibt es nur wenige klinische Theorien mit irgendeiner Nützlichkeit zur Erklärung der Art und Weise, in der verschiedene, aber verwandte Störungen und Symptome koexistieren, sowie die Mechanismen, durch die sie wahrscheinlich entwickeln. Bis vor kurzem wurde nur ein breiter theoretischer Ansatz verbreitet, um zu erklären, wie Komorbidität entstehen könnte, was darauf hindeutet, dass entweder (a) eine kausale Beziehung zwischen den komorbiden Störungen besteht, (b) ein gemeinsamer Faktor die Wahrscheinlichkeit erhöht, dass beide Störungen auftreten, und/oder (c) die Beziehung ist zufällig oder artefaktisch [15]. Leider wurde dieser breite übergeordnete theoretische Ansatz größtenteils nicht empirisch getestet. Und obwohl einige Komorbiditätsmodelle existieren, versuchen sie in der Regel nur eine kleine Anzahl von klinischen Phänomenen zu erklären (z. B. Übergewicht/Fettleibigkeit und Schlaflosigkeit), wie in den vorhergehenden Kapiteln diskutiert.

Bisher haben nur zwei Theorien einen Mechanismus vorgeschlagen, durch den Komorbidität entstehen könnte. Das gilt für mehrere komorbide Zustände und kann spezifische und leicht testbare Hypothesen hervorbringen. Die erste Theorie ist ein rechnerisches Modell, das versucht, die Entwicklung komorbider psychiatrischer Symptome zu erklären, wie im Detail in Kap. 2 diskutiert. Borsboom et al. [12, 16] vermuteten, dass stark vernetzte Symptome am ehesten eine Schlüsselrolle bei der Aufrechterhaltung der Struktur des psychiatrischen Symptomnetzwerks spielen, sodass die Aktivierung eines einzelnen Knotens (z. B. Angst) im Netzwerk indirekt zur Aktivierung anderer Knoten (z. B. Depression) und damit zur gleichzeitigen Symptomentwicklung beiträgt. Zum Beispiel kann Angst über die Netzwerkstruktur dazu führen, dass Schlaflosigkeit entsteht, die wiederum zu depressiver Stimmung führt, über ängstliche und/oder depressive Grübelei wird der Schlafbeginn verzögert und möglicherweise den Schlaf verkürzt, was im Laufe der Zeit zu Müdigkeit, Erschöpfung und depressiver Stimmung führt [17].

So behaupten Schmittmann et al. (2011: S. 9), dass es die *gemeinsamen Symptome* von Angst und Depression (z. B. gestörter Schlaf, Erschöpfung) sind, die „wie ein Virus von einer Gemeinschaft zur anderen übertragen werden, über Menschen, die mit beiden in Kontakt stehen". In einfacher Sprache sind es die gemeinsamen Symptome der Störungen, die am ehesten zu Komorbidität führen. Borsboom et al. [12] berichteten auch, dass viele der am stärksten überlappenden psychiatrischen Symptome (z. B. Schlaflosigkeit, psychomotorische Unruhe, psychomotorische Verlangsamung, Depression) mit grundlegenden homöostatischen Gehirnfunktionen, einschließlich Essen, Schlafen, Sex und Stimmungsregulation, verbunden waren.

So hat dieses Modell erheblichen Nutzen bei der Abgrenzung der „Symptomgruppen", die am ehesten eine Schlüsselrolle bei der Beitragung zur Krankheitskomorbidität spielen, sowie die biologischen Wege, die wahrscheinlich die Verbindungen vermitteln (d. h. *homöostatische Wege;* z. B. Hypothalamus-Hypophysen-Nebennieren-Achse, sympathisches Nervensystem [SNS]) [18]. Dieses Modell neigt jedoch nicht dazu, die *Verhaltensmechanismen* (z. B. Essanfälle, Nutzung elektronischer Geräte usw.) zu spezifizieren, die am ehesten zur Krankheitskomorbidität beitragen. Daher besteht ein Bedarf an einer *klinischen*

Theorie, die versucht, die wahrscheinlich komplexen kausalen Beziehungen, die zwischen den verschiedenen medizinischen Krankheiten, psychischen Störungen und verschiedenen Risikofaktoren bestehen, zu entwirren, um die effektivere Behandlung von komorbiden Zuständen zu informieren.

In diesem Buch haben wir eine klinische Theorie vorgestellt, die besagt, dass eine *erhöhte nächtliche Körpertemperatur* (BT), *die den Schlafbeginn unterbricht,* zur Entwicklung von Komorbidität beitragen kann. Eine Fülle von Forschungsergebnissen wurde in dem Buch zur Unterstützung dieser Behauptung vorgelegt, und insgesamt lässt sie vermuten, dass Komorbidität und jede der Störungen separat wahrscheinlich *funktional* mit einer erhöhten BT verbunden sind. Darüber hinaus und allgemeiner deutet die in diesem Buch vorgestellte Evidenz darauf hin, dass eine *zirkadiane Rhythmusstörung* bei Patienten mit einigen der genannten Störungen, Symptomen und Erregungszuständen vorliegt, die eine kausale Rolle bei der Auslösung der psychischen und medizinischen Komorbiditäten spielen könnte. Wie jedoch am Ende dieses Abschnitts diskutiert, ist es in der Praxis schwierig, die Auswirkungen von BT von denen anderer zirkadianer Rhythmusfunktionen (z. B. Melatoninsekretion) zu trennen, da sie alle so stark miteinander verbunden sind.

Eine weitere Behauptung unserer klinischen Theorie ist, dass *schlafstörendes Verhalten* zur Komorbidität beitragen kann, indem es das Risiko erhöht, dass eines oder mehrere der genannten Symptome, Störungen und/oder Zustände entsteht. Zum Beispiel, wenn eine Person nachts schlafstörendes Verhalten (z. B. Essanfälle) zeigt, kann dies zu einer erhöhten nächtlichen BT führen, wie in Kap. 3 diskutiert. Ebenso kann, wenn eine Person bestimmte Symptome/Zustände (z. B. Angst, Schmerz) *nachts* erlebt, dies zu autonomer Erregung und erhöhtem Energieverbrauch führen, was wiederum zu einer Erhöhung der nächtlichen BT führt, wie in Kap. 7 diskutiert. Einfach ausgedrückt, sind Erregungszustände bekanntermaßen *funktional* mit einer erhöhten BT verbunden durch die Produktion von Körperwärme, die als Nebenprodukt der autonomen Erregung auftritt [19].

Darüber hinaus, wie im Detail in Kap. 2 beschrieben, kann eine erhöhte nächtliche BT den natürlichen steilen Abfall der BT, der abends auftritt und der vermutlich den Schlafbeginn signalisiert, stören, und möglicherweise den Schlafbeginn verzögern und zu einer Phasenverschiebung im zirkadianen Rhythmus der Kern-BT führen [20, 21]. Das heißt, eine erhöhte nächtliche BT ist wahrscheinlich funktional mit gestörtem Schlaf verbunden. Schließlich behauptet das Modell, dass aufgrund der bidirektionalen Beziehungen, die zwischen den verschiedenen Phänomenen bestehen, das Risiko einer Komorbidität weiter erhöht sein kann. Zum Beispiel, wenn der Schlaf einer Person durch schlafstörendes Verhalten gestört wird. Während sie auf den Schlaf wartet, neigt sie möglicherweise dazu, häufiger unangemessenes Verhalten (z. B. ängstliche Grübelei, Nachtessen) zu zeigen und/oder sie können neue Symptome oder Störungen (z. B. affektive Belastung) entwickeln.

Somit behauptet die Theorie insgesamt, dass ein komplexer B*iopsychoverhaltensmechanismus* wahrscheinlich die Entwicklung von Krankheitskomorbidität untermauert. Zum Beispiel, wenn eine stark gestresste Person spät in der Nacht "zum Trost isst", um mit dem Stress fertig zu werden. Dies könnte zu einer erhöhten nächtlichen BT führen, was wiederum den Schlafbeginn stören kann, und wenn ihr Leiden und spätes Essen über die Zeit anhalten, könnte dies zu Schlaflosigkeit führen. Darüber hinaus, sobald die Person chronisch schlafgestört ist, könnten sie dazu neigen, eine Verschlechterung oder Fortdauer bestehender Probleme (z. B. Nachtessen, Leiden) zu erleben und/oder neue Zustände (z. B. Übergewicht/Fettleibigkeit) zu entwickeln, die wiederum zu anderen Zuständen (z. B. metabolisches Syndrom) beitragen werden, und zwar möglicherweise über eine erhöhte nächtliche BT, wie in den Kap. 3, 4, und 7 diskutiert wird. Einfach ausgedrückt, behauptet unser Modell, dass Schlafstörungen eine zentrale und bidirektionale Rolle bei der Verursachung, Verschlechterung und/oder Fortdauer einer breiten Palette von komorbiden Zuständen spielen durch eine Zunahme der nächtlichen BT. Das Modell wird bildlich in Abb. 2.1 in Kap. 2 dargestellt.

Unsere klinische Theorie ist in mehrfacher Hinsicht konsistent mit dem oben genannten Computernetzwerkmodell der komorbiden Symptomentwicklung [12, 16]. Erstens, beide Modelle postulieren, dass gemeinsame Symptome der Störungen am wahrscheinlichsten zur Entwicklung von Komorbidität beitragen. Zweitens, die Modelle postulieren, dass eine ähnliche Reihe von Symptomgruppen (z. B. gestörter Schlaf, körperliche Inaktivität/Hyperaktivität) an der Verursachung von Komorbidität beteiligt sind. Drittens, die Modelle schlagen vor, dass spezifische biologische Wege wahrscheinlich diese Verbindungen vermitteln (d. h. homöostatische Wege, z. B. Hypothalamus-Hypophysen-Nebennieren-Achse, sympathisches Nervensystem) [18]. Viertens, die Modelle berücksichtigen die Wahrscheinlichkeit, dass unzählige verschiedene Wege zur Komorbidität existieren können, bei verschiedenen Individuen oder im selben Individuum über die Zeit. Konsistent mit der Behauptung postuliert unser klinisches Modell, dass jede Störung, jedes Symptom/jeder Zustand oder jedes Verhalten, das mit einer Erhöhung der nächtlichen BT verbunden ist, wenn es nachts praktiziert wird, potenziell zu Komorbidität bei betroffenen Individuen führen kann. Somit bestätigt die klinische Theorie die breiten Behauptungen des rechnerischen Modells, insofern als beide Modelle behaupten, dass hoch geteilte Symptome dazu neigen werden, zur Komorbidität beizutragen, insbesondere Phänomene, die mit der homöostatischen Gehirnfunktion verbunden sind (z. B. Schlaf, Aktivitätsniveaus), die vom menschlichen zirkadianen Uhr/en reguliert werden, wie in den Kap. 3 und 7 diskutiert wird.

Dennoch könnten andere zirkadiane Rhythmusfunktionen beteiligt sein, abgesehen von Störungen im Kern-BT, einschließlich Veränderungen in der Melatoninsekretion und anderen Hormonen, obwohl es in gewissem Maße willkürlich ist, welche der stark miteinander verbundenen zirkadianen Rhythmuselemente als primär oder proximal in diesem Fall betrachtet werden. Zum Beispiel ist eine erhöhte BT die natürliche Folge von *allen* Energieausgaben, einschließlich derjenigen, die mit der Hormonsekretion zusammenhängen. Das heißt, alle Energieausgaben führen zur Produktion von Körperwärme [19], egal ob es sich um die Energie handelt, die mit der Hormonproduktion, -speicherung oder -sekretion oder anderen biologischen Prozessen zusammenhängt. In dieser Hinsicht ist BT ein geeigneter Proxy-Maßstab für die Funktion des zirkadianen Rhythmus, der verwendet werden kann, um die möglichen Auswirkungen der zirkadianen Rhythmusstörung auf die Komorbidität zu veranschaulichen. BT bietet auch einen leicht messbaren klinischen Index der Funktion des zirkadianen Rhythmus, der verwendet werden könnte, um die möglichen Auswirkungen der zirkadianen Rhythmusdysfunktion auf die Komorbidität zu untersuchen. Dennoch können helle Lichter und veränderte nächtliche Melatoninsekretion eine alternative Erklärung für einige der in diesem Buch beobachteten Beziehungen liefern (z. B. Nutzung elektronischer Geräte und gestörter Schlaf). Allerdings bietet dies eine weniger als parsimonische Erklärung für die Auswirkungen von Hyperarousal und anderem schlafstörenden Verhalten (z. B. Nachtessen) auf den Schlaf, wenn der Zustand oder die Aktivität nicht zuverlässig im Licht auftritt. Darüber hinaus kann es nicht die Wirksamkeit der sogenannten thermischen Therapien bei der Korrektur von gestörtem Schlaf erklären, wie im Abschn. 9.3 detailliert beschrieben.

9.2 Komorbidität—wo geht es von hier aus weiter?

Die umfangreiche wissenschaftliche Literatur zur *Funktion des zirkadianen Rhythmus* und gesunden Schlafpraktiken behauptet im Allgemeinen, dass Menschen, die einen konventionellen Lebensstil führen und einen regelmäßigen Zeitplan einhalten, eine bessere Funktion des zirkadianen Rhythmus haben werden als diejenigen, die dies nicht tun [22, 23]. Insbesondere die respektvolle Beachtung von salienten konditionierten Hinweisen (z. B. Licht, Änderungen der Umgebungstemperatur), regelmäßige Tagesaktivität, rechtzeitiges Abendessen und gute Schlafhygienepraktiken werden alle dazu gedacht, einen guten Nachtschlaf zu fördern [18, 24–26] und den zirkadianen Rhythmus von Schlaf und Kern-BT aufrechtzuerhalten [27]. Somit ist klar, dass der Schlaf, insbesondere der Schlafbeginn, eine komplizierte Reihe von zirkadianen neuroregulatorischen Dynamiken beinhaltet, die Störungen in der BT, Melatoninsekretion und ein komplexes Array von assoziiertem Verhalten einschließen [28]. Ein promptes Reagieren auf diese internen und externen Signale kann Menschen helfen, schneller einzuschlafen und einen erholsameren Schlaf zu erleben [20, 21, 29]. Das heißt, ein konventioneller Lebensstil, die Einhaltung eines regelmäßigen Zeitplans und die respektvolle Beachtung gesunder Schlafhygienepraktiken, einschließlich gewohnheitsmäßigen Schlafvorbereitungsverhaltens, werden wahrscheinlich zu guter Schlafqualität führen. Im Gegensatz dazu, wenn eine Person es versäumt, einen regelmäßigen Zeitplan einzuhalten und/oder nachts schlafstörendes Verhalten zeigt, könnte dies es schwierig machen, einzuschlafen, wie in den Kap. 3 und 7 diskutiert wird.

Darüber hinaus wird in diesem Buch die Behauptung aufgestellt, dass Abweichungen von einem konventionellen Lebensstil (z. B. gesunde Schlafgewohnheiten) die Entwicklung von Begleiterkrankungen begünstigen können. Einfach ausgedrückt, kann *schlafstörendes Verhalten* mehr Schaden für die Gesundheit einer Person anrichten als nur ihren Schlaf zu stören [30]. Es kann auch eine Kaskade von biologischen und verhaltensbedingten Prozessen aktivieren, die letztendlich in einer Störung des zirkadianen Rhythmus und Krankheit resultieren [30]. In einer kürzlichen Übersichtsarbeit untersuchten Zimmet et al. [31] die Störung des zirkadianen Rhythmus (d. h. zi*rkadianes Syndrom*) als möglichen Mechanismus, der zum metabolischen Syndrom beiträgt, einem Cluster von kardio-metabolischen Risikofaktoren und Begleiterkrankungen, die das Risiko für Herz-Kreislauf-Erkrankungen und Diabetes mellitus Typ II erhöhen. Darüber hinaus vermuteten sie, dass Zustände, die oft mit dem metabolischen Syndrom einhergehen, einschließlich Schlafstörungen, Depressionen, Steatohepatitis und kognitiver Dysfunktion, ebenfalls durch diesen Mechanismus auftreten könnten. Wenn dem so ist, könnte „zirkadiane Medizin" zur Behandlung der Patienten eingesetzt werden, indem der Zeitpunkt der Lichtexposition, Bewegung, Nahrungsaufnahme, Schlaf und/oder Medikamenteneinnahme verändert wird.

Zusätzlich ist bekannt, dass Hyperthermie mit der Aktivierung des *Immunsystems* verbunden ist. Zum Beispiel werden neben Infektionen Zytokine (d. h. Immuntransmitter) als Reaktion auf Bewegung [32], körperlichen Stress [33], Kälte [34] und Wärmestimulation [35, 36] freigesetzt. Wichtig ist, dass die Zytokinreaktion auf Infektionen weitgehend von der unterscheidet, die durch Hitzschlag/Überhitzung, Stress/autonome Erregung und Bewegung/körperliche Aktivität verursacht wird [36, 37]. Im Gegensatz dazu kann das „Klemmen" der Kerntemperatur (z. B. Eintauchen bis zur Brust in ein kaltes 18 °C Wasserbad) diese Plasmazytokin- und Stresshormonänderungen (z. B. Cortisol) aufheben [35]. Einfach ausgedrückt, schaltet eine erhöhte Körpertemperatur das Immunsystem ein und Immunreaktionen auf Hyperthermie sind ähnlich, unabhängig von ihrer Ursache, ob sie durch Infektion, autonome Erregung (z. B. Stress/affektive Belastung) und/oder Verhalten (z. B. Bewegung) verursacht wurde. Es wird jedoch angenommen, dass das Abkühlen diese biologischen Prozesse abschaltet, zumindest im Falle von Bewegung [37].

Im weiteren Sinne wurden *proinflammatorische Zytokine* in der medizinischen Literatur als Ursache für viele verschiedene chronische Krankheiten in Verbindung gebracht. In einigen Fällen (z. B. Multiple Sklerose) wird angenommen, dass die Störung proximal durch eine Infektion induziert wird [38, 39], wobei sich (ältere) Zytokintherapien als wirksam bei der Behandlung der Erkrankung erwiesen haben [40]. Andere chronische nicht übertragbare Krankheiten wurden ebenfalls als mit einer abnormalen Zytokinsekretion verbunden gezeigt, einschließlich Herz-Kreislauf-Erkrankungen, Diabetes, entzündlicher Darmerkrankungen, rheumatoider Arthritis, neurodegenerativer Erkrankungen und Erkrankungen, die die Lunge, Leber, Bauchspeicheldrüse, Niere, den Magen-Darm-Trakt und die Fortpflanzungssysteme betreffen (zur Übersicht siehe Chen und et al. [41]), einschließlich altersbedingter Krankheiten [42]. Einfach ausgedrückt, legen die Ergebnisse in der umfangreichen Zytokinliteratur nahe, dass die Aktivierung des Immunsystems die Entwicklung vieler chronischer Krankheiten untermauert, insbesondere wenn die Aktivierung übermäßig ist oder zu lange anhält. Es ist jedoch nicht genau klar, welche Faktoren wahrscheinlich das Immunsystem bei Patienten mit den Störungen einschalten: Eine Infektion könnte für das Einschalten des Immunsystems verantwortlich sein, aber es könnte auch durch andere Reize (z. B. thermogene Reize) eingeschaltet werden. Das heißt, es ist möglich, dass *Hyperthermie oder zirkadiane Rhythmusstörungen im Zusammenhang mit der Zytokinsekretion* zur Entwicklung einzelner Störungen und möglicherweise auch zur Krankheitskomorbidität beitragen.

Es ist daher wahrscheinlich, dass mehrere verwandte biologische Prozesse die Entwicklung von Komorbidität untermauern können, abgesehen von Infektionen, einschließlich der Auswirkungen von (a) erhöhter

Körpertemperatur (oder verzögerter Melatoninausschüttung) bei der Verzögerung des Schlafbeginns und der Beeinträchtigung der Schlafqualität, die möglicherweise in einer Störung des zirkadianen Rhythmus resultiert, (b) Aktivierung des Immunsystems und Freisetzung von proinflammatorischen Zytokinen, die sekundär zu einer erhöhten Körpertemperatur auftreten, und/oder (c) Zytokinsekretion, die sekundär zur bakteriellen Translokation (d. h. Leaky-Gut-Syndrom) auftritt. In letzterem Fall wurde die bakterielle Translokation als Schlüsselrolle bei der Vermittlung der Auswirkungen von Anorexia nervosa [43] und Depression [44] postuliert, wie in den Kap. 5 und 6 diskutiert. Es ist daher wahrscheinlich, dass ein einziger biologischer Mechanismus *nicht* die Krankheitskomorbidität untermauert. Vielmehr könnten mehrere (verwandte) Mechanismen möglicherweise im selben Individuum wirksam sein und kollektiv zu dem Phänomen beitragen. Daher ist es notwendig, die potenzielle Rolle dieser verwandten Mechanismen zu untersuchen, um festzustellen, ob einer oder mehrere von ihnen das Vorhandensein von Begleiterkrankungen erklären können.

Abgesehen von biologischen Prozessen kann *schlafstörendes Verhalten* indirekt zur Komorbidität beitragen, einschließlich körperlicher Inaktivität, eines sitzenden Lebensstils, nächtlichen Essens, Binge-Eating, der Nutzung elektronischer Geräte, Alkohol-/Substanzgebrauch usw. Im Kap. 7 wurden schlafstörende Verhaltensweisen in Bezug auf Schlaf und mehrere verwandte Zustände untersucht, einschließlich Übergewicht/Fettleibigkeit und affektiver Belastung. Insgesamt legten die Ergebnisse nahe, dass schlafstörendes Verhalten (z. B. nächtliches Essen, sitzender Lebensstil) einen verhaltensbedingten Weg bieten könnte, durch den Krankheitskomorbidität entstehen kann, einschließlich der Komorbidität zwischen beeinträchtigtem Schlaf/Insomnie, Übergewicht/Fettleibigkeit, affektiver Belastung und anderen Gesundheitsproblemen (z. B. Diabetes mellitus Typ II). Das heißt, schlafstörendes Verhalten kann mehr als nur den Schlaf einer Person schädigen. Das Verhalten und das damit verbundene Schlafproblem können zu anderen gleichzeitigen Gesundheitsproblemen beitragen (z. B. Gewichtszunahme, niedrige Stimmung).

Zum Beispiel untersuchte ein Artikel, der derzeit von dieser Autorin (RFB) und ihrer Doktorandin (Y. Umar) zur Begutachtung eingereicht wurde, einen großen Pool von Demografie, Symptomen/Zuständen (z. B. Angst, Depression), Störungen (z. B. Übergewicht/Fettleibigkeit) und schlafstörendem Verhalten (z. B. sitzender Lebensstil, Nutzung elektronischer Geräte, nächtliches Essen, Binge-Eating, Substanzgebrauch usw.) als Prädiktoren für die Schlafqualität über die Zeit in einer großen, aus der Gemeinschaft stammenden Stichprobe. Die Ergebnisse zeigten, dass der stärkste Prädiktor für schlechte Schlafqualität nach 3 Monaten spätes Nachtessen war. Schlechte Schlafqualität sagte auch spätes Nachtessen nach 3 Monaten voraus. Nachtessen war der stärkste statistische Mediator der Stress-Schlaf-Beziehung über die Zeit und es war der einzige Mediator der BMI-Schlaf-Beziehung über die Zeit. Insgesamt legen die Ergebnisse nahe, dass von all dem untersuchten schlafstörenden Verhalten das Nachtessen am ehesten den beeinträchtigten Schlaf bei gesunden Gemeindemitgliedern erklärt. Darüber hinaus legen die Ergebnisse nahe, dass Nachtessen das Risiko für beeinträchtigten Schlaf *und* Gewichtszunahme über die Zeit erhöht, obwohl dies nicht bedeutet, dass andere schlafstörende Verhaltensweisen nicht relevant (oder signifikant in den Analysen) waren.

Eine Interpretation dieser longitudinalen bidirektionalen und mediationalen Ergebnisse ist, dass bei einigen Individuen ein sogenannter Teufelskreis entstehen kann, sodass nächtliches Essen den Schlafbeginn stört, und während die Person auf den Schlaf wartet, neigt sie dazu, mehr Nahrung zu sich zu nehmen, was im Laufe der Zeit zu Gewichtszunahme beiträgt. Daher kann ein einzelner Risikofaktor zu zwei oder mehr Zuständen beitragen und möglicherweise auch jeglichen gleichzeitigen affektiven Stress (z. B. Depression) erklären. Es ist jedoch alternativ möglich, dass andere verwandte Risikofaktoren (z. B. Nutzung elektronischer Geräte, Alkoholkonsum) mit spätem Nachtessen interagiert haben, um zur Komorbidität beizutragen, aber eine solche Behauptung muss noch empirisch getestet werden.

Wie im Kap. 3 detailliert beschrieben, neigt das Essen dazu, synchronisiert zu werden, um nächtliche Nahrungsaufnahme bei Menschen, die einen normalen zirkadianen Rhythmus beobachten, zu begrenzen [45]. Es ist unklar, wie genau die Nahrungsaufnahme und die Schlafzyklen desynchronisiert werden, aber es ist wahrscheinlich, dass das *Timing* der Nahrungsaufnahme den Schlafbeginn durch eine Erhöhung der nächtlichen BT [20] und/oder eine Veränderung der essensbezogenen Hormone [46] stört. Nachtessen kann auch den Schlaf-Wach-Zyklus und die Funktion des zirkadianen Rhythmus stören, indem es eine Person von einem konventionellen diurnalen (tageszeitlichen) Rhythmus zu einem verzögerten (abendlichen) Rhythmus verschiebt. Als Konsequenz kann es zu metabolischen Dysfunktionen [47] und möglicherweise zu Diabetes mellitus Typ II führen. Daher könnten die Auswirkungen von spätem Nachtessen insgesamt denen von Schlafproblemen ähnlich sein. Es ist jedoch auch möglich, dass spätes Nachtessen und beeinträchtigter Schlaf sich gegenseitig verschlimmern, das heißt, sie könnten *interagieren,* um Komorbiditäten (z. B. Übergewicht/Adipositas) zu verschlimmern, was darauf hindeutet, dass die Phänomene in zukünftigen Studien [48] zusammen mit Diabetes mellitus Typ II betrachtet werden sollten.

Ein weiterer Schwerpunkt in diesem Buch ist die erhebliche *Überlappung,* die zwischen den *Risikofaktoren* für verschiedene, aber verwandte Zustände besteht. Zum Beispiel sind Nachtessen, Essattacken, Nutzung elektronischer Geräte und körperliche Inaktivität alle Risikofaktoren für Übergewicht/Adipositas *und* auch für Schlaflosigkeit/beeinträchtigten Schlaf, wie in den Kap. 3 und 7 detailliert beschrieben. Wie im Kap. 2 diskutiert, ist es möglich, dass diese *überlappenden (oder gemeinsamen) Risikofaktoren* oder die *Interaktionen* zwischen ihnen eine Schlüsselrolle bei der Beitragung zur Komorbidität spielen, obwohl die Behauptung selten getestet wurde. Tatsächlich haben die meisten früheren Risikoanalysestudien nur die Odds Ratios (oder Hazard Ratios) für einzelne Risikofaktoren berechnet, separat für jeden Zustand von Interesse. Im Gegensatz dazu wurden Odds Ratios selten für stark verknüpfte *Cluster von Risikofaktoren* in Bezug auf einzelne oder komorbide Störungen berechnet. Darüber hinaus haben nur wenige longitudinale Risikostudien einen großen Pool von potenziellen Risikofaktoren bewertet, um zu bestimmen, welche von ihnen am wahrscheinlichsten für die Störung/en relevant sind. Als Konsequenz ist oft unklar, welche Risikofaktoren wahrscheinlich die stärksten Treiber für die Krankheitsentwicklung sind. Darüber hinaus wissen wir wenig darüber, wie verschiedene (aber verwandte) Risikofaktoren miteinander interagieren, um zu komorbiden Zuständen beizutragen. Daher sollten zukünftige

Studien bestrebt sein, komplexe Risikoanalysen zu verknüpften Clustern von Risikofaktoren und mehreren Zuständen - psychologischen und medizinischen -durchzuführen, anstatt zu einzelnen Risikofaktoren und einzelnen Zuständen.

Wie im Kap. 7 diskutiert, treten schlafstörende Verhaltensweisen oft im Kontext von *Stress/affektivem Distress* auf, einschließlich stressbedingten Nachtessens, Essattacken, Substanzgebrauch (z. B. Alkoholkonsum) und Nutzung elektronischer Geräte. Insbesondere berichten Schulkinder und Universitätsstudenten oft von hohem Stress, affektivem Distress (z. B. Angst, Depression), beeinträchtigtem Schlaf und Müdigkeit [49], und sie beteiligen sich oft an stressbedingtem Essen. Zum Beispiel zeigte eine kürzliche Studie, dass weibliche High-Stress-Esser eher zuckerfreie Softdrinks, Schokolade und Süßigkeiten konsumierten und adipös waren als Nichtstressssser, während männliche jugendliche Stress-Esser eher zu Essattacken neigten [49]. Die Ergebnisse legen nahe, dass stressbedingtes Essen zusätzlich zum Stören des Schlafes zur Übergewicht/Adipositas beitragen kann. Daher ist es möglich, dass Stress/affektiver Distress und stressbedingtes Verhalten sich kombinieren können, um zu Schlafproblemen und anderen Komorbiditäten (z. B. Übergewicht/Adipositas) beizutragen. Darüber hinaus ist es möglich, dass Stress/affektiver Distress, gestörtes Essen, Übergewicht/Adipositas und beeinträchtigter Schlaf funktional miteinander verbunden sind, wie in den Kap. 3 und 7 vorgeschlagen.

Schließlich und allgemeiner hat die in diesem Buch vorgestellte Forschung darauf hingewiesen, dass wir uns, wenn wir die täglichen Rhythmen der natürlichen Welt (z. B. Umgebungslicht & Temperatur) und unser eigenes nächtliches Verhalten und unsere Körperuhren beobachten, die beste Möglichkeit für guten Schlaf und die Erhaltung guter körperlicher und geistiger Gesundheit bieten können, einschließlich möglicherweise der Vermeidung von Komorbiditäten. Im Gegensatz dazu, wenn wir schlafstörendes Verhalten zeigen, wird dies dazu führen, den Schlaf zu stören. Möglicherweise führt dies zur Entwicklung einer oder mehrerer medizinischer und/oder psychologischer Störungen. Angesichts der allgegenwärtigen Verfügbarkeit von Elektrizität in der modernen Welt gibt es unzählige verschiedene Aktivitäten, die wir nachts ausüben können, die unseren Schlaf potenziell stören könnten.

Gibt es also irgendwelche Beweise dafür, dass unser Schlaf sich in der modernen Zeit verändert hat? Ist unser Schlaf anders als der, den wir in der Antike hatten? Der Schlafhistoriker Ekirch [50] hat spekuliert, dass die Struktur und Organisation des Schlafes sich in der modernen Zeit erheblich verändert haben. Insbesondere schlägt er vor, dass wir uns von *polyphasischem* Schlaf entfernt haben. Zum Beispiel haben wir in der Antike wahrscheinlich mehrere Stunden in der frühen Nacht geschlafen, sind um Mitternacht aufgewacht, um bestimmte Aktivitäten durchzuführen (z. B. urinieren, das Feuer schüren), dann sind wir bis zum Morgen wieder schlafen gegangen parallel zum Mangel an verfügbarem Licht und kälterer Umgebungstemperatur in der Nacht. Diese Behauptung ist konsistent mit den Ergebnissen mehrerer neuerer Humanstudien, die zeigen, dass der Schlaf dazu neigt, polyphasisch zu werden, wenn er auf bestimmte Weisen manipuliert wird. Zum Beispiel, wenn die Photoperiode (d. h. die Länge der Lichtexposition) von 16 Stunden auf 10 Stunden eingeschränkt wird. In diesem Fall neigt der Schlaf der Teilnehmer dazu, in zwei diskreten Perioden mit einer 1–3-stündigen Lücke dazwischen aufzutreten, Melatonin wird während der Nacht für eine längere Zeit ausgeschüttet [51]. Insgesamt legen die Ergebnisse nahe, dass die Verkürzung der Photoperiode (wie sie in einer langen Winternacht auftritt) vorübergehend den zirkadianen Rhythmus der Melatoninsekretion verändern kann, was möglicherweise die Struktur des Schlafes verändert.

Eine kürzliche Bewertung von präindustriellen Gemeinschaften hat jedoch gezeigt, dass die Mitglieder keine Schlafmuster aufweisen, die sich signifikant von denen der Menschen in modernen Gesellschaften unterscheiden. So untersuchten Yetish et al. [52] die Schlafmuster von Menschen in tansanischen, namibischen und bolivianischen Gemeinschaften und stellten fest, dass ihre Schlafdauer im Durchschnitt zwischen 5,7 und 7,1 Stunden lag. Der Schlaf setzte durchschnittlich 3 Stunden nach Sonnenuntergang ein und die Schlafdauer war im Winter etwa 1 Stunde länger als im Sommer. Im Gegensatz dazu berichteten Samson et al. [53, 54], dass Schlafmuster in verschiedenen Kulturen unterschiedlich waren. Zum Beispiel neigten Hadza-Jäger und -Sammler dazu, nachts zu schlafen und ein Nachmittagsschläfchen zu machen, Malagasy-Dorfbewohner schliefen in zwei Phasen während der

Nacht, unterbrochen von einer kurzen Wachphase, und sie machten Nachmittagsschläfchen, während präindustrielle Westeuropäer wahrscheinlich polyphasischen Schlaf mit einer kurzen Wachphase zwischen den beiden Schlafepisoden in der Nacht praktizierten.

Es ist also offensichtlich, dass Schlafmuster tendenziell durch lokale Bedingungen (z. B. Umgebungstemperatur, Länge des Photoperioden) und die Lebensweise einer Person (z. B. nächtlicher Zugang zu Elektrizität/Licht, kulturelle Praktiken) geprägt werden. Insbesondere wenn die Photoperiode kurz und/oder die Umgebungsbedingungen kalt sind, kann es eine Tendenz zum polyphasischen Schlaf geben, während bei langer Photoperiode und/oder warmen Nächten wahrscheinlich kürzere Episoden des monophasischen Schlafs auftreten. Es scheint jedoch wenig Beweise dafür zu geben, dass die *durchschnittliche* Schlafdauer in der modernen Zeit erheblich abgenommen hat, und dies ist wahrscheinlich auch bei Menschen der Fall, die einen guten Schlaf haben. Derzeit berichten jedoch etwa ein Drittel oder mehr der Bevölkerung von einem gewissen Grad an Schlafstörungen, einschließlich verzögerten Schlafbeginns und kürzerer Schlafdauer, und dies stellt wahrscheinlich eine erhebliche Abweichung von den Schlafgewohnheiten der Vergangenheit dar.

9.3 Mögliche bestehende, wiederverwendete und neue Behandlungen für Begleiterkrankungen

Die Ursachen von Komorbidität zu entwirren, gehört derzeit zu den obersten Prioritäten in der klinischen Praxis [12, 55]. Es gibt jedoch derzeit nur wenige Protokolle und klinische Praxisleitlinien, die Ärzten dabei helfen, Begleiterkrankungen auf koordinierte Weise zu behandeln. Stattdessen konzentrieren sich die Leitlinien und Protokolle in der Regel auf einzelne Störungen und berücksichtigen Komorbiditäten in der Regel nicht. Dies hat dazu geführt, dass Begleiterkrankungen behandelt werden, als wären sie isolierte klinische Einheiten, wobei jede Erkrankung separat und oft von verschiedenen Ärzten behandelt wird.

Es besteht daher ein klarer Bedarf an neuen klinischen Praxisleitlinien, die Komorbiditäten berücksichtigen; insbesondere bei Patienten mit häufig vorkommenden und stark komorbiden Störungen. Mindestens sollte routinemäßig und systematisch die mögliche Präsenz von Komorbiditäten bei einzelnen medizinischen Patienten und psychologischen Klienten untersucht werden. Darüber hinaus sollte, wenn Hinweise auf eine Komorbidität festgestellt werden, die Störung mindestens gleichzeitig mit der anderen Störung behandelt und/oder der Patient an einen geeigneten Gesundheits- oder Heilberufler zur Behandlung überwiesen werden.

Infolgedessen wurden bestehende medizinische und psychologische Therapien im Allgemeinen nicht dafür entwickelt (und nicht daraufhin getestet), ob sie bei der Behandlung mehrerer komorbider Zustände nützlich sind, und es scheinen nur wenige neue Therapien in Sicht zu sein, die zur effektiven Behandlung der Störungen eingesetzt werden könnten. Daher gibt es nur wenige verfügbare Therapien, die nachweislich mehr als eine einzige Störung bei einem einzelnen Patienten effektiv behandeln können, entweder gleichzeitig oder mit einem sequenziellen Therapieansatz.

Es besteht daher ein klarer Bedarf, zu den Grundprinzipien zurückzukehren, um den potenziellen Nutzen bestehender und neuer Therapien zu erforschen. Dementsprechend werden in diesem Abschnitt drei breite Behandlungsansätze im Detail untersucht. Erstens sind einige Therapieansätze bereits bekannt dafür, dass sie mehrere, aber verwandte Zustände effektiv behandeln können, einschließlich der kognitiven Verhaltenstherapie (CBT). Zweitens könnte es möglich sein, bestehende Therapien zu ändern, umzufunktionieren und/oder auf die Komorbiditäten zuzuschneiden, indem neue Co-Therapie- oder sequenzielle Therapieprotokolle entwickelt oder Therapieprotokolle an die individuellen Bedürfnisse der Patienten angepasst werden. Drittens wird unsere klinische Theorie verwendet, um eine Reihe von möglichen neuen (oder wiederverwendeten) Therapieansätzen zu untersuchen, zum Beispiel die Verwendung von Therapien, die eine Störung des zirkadianen Rhythmus korrigieren können.

Erstens sind mehrere Therapieansätze bekannt dafür, dass sie mehrere verwandte Zustände effektiv behandeln können, einschließlich der kognitiven Verhaltenstherapie (CBT). Es wurde gezeigt, dass CBT depressive Stimmung, Erschöpfung, Schlafprobleme/Insomnie und Essstörungen effektiv behandelt, und dass es störungsspezifische CBT-Protokolle für die Behandlung von Depressionen [56], Erschöpfung [57], Insomnie (CBT-I) [58] und Essstörungen (CBT-E) gibt [59]. Die CBT-Protokolle geben jedoch im Allgemeinen keine spezifischen Details darüber, wie die komorbiden Zustände gemeinsam behandelt werden sollten, zum Beispiel, ob die Behandlungen gleichzeitig oder sequenziell bei einer einzelnen Person durchgeführt werden sollten. Zum Beispiel ist bei einem Klienten mit einer Essstörung (z. B. Binge-Eating-Störung), Übergewicht/Adipositas und Insomnie unklar, ob zuerst die Essstörung, das Gewichtsproblem oder das Schlafproblem angegangen werden sollte, oder ob die Zustände gemeinsam behandelt werden sollten. Wenn ein solches Co-Therapie-Protokoll existieren würde, könnte es Ärzten dabei helfen, das fehlanpassende Verhalten eines Klienten (z. B. Binge-Eating) und seine Gewichts- und Schlafprobleme optimal zu behandeln.

Zum Beispiel könnten die Prinzipien der CBT-I mit der CBT integriert werden, um die Neigung von übergewichtigen Klienten zu gestörtem Essen zu behandeln, das den Schlaf stört und zu erheblicher Gewichtszunahme beiträgt, also die Behandlung der Ess-, Gewichts- und Schlafprobleme des Patienten zusammen. Ein koordinierter Therapieansatz könnte den Teufelskreis zwischen dem nächtlichen Essen des Klienten, der Gewichtszunahme und dem gestörten Schlaf unterbrechen, was möglicherweise zu einer Verzahnung der Therapieantwort führen könnte. Das heißt, eine Verbesserung eines Gesundheitsproblems könnte zusätzliche Verbesserungen bei anderen Gesundheitsproblemen bewirken. Wenn zum Beispiel das Schlafproblem eines Klienten frühzeitig behandelt wird, wird er nicht spät in der Nacht wach sein, um sich in dysfunktionales Denken oder Essen (z. B. depressive Grübelei, Binge-Eating) zu vertiefen, das seinen Schlaf stören oder im Laufe der Zeit zu Gewichtszunahme führen könnte. Als Ergebnis könnte er im Laufe der Zeit zusätzliches Gewicht verlieren [60]. Mit anderen Worten, die Komorbiditätslast des Klienten könnte sich verbessern, indem er einen konventionellen Lebensstil führt (z. B. die angemessenen Zeiten für Essen und Schlafen einhält) und erkennt, dass eine Beeinträchtigung seines Schlafs zu physischen und psychischen Gesundheitsproblemen führen kann.

Bisher wurden jedoch nur wenige CBT-*Co*-Therapieprotokolle entwickelt und auf ihre Wirksamkeit getestet, zum Beispiel bei der Behandlung von komorbider Insomnie, depressiver Stimmung und Erschöpfung, mit CBT-Insomnie (CBT-I). In einer kürzlichen Metaanalysestudie [61] wurde gezeigt, dass individuelle Face-to-Face-CBT-I, die Schlafrestriktionstherapie beinhaltete, effektiv Schlaf- und depressive Symptome bei Patienten mit Insomnie behandelte, aber nicht die Erschöpfung. Ähnlich zeigten Wu et al. [62], dass CBT-I die Insomniesymptome der Klienten effektiv behandelte, die Schlafparameter normalisierte und bei der Bewältigung der gleichzeitig bestehenden psychiatrischen Erkrankungen, einschließlich Depression, half. Somit könnte zumindest im Fall von CBT-I, das typischerweise zur Behandlung von Insomnie eingesetzt wird, auch eine effektive Behandlung von komorbider depressiver Stimmung, aber nicht von Erschöpfung möglich sein. Es gibt jedoch noch viel zu tun, um diese Varianten der CBT vollständig in komplexe Co-Therapie- (oder sequenzielle Therapie-) Protokolle zu integrieren, die möglicherweise zur effektiveren Behandlung von komorbiden Zuständen eingesetzt werden könnten.

Es kann jedoch mindestens mehrere *potenzielle Fallstricke* bei der Anwendung eines Co-Therapie- oder sequenziellen Therapieansatzes geben. Zum Beispiel könnte die gleichzeitige Anwendung mehrerer Co-Therapien zu unerwarteten Medikamenten- (oder anderen Therapie-) Wechselwirkungen führen, die zu erheblichen therapeutischen Nebenwirkungen bei einer geringeren als erwarteten Dosis führen und/oder andere klinische Verbesserungen bei einzelnen Patienten aufheben könnten. Beispielsweise wurden Antidepressiva auf ihre Nützlichkeit bei der gleichzeitigen Behandlung von Schlaflosigkeit und depressiver Stimmung untersucht, aber es fehlt an Klarheit, ob das Medikament den Schlaf tatsächlich verbessert oder verschlechtert [63, 64]. Darüber hinaus sind Co-Therapie-bezogene Probleme und das allgemeinere Potenzial, Schaden anzurichten, in der psychologischen Literatur noch nicht im Detail untersucht worden, obwohl wir viel mehr über die Art spezifischer Medikamenteninteraktionen und die Notwendigkeit wissen, die gleichzeitige Anwendung bestimmter Medikamente bei einigen Patienten zu vermeiden.

Ein zweiter breiter Therapieansatz könnte darin bestehen, bestehende Therapien zu ändern, zu verändern oder wiederzuverwenden, um eine Reihe von Begleiterkrankungen zu behandeln, einschließlich der Anpassung bestehender Therapien. Zum Beispiel schlugen Obermeyer et al. [65] vor, dass individualisierte ‚Präzisionstemperaturen' verwendet werden könnten, um die Entscheidungen über Tests und Therapie an die spezifische Physiologie eines Patienten anzupassen; das heißt, der therapeutische Ansatz könnte je nach BT des Patienten (d. h. eutherm, hypotherm oder hypertherm) unterschiedlich sein. Beispielsweise wird eine erhöhte BT als prognostischer Indikator für einen akuten Schlaganfall verwendet. In einer Studie mit 725 Schlaganfallpatienten, die innerhalb von 6 Stunden nach Schlaganfallbeginn in eine akute Schlaganfalleinheit eingeliefert wurden, war die durchschnittliche BT bei Aufnahme typischerweise normal, stieg jedoch bei Patienten mit schwerem Schlaganfall 4–6 Stunden nach Schlaganfallbeginn an. Eine erhöhte BT 10–12 Stunden nach Schlaganfallbeginn war mit einem schlechten klinischen Ergebnis verbunden, obwohl es bei Patienten mit leichtem bis mittelschwerem Schlaganfall keinen signifikanten Anstieg der BT gab. Insbesondere führten schwere Infarkte und intrazerebrale Blutungen zu einem Anstieg der BT, während eine anfängliche BT > 37,5 °C nicht mit der Schwere oder dem Ausgang des Schlaganfalls zusammenhing [66]. Ähnliche Ergebnisse wurden in einer kleinen Studie berichtet, die zeigte, dass die Spitzenhyperthermie 1,5–2 Tage nach Schlaganfallbeginn auftrat. Die Forscher schlugen vor, dass die Ergebnisse die Notwendigkeit widerspiegeln, therapeutische Hypothermie in der Behandlung von Patienten mit schwerem Schlaganfall in Betracht zu ziehen [67], was darauf hindeutet, dass die Anpassung der Therapie an die thermischen Eigenschaften der Patienten möglicherweise nützlich sein könnte.

Alternativ könnten bestehende Therapieprotokolle geändert oder wiederverwendet werden, um die Begleiterkrankungen zu behandeln, zum Beispiel durch die Entwicklung und Erprobung von Co-Therapie- oder sequenziellen Therapieprotokollen unter Verwendung bestehender medizinischer und psychologischer Behandlungen. Ein solcher Ansatz – der koordinierte Einsatz von Co-Therapien und/oder sequenziellen Therapien im multidisziplinären Umfeld – könnte als *optimale* Behandlung von Patienten mit Begleiterkrankungen angesehen werden. In einigen Ländern werden Patienten mit Begleiterkrankungen wie Übergewicht/Adipositas und Diabetes mellitus Typ II bereits im Krankenhaus oder in der Allgemeinpraxis (GP) gemeinsam behandelt. Zum Beispiel werden in Australien und anderen Ländern GP-Managementpläne (z. B. Australian Medicare #s 721, 723) für chronisch kranke Patienten mit komplexen Krankheitsbildern bereitgestellt und der GP koordiniert in der Regel das Pflegeteam, um die Krankheiten des Patienten gemeinsam zu behandeln. Darüber hinaus könnten frühzeitige, gruppenbasierte Ansätze zur Gewichtsmanagement bei Diabetespatienten in diesem Kontext eingesetzt werden, und ein solcher Ansatz wird als kosteneffektiv angesehen [68]. Allerdings sind die psychischen Gesundheitsdienste weitgehend von den physischen Gesundheitsdiensten getrennt geblieben, was es schwierig macht, eine optimale Versorgung für Patienten mit physischen und psychischen Gesundheitsproblemen zu gewährleisten. Daher ist ein stärker kooperativer Ansatz erforderlich, um Patienten mit Begleiterkrankungen, insbesondere Patienten mit körperlichen und psychischen Gesundheitsproblemen, gemeinsam zu behandeln.

Im weiteren Sinne besteht die Notwendigkeit, die Kostenwirksamkeit alternativer organisatorischer Versorgungsmodelle (z. B. multidisziplinäre Versorgungskliniken) zu bewerten, um einen kooperativeren Ansatz bei der Erkennung und Behandlung von Krankheitskomorbiditäten zu fördern [3]. Wie jedoch oben angegeben, werden multidisziplinäre Versorgungsansätze derzeit größtenteils nicht bei der Behandlung von Begleiterkrankungen eingesetzt. Dennoch ist klar, dass Patienten mit einer signifikanten Begleiterkrankung einen *integrierten Therapieansatz* benötigen, der die medizinischen und psychischen Zustände des Patienten getrennt (und gemeinsam) anspricht. Wie im Kap. 1 erwähnt, sind multidisziplinäre Therapieansätze wahrscheinlich sehr nützlich bei der Behandlung dieser Begleiterkrankungen, da die in ihnen bereitgestellte Versorgung in der Regel koordiniert und evidenzbasiert ist, Co-Therapie- und/oder sequenzielle Therapieprotokolle genutzt werden und die Kliniker in der Regel miteinander über die genaue Sequenzierung der verschriebenen Versorgung und das Management verwandter Probleme (z. B. depressive Stimmung) kommunizieren

Ein dritter Ansatz bei der Erforschung des Potenzials bestimmter Therapien zur Behandlung von Komorbiditäten besteht darin, *Vorhersagen aus der Theorie* zu untersuchen. Daher haben wir unser klinisches Modell der gleichzeitigen Symptomentwicklung verwendet, um Vorhersagen über den potenziellen Nutzen neuer (oder bestehender) Therapieansätze zu treffen. Erstens, wenn, wie behauptet, beeinträchtigter *Schlaf* eine zentrale und bidirektionale Rolle bei der Begünstigung von Krankheitskomorbiditäten spielt, wäre es klug, den beeinträchtigten Schlaf eines Patienten gleichzeitig mit der Behandlung seiner anderen Komorbiditäten zu behandeln, unter Verwendung eines evidenzbasierten Therapieansatzes wie CBT-I. Die Behandlung des komorbiden Schlafproblems eines Patienten gleichzeitig mit der Behandlung seiner anderen Störung/en (z. B. Adipositas) könnte zu zusätzlichen klinischen Verbesserungen bei den Zuständen führen. Es könnte jedoch auch notwendig sein, das Vorhandensein von schlafstörendem Verhalten (z. B. Essanfälle) anzugehen, das neben der Störung des Schlafes auch zur Entwicklung von Komorbiditäten (z. B. beeinträchtigter Schlaf, Adipositas) beitragen kann.

Zweitens, wenn, wie behauptet, eine *zirkadiane Rhythmusstörung* der Entwicklung von Komorbiditäten zugrunde liegt, könnten Therapien, die diese Störung korrigieren können, klinisch nützlich sein. Zum Beispiel ist bekannt, dass Lichttherapie die nächtliche Kern-BT reduziert (z. B. bei Patienten mit saisonaler affektiver Störung) [69] und den zirkadianen Rhythmus der Kern-BT bei Patienten mit Anorexia nervosa und Bulimia nervosa normalisieren kann [70]. Zusammen genommen deuten die Ergebnisse darauf hin, dass Lichttherapie bei der Behandlung von affektiven Störungen sowie bestimmten Essstörungen nützlich sein kann. Darüber hinaus stellte eine kürzlich durchgeführte Übersichtsarbeit von Zimmet et al. im Jahr 2019 [31] die Hypothese auf, dass eine zirkadiane Rhythmusstörung (d. h. *zirkadianes Syndrom*) wahrscheinlich zum metabolischen Syndrom und damit verbundenen Komorbiditäten beiträgt, was wiederum das Risiko für Herz-Kreislauf-Erkrankungen und Diabetes mellitus Typ II erhöhen kann. Auf dieser Grundlage schlugen sie vor, dass „zirkadiane Medizinansätze“ bei der

Behandlung der Störungen nützlich sein könnten, indem sie das Timing von Lichtexposition, Bewegung, Nahrungsaufnahme, Schlaf und/oder Medikamenteneinnahme verändern. Wie unten detailliert beschrieben, können auch „thermische Übungsansätze" die zirkadiane Rhythmusfunktion einer Person normalisieren, um Schlafprobleme (z. B. Schlaflosigkeit) zu behandeln. Es sind jedoch weitere Untersuchungen erforderlich, um zu prüfen, ob der Therapieansatz bei der Behandlung anderer Begleiterkrankungen nützlich ist.

Eine letzte Behauptung unserer klinischen Theorie ist, dass Komorbidität mit einer *erhöhten BT* in Verbindung gebracht werden kann. Daher ist es möglich, dass Therapien, die BT reduzieren (oder den zirkadianen Rhythmus der Kern-BT korrigieren), bei der Behandlung von Komorbiditäten nützlich sein könnten. Mehrere Therapien sollen zu einer klinischen Verbesserung durch eine Korrektur der BT führen, insbesondere einer erhöhten nächtlichen BT. Zum Beispiel hat sich gezeigt, dass Schlafrestriktionstherapie BT reduziert [71], ebenso wie der Gebrauch von Antidepressiva [72] und Lichttherapie [69]. Die chronische Verabreichung von SSRI kann jedoch zu einer Erhöhung (anstatt einer Verringerung) der Kern-BT führen [73], während durch Elektrokrampftherapie diese erhöht oder verringert wird [74], und Amphetamine konsequent erhöhen [75]. Im Gegensatz dazu ist bekannt, dass eine langanhaltende kalorische Restriktion die BT einer Person reduziert [76, 77]. Darüber hinaus haben entzündungshemmende Mittel wie Aspirin, abgesehen von ihren antipyretischen Wirkungen, gezeigt, dass sie depressive Symptome reduzieren, entweder allein eingenommen, wegen ihrer Plättchenhemmung, oder zur Reduzierung des Risikos eines Herzinfarkts [78] oder in Kombination mit SSRI im Vergleich zu SSRI allein [79]. Antidepressiva (z. B. SSRI) sind auch bekannt dafür, entzündungshemmende Wirkungen zu haben [80–83]. Allerdings haben nur wenige Studien die Auswirkungen von Behandlungen auf die menschliche BT untersucht, und meist nur bei Patienten mit unkomplizierten klinischen Verläufen, nicht bei komplexen komorbiden Krankheiten. Dennoch legen die vorhandenen Studien nahe, dass die Normalisierung der BT einer Person und/oder des zirkadianen Rhythmus der Kern-BT zu der klinischen Verbesserung führen kann, die bei einigen Therapien beobachtet wird, obwohl die Annahme selten in der wissenschaftlichen Literatur untersucht wurde.

Interessanterweise wurde gezeigt, dass *Schlafrestriktionstherapie,* eine Art von psychologischer Therapie, die BT der Patienten während des Schlafes reduziert, ohne zu einer Veränderung der Plasmakortisolkonzentration zu führen. Auf der Grundlage der Ergebnisse vermuteten die Autoren, dass die Wirkungen der Therapie auf eine Veränderung des BT zurückzuführen waren, anstatt den wahrgenommenen Stress oder die Freisetzung von Stresshormonen zu reduzieren [71]. Das heißt, die Therapie reduzierte die BT und verbesserte den Schlaf, ohne das Erleben von wahrgenommenem Stress oder die Freisetzung von HPA-Achsen-bezogenen Stresshormonen zu verändern. Die Therapie führte jedoch wahrscheinlich zu einer Reduzierung der autonomen Erregung durch reduzierte SNS-Aktivität, was wiederum zu einer Reduzierung der BT während des Schlafes führte, obwohl diese Annahme in der Studie nicht untersucht wurde. Unabhängig vom beteiligten biologischen Mechanismus legen die Ergebnisse nahe, dass eine psychologische Therapie allein ausreicht, um die BT einer Person zu reduzieren, möglicherweise durch eine Reduzierung der autonomen Erregung, was eine neue Art ist, die Wirkungen der psychologischen Therapie zu betrachten.

Thermische Übungen haben sich ebenfalls als wirksam bei der Behandlung von Schlafproblemen erwiesen, einschließlich der Verwendung von Kühlanzügen und kalten Bädern einerseits und heißen Bädern, Fußbädern, Anzügen/Westen und Umgebungserwärmung andererseits. Insbesondere haben sich *Körperkühlungs*strategien als wirksam erwiesen, um die Schlafprobleme von Insomnikern zu korrigieren und den zirkadianen Rhythmus der Kern-BT zu normalisieren [26, 84–86]. Zum Beispiel können Körperkühlungsstrategien (z. B. kalte Thermoanzüge) Insomnikern helfen, besser zu schlafen (d. h. reduziertes nächtliches und frühes morgendliches Erwachen, mehr Schlafphasen 3 und 4), wobei die besten klinischen Effekte bei Insomnikern und älteren Menschen beobachtet wurden [26]. Paradoxerweise haben jedoch *Körpererwärmungs*strategien gezeigt, dass sie ebenfalls den Schlaf normalisieren [87]. Speziell können beheizte Thermoanzüge den Tiefschlaf erhöhen und die Tendenz zum nächtlichen Erwachen reduzieren, insbesondere bei Insomnikern und älteren Menschen [87]. Sogar ein heißes Bad am

Abend [z. B. 40–41 °C für 30 Minuten, bis zum Brustkorb] kann den Tiefschlaf erhöhen und den wahrgenommenen Beginn des Schlafes bei weiblichen Insomnikern beschleunigen [85] mit ähnlichen Ergebnissen in einer anderen Studie (d. h. heißes Bad [40–40,5 °C] über ≥2 aufeinanderfolgende Nächte 1,5–2 Stunden vor dem Schlafengehen), in der ältere weibliche Insomniker eine bessere Schlafkontinuität und längeren Tiefschlaf im frühen Teil des Schlafes zeigten [88].

Wie können also sowohl kalte Stimulation *als auch* Wärmestimulation den Schlaf verbessern? Ganz einfach, die Anwendung von Wärme (z. B. warmes [38–39 °C] Bad für 1 Stunde) führt zunächst zu *Hyperthermie* (z. B. 1 °C Erhöhung der BT) [86], aber nachdem die Person aus dem Bad steigt, sinkt ihre BT schnell [23, 86]. Wichtig ist, dass der *schnelle Rückgang der Hauttemperatur* (induziert durch kaltes Baden oder Aussteigen aus einem heißen Bad) dazu gedacht ist, den natürlichen abendlichen Rückgang der BT zu *verstärken,* wenn der Reiz etwa 2 Stunden vor dem geplanten Schlaf angewendet wird [20, 26]. Das heißt, einfach ein heißes *oder* kaltes Bad (oder Dusche oder Fußbad) etwa 2 Stunden vor dem geplanten Schlaf zu nehmen, kann einer Person helfen, ihre nächtliche BT ausreichend zu reduzieren, um ihr Schlafproblem effektiv zu behandeln, sogar im Falle von Insomnie [85, 86].

Jedoch wurde die „thermische Übung" noch nicht in Bezug auf andere Begleiterkrankungen untersucht, einschließlich Angst, depressiver Stimmung und Übergewicht/Fettleibigkeit. Dennoch wurde vorgeschlagen, dass Bewegung die Stimmung einer Person zumindest teilweise aufgrund einer vorübergehenden Erhöhung der BT verbessert [89]. Darüber hinaus wird vorgeschlagen, dass Körperkühlungsstrategien auf ihre potenzielle Nützlichkeit bei der Gewichtsabnahme bei übergewichtigen/fettleibigen Personen untersucht werden sollten. Hansen et al. [90] stellten fest, dass Menschen in der ersten Welt dazu neigen, in temperaturkontrollierten Umgebungen zu leben und zu arbeiten, die der Kern-BT (d. h. thermischer Neutralpunkt) nahekommen, und sie fragten sich, ob die relative Temperaturäquivalenz zur Fettleibigkeit beitragen könnte, indem sie die körperliche Aktivität, insbesondere die spontane körperliche Aktivität (SPA), reduziert. Wie in Abschn. 7.2 beschrieben, beinhaltet SPA ungeplantes, unbewusstes, biologisch gesteuertes Verhalten, das

Zappeln, Fußtrommeln, unruhiges Verhalten und Alltagsaktivitäten wie Gehen, Sprechen und die Aufrechterhaltung der Haltung umfasst, was mit dem Verbrauch von 100–800 kcal/Tag verbunden ist [91]. SPA und der damit verbundene Energieverbrauch, die Nicht-Übungs-Aktivitätsthermogenese (NEAT), sollen schlanke Menschen davor schützen, nach einer großen Mahlzeit zuzunehmen, indem sie ihre Aktivitätsniveaus erhöhen und sie nach Unterernährung senken. Allerdings wird bei übergewichtigen Personen (d. h. etwa 2 Stunden weniger/Tag) im Vergleich zu schlanken Personen eine deutliche Reduzierung der SPA beobachtet und eine geringe SPA ist bekanntermaßen ein Risikofaktor für Gewichtszunahme und Fettleibigkeit [92–94]. Daher trägt SPA erheblich zum täglichen Energieverbrauch bei schlanken Personen bei, obwohl die *unbewusste* Aktivität bei übergewichtigen/fettleibigen Personen deutlich mangelhaft ist.

Die Weltgesundheitsorganisation und die Internationale Adipositas-Taskforce haben vorgeschlagen, dass Strategien, die NEAT durch eine Erhöhung der SPA fördern können, auf ihr Potenzial zur Gewichtsabnahme bei übergewichtigen/fettleibigen Menschen untersucht werden sollten. In der Praxis gibt es jedoch nur wenige Möglichkeiten, die SPA einer Person zu erhöhen: Gewichtsverlust, Kalorienrestriktion, Erhöhung der freiwilligen körperlichen Aktivität und/oder Kälteexposition [95–97]. Die ersten drei Strategien stellen wahrscheinlich genau den/die Weg(e) dar, über den/die die Person zunächst an Gewicht zugenommen hat (d. h. hohe Kalorienzufuhr, Gewichtszunahme und ein sitzender Lebensstil). Daher könnte es wenig zu gewinnen geben, wenn man versucht, die SPA auf diese Weise zu erhöhen. Allerdings könnten *Körperkühlungsstrategien* (z. B. Kühlwesten) nützlich sein, um SPA und NEAT bei übergewichtigen Menschen zu erhöhen als Ergänzung zur Teilnahme an einem formalen Übungsprogramm. Leider wurde das therapeutische Potenzial von SPA bisher übersehen, obwohl dieser biologische Prozesses durch Umgebungsfaktoren (z. B. kalte Umgebungstemperatur) erheblich beeinflusst werden kann [98]. Es scheint jedoch sinnvoll zu sein, die Auswirkungen von Körperkühlungsstrategien auf das Gewicht von übergewichtigen/fettleibigen Personen zu untersuchen, um festzustellen, ob eine Gewichtsabnahme durch eine Erhöhung der SPA und NEAT erleichtert werden kann, vielleicht als Ergänzung zur

Teilnahme an einem formalen Übungsprogramm, das auch die SPA der Person erhöhen könnte.

Im Gegensatz dazu und wie in Kap. 5 detailliert beschrieben, werden *Körpererwärmungsstrategien* bereits zur Behandlung von Patienten mit Essstörungen eingesetzt, und teilweise wird angenommen, dass die Therapie zu einer klinischen Verbesserung führt, indem die Neigung zur Hyperaktivität verringert wird. Das heißt, Patienten mit Anorexia nervosa sind typischerweise unterkühlt, und als Ergebnis könnten sie kompensieren, indem sie SPA und NEAT erhöhen, was ihre BT vorübergehend erhöht, hilft ihnen, sich warm zu fühlen, aber es reduziert auch das Potenzial für Gewichtszunahme [99]. Mehrere RCTs haben kürzlich Körpererwärmungsstrategien als eigenständige Therapie oder als Bestandteil eines Therapiepakets (z. B. Mandometer, Raumtemperaturerhöhung, eingeschränkte körperliche Aktivität) bei Patienten mit Essstörungen bewertet. Im letzteren Fall wurde gezeigt, dass der Ansatz effektiv die Aktivitätsniveaus reduziert, Remission induziert (75 % der Patienten) und die Rückfallrate bei 5-Jahres-Patienten mit Essstörungen reduziert [100]. In einer kleinen Studie fanden jedoch Birmingham et al. [101] heraus, dass die Therapie (d. h. Heizweste auf mittlere Hitze eingestellt für 3 Stunden/Tag für 21 Tage) nicht mit einer Gewichtserholung bei Patienten mit Anorexia nervosa in Verbindung gebracht wurde, im Vergleich zu Kontrollpatienten, die eine nicht beheizte Weste trugen, aber sie war mit niedrigeren Angstniveaus und verbesserter Behandlungskonformität verbunden. Ähnlich reduzierte die Umgebungserwärmung (d. h. warme Umgebung, intermittierender Gebrauch von thermischer Weste oder Saunabad in Infrarotkabine) Hyperaktivität und Angst- und Depressionsniveaus bei Patienten mit Anorexia nervosa, was der Körpergewichtserholung vorausging [102]. In einer größeren Studie [103] übte die Umgebungserwärmung anxiolytische Effekte auf Patienten mit Anorexia nervosa aus; insbesondere wurde die postprandiale Angst bei Patienten, die sich unmittelbar nach dem Mittagessen 30 Minuten lang in einem auf 32 °C beheizten Raum ausruhten, im Vergleich zu höheren präprandialen Angstniveaus reduziert. Zusammengefasst deuten die Ergebnisse darauf hin, dass Körpererwärmungsstrategien effektiv Hyperaktivität und affektive Belastung (z. B. Angstschwere) reduzieren können, und als Teil eines Therapiepakets kann dies auch zu einer signifikanten Gewichtserholung und Remission bei Patienten mit Essstörungen führen.

Zusammenfassend legen die in diesem Kapitel vorgestellten Studienergebnisse nahe, dass Körperkühlungs- und Erwärmungsstrategien nützlich sind bei der Behandlung von Schlaflosigkeit/beeinträchtigtem Schlaf. Im Gegensatz dazu können Körpererwärmungsstrategien effektiv die Hyperaktivität und affektive Belastung bei Patienten mit Essstörungen behandeln; und als Teil eines Therapiepakets kann es die Gewichtserholung und Remission bei Patienten mit Essstörungen erleichtern. Es gibt jedoch wenig Forschung über die Auswirkungen von ‚thermischer Übung' auf andere Symptome und Störungen. Dennoch ist es möglich, dass die Therapie nützlich sein könnte bei der Behandlung von nicht essgestörten Personen mit affektiver Belastung (z. B. Angst- oder Depressionsstörung), Übergewicht/Fettleibigkeit und/oder schlafbezogenen Atmungsstörungen, aber bisher wurden die Therapien in dieser Hinsicht nicht bewertet.

Schließlich und allgemeiner wurden in diesem Kapitel eine Vielzahl von Therapieansätzen auf ihren potenziellen Nutzen bei der Behandlung verschiedener Begleiterkrankungen untersucht. Diese Ansätze umfassten: Ändern, Anpassen oder Umnutzen bestehender psychologischer und medizinischer Therapien, Entwicklung und Testen neuer Co-Therapie- oder sequenzieller Therapieprotokolle, Verwendung von Therapien, die bereits bekannt sind, um den Schlaf, die Funktion des zirkadianen Rhythmus und/oder die BT zu verbessern (z. B. Aspirin, Lichttherapie), Anpassung bestehender Therapien an die thermischen Eigenschaften einzelner Patienten und neuartige Therapieansätze (z. B. thermische Übung). Unabhängig vom verwendeten Ansatz ist offensichtlich, dass ein koordinierter und kollaborativer Ansatz erforderlich ist, um Patienten mit Begleiterkrankungen optimal zu behandeln, wie es in der multidisziplinären Versorgung bereitgestellt wird.

Literatur

1. Britt HC, Harrison CM, Miller GC, Knox SA. Prevalence and patterns of multimorbidity in Australia. *Medical Journal of Australia.* 2008;189(2):72–77. https://doi.org/10.5694/j.1326-5377.2008.tb01919.x.
2. Australian Bureau of Statistics. *Disability, ageing and carers, Australia: Summary of findings, 2012.* Canberra, Australia: Author;2013. 4430.0.
3. McDaid D, Park A-L. Counting all the costs: The economic impact of comorbidity. In: Sartorius N, Holt RIG, Maj M, eds. *Comorbidity of mental and physical disorders. Key issues mental health.* Vol 179. Basel, Switzerland: Karger; 2015:23–32.
4. Kessler RC, Chiu WT, Demler O, Walters EE. Prevalence, severity, and comorbidity of 12-month DSM-IV disorders in the National Comorbidity Survey Replication. *Archives of General Psychiatry.* 2005;62(6):617–627. https://doi.org/10.1001/archpsyc.62.6.617.
5. Hart BL. Biological basis of the behavior of sick animals. *Neuroscience and Biobehavioral Reviews.* 1988;12(2):123–137. https://doi.org/10.1016/s0149-7634(88)80004-6.
6. Dantzer R, Bluthé R-M, Layé S, Bret-Dibat J-L, Parnet P, Kelley KW. Cytokines and sickness behavior. *Annals of the New York Academy of Sciences.* 1998;840(1):586–590. https://doi.org/10.1111/j.1749-6632.1998.tb09597.x.
7. Kelley KW, Bluthé RM, Dantzer R, et al. Cytokine-induced sickness behavior. *Brain, Behavior, and Immunity.* 2003;17(1):S112–S118. https://doi.org/10.1016/s0889-1591(02)00077-6.
8. Wang A, Huen SC, Luan HH, et al. Opposing effects of fasting metabolism on tissue tolerance in bacterial and viral inflammation. *Cell.* 2016;166(6):1512–1525. https://doi.org/10.1016/j.cell.2016.07.026.
9. Ilbäck N-G, Crawford DJ, Neufeld HA, Friman G. Does exercise stress alter susceptibility to bacterial infections? *Upsala Journal of Medical Sciences.* 1991;96(1):63–68. https://doi.org/10.3109/03009739109179259.
10. Cook MD, Martin SA, Williams C, et al. Forced treadmill exercise training exacerbates inflammation and causes mortality while voluntary wheel training is protective in a mouse model of colitis. *Brain, Behavior, and Immunity.* 2013;33:46–56. https://doi.org/10.1016/j.bbi.2013.05.005.

11. Schmittmann VD, Cramer AOJ, Waldorp LJ, Epskamp S, Kievit RA, Borsboom D. Deconstructing the construct: A network perspective on psychological phenomena. *New Ideas in Psychology.* 2013;31(1):43–53. https://doi.org/10.1016/j.newideapsych.2011.02.007.
12. Borsboom D, Cramer AOJ, Schmittmann VD, Epskamp S, Waldorp LJ. The small world of psychopathology. *PLoS One.* 2011;6(11):e27407. https://doi.org/10.1371/journal.pone.0027407.
13. Jansson-Fröjmark M, Lindblom K. A bidirectional relationship between anxiety and depression, and insomnia? A prospective study in the general population. *Journal of Psychosomatic Research.* 2008;64(4):443–449. https://doi.org/10.1016/j.jpsychores.2007.10.016.
14. American Psychiatric Association. *Diagnostic and statistical manual of mental disorders (DSM-5).* 5th ed. Washington, DC: American Psychiatric Association; 2013.
15. Degenhardt L, Hall W, Lynskey M. What is comorbidity and why does it occur? In: Teesson M, Proudfoot H, eds. *Comorbid mental disorders and substance use disorders: Epidemiology, prevention and treatment* Sydney, Australia: National Drug and Alcohol Research Centre; 2003:10–25.
16. Cramer AOJ, Waldorp LJ, van der Maas HLJ, Borsboom D. Comorbidity: A network perspective. *Behavioral and Brain Sciences.* 2010;33(2–3):137–150. https://doi.org/10.1017/s0140525x09991567.
17. Thomsen DK, Mehlsen MY, Christensen S, Zachariae R. Rumination—relationship with negative mood and sleep quality. *Personality and Individual Differences.* 2003;34(7):1293–1301. https://doi.org/10.1016/s0191-8869(02)00120-4.
18. Bear MF, Connors BW, Paradiso MA. *Neuroscience: Exploring the brain.* Fourth ed. Philadelphia: Wolters Kluwer; 2007.
19. Johnson RH. The autonomic nervous system and body temperature. *Proceedings of the Royal Society of Medicine.* 1966;59(5):463–466.
20. Murphy PJ, Campbell SS. Nighttime drop in body temperature: A physiological trigger for sleep onset? *Sleep.* 1997;20(7):505–511. https://doi.org/10.1093/sleep/20.7.505.
21. Campbell SS, Broughton RJ. Rapid decline in body temperature before sleep: Fluffing the physiological pillow? *Chronobiology International.* 1994;11(2):126–131. https://doi.org/10.3109/07420529409055899.
22. Monk TH, Reynolds CF, Kupfer DJ, Hoch CC, Carrier J, Houck PR. Differences over the life span in daily life-style regularity.

Chronobiology International. 1997;14(3):295–306. https://doi.org/10.3109/07420529709001421.

23. Kräuchi K, Wirz-Justice A. Circadian rhythm of heat production, heart rate, and skin and core temperature under unmasking conditions in men. *American Journal of Physiology-Regulatory, Integrative and Comparative Physiology.* 1994;267(3):R819–R829. https://doi.org/10.1152/ajpregu.1994.267.3.r819.
24. Malkani R, Zee PC. Basic circadian rhythms and circadian sleep disorders. In: Chokroverty S, Thomas RJ, eds. *Atlas of sleep medicine.* 2nd ed. Philadelphia, PA Saunders; 2014:119–126.
25. Grandin LD, Alloy LB, Abramson LY. The social zeitgeber theory, circadian rhythms, and mood disorders: Review and evaluation. *Clinical Psychology Review.* 2006;26(6):679–694. https://doi.org/10.1016/j.cpr.2006.07.001.
26. Lichstein KL, Riedel BW. Behavioral assessment and treatment of insomnia: A review with an emphasis on clinical application. *Behavior Therapy.* 1994;25(4):659–688. https://doi.org/10.1016/s0005-7894(05)80203-5.
27. Monk TH. Enhancing circadian zeitgebers. *Sleep.* 2010;33(4):421–422. https://doi.org/10.1093/sleep/33.4.421.
28. Van Someren EJW. Letter to the editor regarding: Thermoregulation as a sleep signalling system. *Sleep Medicine Reviews.* 2004;8(4):327. https://doi.org/10.1016/j.smrv.2004.03.008.
29. Lack LC, Gradisar M, Van Someren EJW, Wright HR, Lushington K. The relationship between insomnia and body temperatures. *Sleep Medicine Reviews.* 2008;12(4):307–317. https://doi.org/10.1016/j.smrv.2008.02.003.
30. Brown RF, Thorsteinsson EB, Smithson M, Birmingham CL, Aljarallah H, Nolan C. Can body temperature dysregulation explain the co-occurrence between overweight/obesity, sleep impairment, late-night eating, and a sedentary lifestyle? *Eating and Weight Disorders—Studies on Anorexia, Bulimia and Obesity.* 2017;22(4):599–608. https://doi.org/10.1007/s40519-017-0439-0.
31. Zimmet P, Alberti KGMM, Stern N, et al. The Circadian Syndrome: Is the metabolic syndrome and much more! *Journal of Internal Medicine.* 2019. https://doi.org/10.1111/joim.12924.
32. Pedersen BK. Exercise and cytokines. *Immunology and Cell Biology.* 2000;78(5):532–535. https://doi.org/10.1111/j.1440-1711.2000.t01-11-.x.

33. Koelsch S, Boehlig A, Hohenadel M, Nitsche I, Bauer K, Sack U. The impact of acute stress on hormones and cytokines, and how their recovery is affected by music-evoked positive mood. *Scientific Reports.* 2016;6:23008 https://doi.org/10.1038/srep23008.
34. Brenner IKM, Castellani JW, Gabaree C, et al. Immune changes in humans during cold exposure: Effects of prior heating and exercise. *Journal of Applied Physiology.* 1999;87(2):699–710.
35. Rhind SG, Gannon GA, Shephard RJ, Buguet A, Shek PN, Radomski MW. Cytokine induction during exertional hyperthermia is abolished by core temperature clamping: Neuroendocrine regulatory mechanisms. *International Journal of Hyperthermia.* 2004;20(5):503–516. https://doi.org/10.1080/0265673041000167065 1.
36. DuBose DA, Balcius J, Morehouse D. Heat stress and/or endotoxin effects on cytokine expression by human whole blood. *Shock.* 2002;17(3):217–221.
37. Leon LR. Heat stroke and cytokines. *Progress in Brain Research.* 2007;162:481–524. https://doi.org/10.1016/s0079-6123(06)62024-4.
38. Steelman AJ. Infection as an environmental trigger of multiple sclerosis disease exacerbation. *Frontiers in Immunology.* 2015;6(520). https://doi.org/10.3389/fimmu.2015.00520.
39. Sibley WA, Bamford CR, Clark K. Clinical viral infections and multiple sclerosis. *The Lancet.* 1985;325(8441):1313–1315. https://doi.org/10.1016/s0140-6736(85)92801-6.
40. Palle P, Monaghan KL, Milne SM, Wan EC. Cytokine signaling in multiple sclerosis and its therapeutic applications. *Medical Sciences.* 2017;5(4):23. https://doi.org/10.3390/medsci5040023.
41. Chen L, Deng H, Cui H, et al. Inflammatory responses and inflammation-associated diseases in organs. *Oncotarget.* 2018;9(6):7204–7218. https://doi.org/10.18632/oncotarget.23208.
42. Rea IM, Gibson DS, McGilligan V, McNerlan SE, Alexander HD, Ross OA. Age and age-related diseases: Role of inflammation triggers and cytokines. *Frontiers in Immunology.* 2018;9:586. https://doi.org/10.3389/fimmu.2018.00586.
43. Brown RF, Bartrop R, Birmingham CL. Immunological disturbance and infectious disease in anorexia nervosa: A review. *Acta Neuropsychiatrica.* 2008;20(3):117–128. https://doi.org/10.1111/j.1601-5215.2008.00286.x.

44. Maes M, Kubera M, Leunis J-C. The gut-brain barrier in major depression: Intestinal mucosal dysfunction with an increased translocation of LPS from gram negative enterobacteria (leaky gut) plays a role in the inflammatory pathophysiology of depression. *Neuroendocrinology Letters.* 2008;29(1):117–124.
45. O'Reardon JP, Ringel BL, Dinges DF, et al. Circadian eating and sleeping patterns in the night eating syndrome. *Obesity Research.* 2004;12(11):1789–1796. https://doi.org/10.1038/oby.2004.222.
46. Taheri S, Lin L, Austin D, Young T, Mignot E. Short sleep duration is associated with reduced leptin, elevated ghrelin, and increased body mass index. *PLoS medicine.* 2004;1(3):e62. https://doi.org/10.1371/journal.pmed.0010062.
47. Allison KC, Goel N. Timing of eating in adults across the weight spectrum: Metabolic factors and potential circadian mechanisms. *Physiology & Behavior.* 2018;192:158–166. https://doi.org/10.1016/j.physbeh.2018.02.047.
48. Nakajima K. Unhealthy eating habits around sleep and sleep duration: To eat or fast? *World Journal of Diabetes.* 2018;9(11):190–194. https://doi.org/10.4239/wjd.v9.i11.190.
49. Jääskeläinen A, Nevanperä N, Remes J, Rahkonen F, Järvelin M-R, Laitinen J. Stress-related eating, obesity and associated behavioural traits in adolescents: A prospective population-based cohort study. *BMC Public Health.* 2014;14(1):321. https://doi.org/10.1186/1471-2458-14-321.
50. Ekirch AR. *At day's close: Night in times past* New York, NY: Norton; 2005.
51. Wehr TA. In short photoperiods, human sleep is biphasic. *Journal of Sleep Research.* 1992;1(2):103–107. https://doi.org/10.1111/j.1365-2869.1992.tb00019.x.
52. Yetish G, Kaplan H, Gurven M, et al. Natural sleep and its seasonal variations in three pre-industrial societies. *Current Biology.* 2015;25(21):2862–2868. https://doi.org/10.1016/j.cub.2015.09.046.
53. Samson DR, Crittenden AN, Mabulla IA, Mabulla AZ, Nunn CL. Hadza sleep biology: Evidence for flexible sleep-wake patterns in hunter-gatherers. *American Journal of Physical Anthropology.* 2017;162(3):573–582. https://doi.org/10.1002/ajpa.23160.
54. Samson DR, Crittenden AN, Mabulla IA, Mabulla AZ, Nunn CL. Chronotype variation drives night-time sentinel-like behaviour in hun-

ter–gatherers. *Proceedings of the Royal Society B: Biological Sciences.* 2017;284(1858):20170967. https://doi.org/10.1098/rspb.2017.0967.
55. Schoevers RA, Deeg D, Van Tilburg W, Beekman A. Depression and generalized anxiety disorder: Co-occurrence and longitudinal patterns in elderly patients. *The American Journal of Geriatric Psychiatry.* 2005;13(1):31–39. https://doi.org/10.1097/00019442-200501000-00006.
56. Cuijpers P, Berking M, Andersson G, Quigley L, Kleiboer A, Dobson KS. A meta-analysis of cognitive-behavioural therapy for adult depression, alone and in comparison with other treatments. *The Canadian Journal of Psychiatry.* 2013;58(7):376–385. https://doi.org/10.1177/070674371305800702.
57. Malouff JM, Thorsteinsson EB, Rooke SE, Bhullar N, Schutte NS. Efficacy of cognitive behavioral therapy for chronic fatigue syndrome: A meta-analysis. *Clinical Psychology Review.* 2008;28(5):736–745. https://doi.org/10.1016/j.cpr.2007.10.004.
58. Okajima I, Komada Y, Inoue Y. A meta-analysis on the treatment effectiveness of cognitive behavioral therapy for primary insomnia. *Sleep and Biological Rhythms.* 2011;9(1):24–34. https://doi.org/10.1111/j.1479-8425.2010.00481.x.
59. Linardon J, Wade TD, de la Piedad Garcia X, Brennan L. The efficacy of cognitive-behavioral therapy for eating disorders: A systematic review and meta-analysis. *Journal of Consulting and Clinical Psychology.* 2017;85(11):1080–1094. https://doi.org/10.1037/ccp0000245.
60. Yeh S-SS, Brown RF. Disordered eating partly mediates the relationship between poor sleep quality and high body mass index. *Eating Behaviors.* 2014;15(2):291–297. https://doi.org/10.1016/j.eatbeh.2014.03.014.
61. Ballesio A, Aquino MRJV, Feige B, et al. The effectiveness of behavioural and cognitive behavioural therapies for insomnia on depressive and fatigue symptoms: A systematic review and network meta-analysis. *Sleep Medicine Reviews.* 2017. https://doi.org/10.1016/j.smrv.2017.01.006.
62. Wu JQ, Appleman ER, Salazar RD, Ong JC. Cognitive behavioral therapy for insomnia comorbid with psychiatric and medical conditions: A meta-analysis. *JAMA internal medicine.* 2015;175(9):1461–1472. https://doi.org/10.1001/jamainternmed.2015.3006.
63. Buscemi N, Vandermeer B, Friesen C, et al. The efficacy and safety of drug treatments for chronic insomnia in adults: A meta-analysis of RCTs.

Journal of General Internal Medicine. 2007;22(9):1335. https://doi.org/10.1007/s11606-007-0251-z.

64. Zammit GK. Antidepressants and insomnia. *Primary Psychiatry.* 2008;15(5):61–69.
65. Obermeyer Z, Samra JK, Mullainathan S. Individual differences in normal body temperature: Longitudinal big data analysis of patient records. *British Medical Journal.* 2017;359:j5468. https://doi.org/10.1136/bmj.j5468.
66. Boysen G, Christensen H. Stroke severity determines body temperature in acute stroke. *Stroke.* 2001;32(2):413–417. https://doi.org/10.1161/01.str.32.2.413.
67. Karaszewski B, Thomas RGR, Dennis MS, Wardlaw JM. Temporal profile of body temperature in acute ischemic stroke: Relation to stroke severity and outcome. *BMC Neurology.* 2012;12(1):123. https://doi.org/10.1186/1471-2377-12-123.
68. Park A-L. Exploring the economic implications of a group-based lifestyle intervention for middle-aged adults with chronic schizophrenia and comorbid type 2 diabetes. *Journal of Diabetes and Metabolism.* 2014;5(5). https://doi.org/10.4172/2155-6156.1000366.
69. Schwartz PJ, Rosenthal NE, Turner EH, Drake CL, Liberty V, Wehr TA. Seasonal variation in core temperature regulation during sleep in patients with winter seasonal affective disorder. *Biological Psychiatry.* 1997;42(2):122–131. https://doi.org/10.1016/s0006-3223(96)00332-0.
70. Yamamotova A, Papezova H, Vevera J. Normalizing effect of bright light therapy on temperature circadian rhythm in patients with eating disorders. *Neuroendocrinology Letters.* 2008;29(1):168–172.
71. Miller CB, Kyle SD, Gordon CJ, et al. Physiological markers of arousal change with psychological treatment for insomnia: A preliminary investigation. *PLoS One.* 2015;10(12):e0145317. https://doi.org/10.1371/journal.pone.0145317.
72. Duncan WC. Circadian rhythms and the pharmacology of affective illness. *Pharmacology and Therapeutics.* 1996;71(3):253–312. https://doi.org/10.1016/s0163-7258(96)00092-7.
73. Clark WG, Clark YL. Changes in body temperature after administration of adrenergic and serotonergic agents and related drugs including antidepressants. *Neuroscience & Biobehavioral Reviews.* 1980;4(3):281–375. https://doi.org/10.1016/0149-7634(80)90002-0.

74. Szuba MP, Guze BH, Baxter LR. Electroconvulsive therapy increases circadian amplitude and lowers core body temperature in depressed subjects. *Biological Psychiatry.* 1997;42(12):1130–1137. https://doi.org/10.1016/s0006-3223(97)00046-2.
75. Pigeau R, Naitoh P, Buguet A, et al. Modafinil, d-amphetamine and placebo during 64 hours of sustained mental work. I. Effects on mood, fatigue, cognitive performance and body temperature. *Journal of Sleep Research.* 1995;4(4):212–228. https://doi.org/10.1111/j.1365-2869.1995.tb00172.x.
76. Redman LM, Martin CK, Williamson DA, Ravussin E. Effect of caloric restriction in non-obese humans on physiological, psychological and behavioral outcomes. *Physiology & Behavior.* 2008;94(5):643–648. https://doi.org/10.1016/j.physbeh.2008.04.017.
77. Soare A, Cangemi R, Omodei D, Holloszy JO, Fontana L. Long-term calorie restriction, but not endurance exercise, lowers core body temperature in humans. *Aging.* 2011;3(4):374–379.
78. Almeida OP, Flicker L, Yeap B, Alfonso H, McCaul K, Hankey GJ. Aspirin decreases the risk of depression in older men with high plasma homocysteine. *Translational psychiatry.* 2012;2(8):e151. https://doi.org/10.1038/tp.2012.79.
79. Davis A, Gilhooley M, Agius M. Using non-steroidal anti-inflammatory drugs in the treatment of depression. *Psychiatr Danub.* 2010;22(Suppl. 1):S49–S52.
80. Diamond M, Kelly JP, Connor TJ. Antidepressants suppress production of the Th 1 cytokine interferon-γ, independent of monoamine transporter blockade. *European Neuropsychopharmacology.* 2006;16(7):481–490. https://doi.org/10.1016/j.euroneuro.2005.11.011.
81. Kubera M, Lin A-H, Kenis G, Bosmans E, van Bockstaele D, Maes M. Anti-inflammatory effects of antidepressants through suppression of the interferon-γ/interleukin-10 production ratio. *Journal of Clinical Psychopharmacology.* 2001;21(2):199–206. https://doi.org/10.1097/00004714-200104000-00012.
82. Maes M. The immunoregulatory effects of antidepressants. *Human Psychopharmacology: Clinical and Experimental.* 2001;16(1):95–103. https://doi.org/10.1002/hup.191.
83. Maes M, Kenis G, Kubera M, De Baets M, Steinbusch H, Bosmans E. The negative immunoregulatory effects of fluoxetine in relation to the

cAMP-dependent PKA pathway. *International Immunopharmacology.* 2005;5(3):609–618. https://doi.org/10.1016/j.intimp.2004.11.008.
84. Haskell EH, Palca JW, Walker JM, Berger RJ, Heller HC. The effects of high and low ambient temperatures on human sleep stages. *Electroencephalography and Clinical Neurophysiology.* 1981;51(5):494–501. https://doi.org/10.1016/0013-4694(81)90226-1.
85. Kanda K, Tochihara Y, Ohnaka T. Bathing before sleep in the young and in the elderly. *European Journal of Applied Physiology and Occupational Physiology.* 1999;80(2):71–75. https://doi.org/10.1007/s004210050560.
86. Liao W-C. Effects of passive body heating on body temperature and sleep regulation in the elderly: A systematic review. *International Journal of Nursing Studies.* 2002;39(8):803–810. https://doi.org/10.1016/s0020-7489(02)00023-8.
87. Raymann RJEM, Swaab DF, Van Someren EJW. Skin deep: Enhanced sleep depth by cutaneous temperature manipulation. *Brain.* 2008;131(2):500–513. https://doi.org/10.1093/brain/awm315.
88. Dorsey CM, Teicher MH, Cohen-Zion M, et al. Core body temperature and sleep of older female insomniacs before and after passive body heating. *Sleep.* 1999;22(7):891–898. https://doi.org/10.1093/sleep/22.7.891.
89. Guszkowska M. Effects of exercise on anxiety, depression and mood. *Psychiatria Polska.* 2004;38(4):611–620.
90. Hansen JC, Gilman AP, Odland JØ. Is thermogenesis a significant causal factor in preventing the "globesity" epidemic? *Medical Hypotheses.* 2010;75(2):250–256. https://doi.org/10.1016/j.mehy.2010.02.033.
91. Redinger RN. Is enhanced energy utilization the answer to prevention of excessive adiposity? *The Journal of the Kentucky Medical Association.* 2009;107(6):211–217.
92. Ravussin E, Lillioja S, Anderson TE, Christin L, Bogardus C. Determinants of 24-hour energy expenditure in man. Methods and results using a respiratory chamber. *Journal of Clinical Investigation.* 1986;78(6):1568. https://doi.org/10.1172/jci112749.
93. Esparza J, Fox C, Harper IT, et al. Daily energy expenditure in Mexican and USA Pima Indians: Low physical activity as a possible cause of obesity. *International Journal of Obesity and Related Metabolic Disorders.* 2000;24(1).
94. Levine JA, Eberhardt NL, Jensen MD. Role of nonexercise activity thermogenesis in resistance to fat gain in humans. *Science.* 1999;283(5399):212–214. https://doi.org/10.1126/science.283.5399.212.

95. von Loeffelholz C, Birkenfeld A. The role of non-exercise activity thermogenesis in human obesity. *Endotext [Internet]*: MDText. com, Inc.; 2018.
96. Kotz CM, Levine JA. Role of nonexercise activity thermogenesis (NEAT) in obesity. *Minnesota Medicine.* 2005;88(9):54–57.
97. Johnson JM, Kellogg Jr DL. Skin vasoconstriction as a heat conservation thermoeffector. *Handbook of clinical neurology.* Vol 156: Elsevier; 2018:175–192.
98. Thorburn AW, Proietto J. Biological determinants of spontaneous physical activity. *Obesity Reviews.* 2000;1(2):87–94. https://doi.org/10.1046/j.1467-789x.2000.00018.x.
99. Carrera O, Gutiérrez E. Hyperactivity in anorexia nervosa: To warm or not to warm. That is the question (a translational research one). *Journal of eating disorders.* 2018;6(1):4. https://doi.org/10.1186/s40337-018-0190-6.
100. Bergh C, Callmar M, Danemar S, et al. Effective treatment of eating disorders: Results at multiple sites. *Behavioral Neuroscience.* 2013;127(6):878–889. https://doi.org/10.1037/a0034921.
101. Birmingham CL, Gutierrez E, Jonat L, Beumont P. Randomized controlled trial of warming in anorexia nervosa. *International Journal of Eating Disorders.* 2004;35(2):234–238. https://doi.org/10.1002/eat.10246.
102. Gutierrez E, Vazquez R. Heat in the treatment of anorexia nervosa patients. *Eating and Weight Disorders.* 2001;6:49–52.
103. Zandian M, Holmstedt E, Larsson A, Bergh C, Brodin U, Södersten P. Anxiolytic effect of warmth in anorexia nervosa. *Acta Psychiatrica Scandinavica.* 2017;135(3):266–267. https://doi.org/10.1111/acps.12691.

Erratum zu: Erregungszustände, Symptome, Verhalten, Schlaf und Körpertemperatur

Rhonda Brown und Einar Thorsteinsson

Erratum zu:
Kapitel 7 in: R. Brown und E. Thorsteinsson (Hrsg.), *Komorbidität*, https://doi.org/10.1007/978-3-031-55637-1_7

Die Seitenzahlen des Kapitel Nr. 7 und der nachfolgenden Kapitel Nr. 8 und Nr. 9 haben sich um 1 bis 2 Seiten durch den veränderten Inhalt erhöht.

Die aktualisierte Version dieses Kapitels finden Sie unter
https://doi.org/10.1007/978-3-031-55637-1_7

R. Brown und E. Thorsteinsson (Hrsg.), *Komorbidität*,
https://doi.org/10.1007/978-3-031-55637-1_10

SPRINGER NATURE

GPSR Compliance

The European Union's (EU) General Product Safety Regulation (GPSR) is a set of rules that requires consumer products to be safe and our obligations to ensure this.

If you have any concerns about our products, you can contact us on ProductSafety@springernature.com

In case Publisher is established outside the EU, the EU authorized representative is:

Springer Nature Customer Service Center GmbH
Europaplatz 3
69115 Heidelberg, Germany

Kolibri 360 GmbH
Ferdinand-Jühlke-Straße 7
99095 Erfurt, Deutschland
produktsicherheit@kolibri360.de